Elisabeth Blunier

Arbeitsbuch
Assistenz Gesundheit und Soziales

Verlag Hans Huber
Programmbereich Pflege

HUBER

Bedeutung der Icons

LB
173–183

Hinweis auf das Lehrbuch (LB)/das Arbeitsbuch (AB)
Zeigt an auf welchen Seiten Sie den Text zu den Fragen im LB oder im AB nachlesen können. Wenn z. B. steht 233 f. heißt das, der Text steht auf S. 233 und der folgenden Seite; 233 ff. heißt, der Text steht auf S. 233 und mehreren folgenden Seiten.

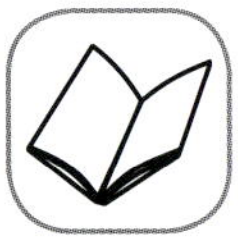

AB
112–122

Hinweis auf das Arbeitsbuch (AB)
S. oben

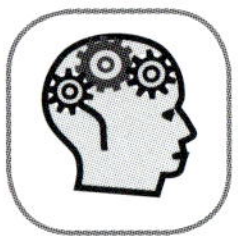

Reflexion
Heißt nach DUDEN: Nachdenken; Überlegung, prüfende Betrachtung. Es ist also gemeint, dass Sie (aus Ihrer Erfahrung heraus) über das gegebene Thema allein oder mit anderen zusammen nachdenken, es von verschiedenen Seiten betrachten und Ihre Überlegungen dazu anstellen.

Gruppenarbeit
Vorschlag, die gestellte/n Aufgabe/n mit 2–5 Kolleginnen und Kollegen zusammen zu lösen.

Partnerarbeit
Vorschlag, die gestellte/n Aufgabe/n mit einem Kollegen/einer Kollegin zusammen zu lösen.

Überbetriebliche Kurse (ÜK)
Vorschläge, wie man den ÜK gestalten kann.

Elisabeth Blunier

Arbeitsbuch Assistenz Gesundheit und Soziales

Unter Mitarbeit von
Robert Ammann, Stephan Flückiger, Elsbeth Gianfelici, Kathrin Hänseler, Gertrude Hagen, Jolanda Lüthi

Verlag Hans Huber

Anschrift der Autorin
Elisabeth Blunier. Pflegefachfrau, Diplompädagogin, Erwachsenenbildnerin, Schulleiterin Pflegeassistenz a. D.
Eichackerweg 3
2545 Selzach

Lektorat: Jürgen Georg
Herstellung: Daniel Berger
Umschlag: Claude Borer, Basel
Umschlagbild: © fotolia.com, Alexander Raths
Druckvorstufe: Elisabeth Blunier
Druck und buchbinderische Verarbeitung: Printer Trento S.r.l., Trento
Printed in Italy

Bibliografische Information der Deutschen Nationalbibliothek
Die Deutsche Nationalbibliothek verzeichnet diese Publikation in der Deutschen Nationalbibliografie; detaillierte bibliografische Angaben sind im Internet über http://dnb.d-nb.de abrufbar.

Anregungen und Zuschriften bitte an:
Verlag Hans Huber
Lektorat: Pflege
z. Hd.: Jürgen Georg
Länggass-Strasse 76, CH-3000 Bern 9
Tel: 0041 (0)31 300 4500, Fax: 0041 (0)31 300 4593
verlag@hanshuber.com
www.verlag-hanshuber.com

1. Auflage 2013

(E-Book-ISBN [PDF] 978-3-456-95172-0)
(E-Book-ISBN [EPUB] 978-3-456-75172-6)
ISBN 978-3-456-85172-3

Dank

Ich danke allen, die mir bei der Entstehung des Lehr- und Arbeitsbuches tatkräftig geholfen haben ganz herzlich. Im Einzelnen meinen Mit-Autorinnen und Mit-Autoren; Daniel Berger, Buchhersteller beim Verlag Hans Huber in Bern; meinen Beraterinnen und Beratern, Lektorinnen und Lektoren insbesondere Cornelia Albrecht, Robert Ammann, Maya Borer-Morach, Bea Kaiser, Jolanda Lüthi, Esther Mathys, Marianne Schwab und Mariken Stampfli. Den Leitenden und Mitarbeitenden der Institutionen Läbesgarte Bleichematt, Biberist; Alters- und Pflegeheim Ischimatt, Langendorf; Demenz-Pflegezentrum Forst, Solothurn für ihre Unterstützung und die Unterlagen und Fotos, die ich in den Büchern verwenden durfte.

Elisabeth Blunier

Vorwort

Die nationalen Dachorganisationen der Arbeitswelt OdASanté und SAVOIRSOCIAL haben den Beruf der Assistentin bzw. des Assistenten Gesundheit und Soziales (AGS) EBA ins Leben gerufen und den Bildungsplan dafür erstellt. Das Bundesamt für Berufsbildung und Technologie (BBT) hat den Bildungsplan genehmigt.
Die Attestausbildung ist nach der ***«KoRe-Methode»*** aufgebaut, dabei stehen *«Ko»* für Kompetenzen und *«Re»* für Ressourcen.
Kompetent sein heißt, dass man in der Lage ist eine berufliche Aufgabe mit Hilfe von persönlichen und externen Ressourcen (Fähigkeiten, Hilfsmittel) fachlich richtig unter Berücksichtigung von Richtlinien und von Anliegen der Klientinnen und Klienten auszuführen (s. Kap. 6.1).
Ziel der Attestausbildung ist der Erwerb von 29 beruflichen Handlungskompetenzen in den folgenden sechs Handlungskompetenzbereichen.

1. Mitwirken und Unterstützen bei der Gesundheits- und Körperpflege
2. Begleiten und Unterstützen von Klientinnen und Klienten im Alltag
3. Unterstützen im Haushalt
4. Einhalten und Umsetzen von Hygiene und Sicherheit
5. Mitwirken bei Administration, Logistik, Arbeitsorganisation
6. Entwickeln und Beachten der Berufsrolle und der Zusammenarbeit

Die typische Situation aus dem Bildungsplan am Anfang der Kapitel zeigt ein Beispiel, eine typische Situation aus dem Berufsalltag auf. Auszubildende AGS lernen während ihrer Ausbildung immer mehr ähnliche Situationen zu erkennen und diese immer besser zu meistern. Am Schluss der Ausbildung soll das Ziel, nämlich der Erwerb der 29 beruflichen Handlungskompetenzen, erreicht sein.

Aufbau der Bücher
Für diese Ausbildung wurden das «Lehrbuch Assistenz für Gesundheit und Soziales» und das dazu gehörende «Arbeitsbuch Assistenz für Gesundheit und Soziales» geschrieben.
Die Bücher basieren auf dem Bildungsplan und dem Modell-Lehrgang für Assistentinnen/Assistenten Gesundheit und Soziales (AGS) EBA.
Auf den Kapiteltitel-Seiten sind jeweils die Vorgaben aus dem Bildungsplan bzw. dem Modell-Lehrgang aufgeführt: Die *typische Situation*, die Themen für die *Berufskunde* und die *überbetrieblichen Kurse (ÜK)* und die *Fähigkeiten*, die die Lernenden AGS EBA während ihrer Ausbildung erlangen müssen.
Das Lehrbuch (LB) enthält hauptsächlich im Teil I Abschnitte des vollständig überarbeiteten Lehrbuchs Pflegeassistenz. Die anderen Teile wurden ergänzt und/oder neu geschrieben. Das Lehrbuch dient als Nachschlagewerk für das Arbeitsbuch und damit als Lehrmittel für die theoretische und praktische Ausbildung.
Das Arbeitsbuch (AB) ist neu; es ist das eigentliche Arbeitsinstrument. Seine Gliederung entspricht dem Modell-Lehrgang und somit dem Unterricht. Mit ihm können – unter Zuhilfenahme des Lehrbuchs – alle Themen, die zum Erreichen der 29 Handlungskompetenzen notwendig sind, erarbeitet werden. Icons/Symbole am Seitenrand, die auf Umschlagseite 2 erläutert werden, zeigen z. B. die Seitennummern an, unter denen die zu den Aufgaben im Arbeitsbuch gehörenden Beiträge im Lehrbuch oder Arbeitsbuch nachgelesen werden können.
Beide Bücher sind für alle drei Lernorte: Lehrbetrieb, Berufsfachschule und überbetrieblicher Kurs (ÜK) geschrieben. Vorschläge zur Gestaltung der überbetrieblichen Kurse sind bei den jeweiligen Kompetenzen integriert und durch Farben besonders gekennzeichnet.
Beide Bücher sind bewusst sehr ausführlich geschrieben. Es ist Sache der jeweiligen Lehrpersonen zu

bestimmen, was gelernt werden muss, bzw. welche Aufgaben zu lösen sind. Der Rest kann wahlweise genutzt werden.

Wir Autorinnen und Autoren hoffen, dass Ihnen das Lernen dieses Berufs Spass macht und Sie es nicht verpassen sich darüber zu freuen, wie Sie immer kompetenter werden und sich im gewählten Beruf bewähren.
Diese Lehrmittel machen Ihnen Vorschläge, wie Sie die einzelnen Handlungskompetenzen erlernen können. Vielleicht haben Sie auch noch viele andere, eigene Ideen zum Lernen. Das ist gut so, denn Lernen ist nichts, was bei allen Menschen gleich abläuft, sondern ein lebendiger und vielfältiger Prozess. Heinz von Foerster hat dies so formuliert: Lernen ist so eigen wie ein Gesicht.
Wenn Sie gute Ideen für das Lernen oder für Übungen haben, die nicht in diesem Lehrmittel enthalten sind, dann schreiben Sie uns! Wir freuen uns über Ihre Rückmeldung und über weitere Ideen, damit wir das Lehrmittel verbessern und weiter entwickeln können.

Wir wünschen Ihnen viel Freude – plaisir – piacere – plaschair – fun am Lernen!

Die Autorinnen und Autoren

Inhalt

1

Mitwirken und Unterstützen bei der Gesundheits- und Körperpflege

Unterstützt Klientinnen und Klienten beim An- und Auskleiden

1.1

Typische Situation

Herr Joll erlitt vor einem Jahr einen Schlaganfall. Seither ist sein rechter Arm gelähmt. Herr Joll ist auf Unterstützung beim An- und Auskleiden angewiesen.
Tilo Kranji, Assistent Gesundheit und Soziales (AGS), hat den Auftrag, Herrn Joll beim Ausziehen der Kleider und beim Anziehen des Pyjamas zu unterstützen.
Herr Joll sitzt auf dem Stuhl und zupft ungeduldig an seiner Strickjacke, die große Knöpfe hat. Tilo Kranji zieht die Knöpfe etwas aus dem Knopfloch, so dass Herr Joll sie anschließend selbst ganz öffnen kann. Er hilft ihm beim Ausziehen der Strickjacke auf der linken Armseite, anschließend kann Herr Joll die Jacke selbst ganz ausziehen.
Vor dem Ausziehen des Unterhemdes über den Kopf bemerkt Herr Joll, dass dieses immer an seinen Haaren zupfe und er dies gar nicht möge. Tilo Kranji ist besonders vorsichtig und erleichtert, dass es ihm ohne großes Zupfen gelingt. Herr Joll lobt ihn dafür.
Zum Anziehen des Pyjamaoberteils legt ihm Tilo Kranji das Oberteil so auf den Schoß, dass Herr Joll erst mit dem gelähmten Arm in die rechte Pyjamaseite und mit dem gesunden Arm in die linke Seite schlüpfen kann.
Beim Ausziehen der Hose benötigt Herr Joll nur Unterstützung beim Öffnen der Knöpfe. Alles andere schafft er allein. Beim Anziehen der Pyjamahose unterstützt ihn Tilo Kranji. Herr Joll ist dankbar dafür.
Zum Schluss faltet Tilo Kranij Herrn Jolls Kleider zusammen und legt sie auf den Stuhl.

Situationskreis

Unterstützt beim An- und Ausziehen entsprechend der körperlichen, geistigen oder psychischen Beeinträchtigung
Unterstützt bei der Wahl sauberer und jahreszeitengerechter Kleidung

Berufskunde

- Kleidung der Klientinnen und Klienten
- Selbstbild und Kleidung der Klientinnen und Klienten
- Grundsätze der Unterstützung beim An- und Auskleiden
- Jahreszeitengerechte Kleidung
- Pflegestandards zum An- und Auskleiden bei körperlicher, geistiger und psychischer Beeinträchtigung
- Hilfsmittel zum An- und Auskleiden

ÜK

- Unterstützt beim An- und Auskleiden
- Setzt An- und Ausziehhilfen ein

Fähigkeiten in der Praxis

- Bezieht die Ressourcen der Klientinnen und Klienten mit ein
- Unterstützt Klientinnen und Klienten beim An- und Auskleiden
- Setzt Hilfsmittel zum An- und Auskleiden zielgerichtet ein
- Sorgt für saubere und den Jahreszeiten angepasste Kleidung
- Pflegt einen sorgfältigen Umgang mit den Kleidungsstücken der Klientinnen und Klienten

■ Aufzählung ⏩ Maßnahmen ➲ Vorgehen ❑ Material ▼ Achtung, Gefahr

Die typische Situation

AB 3

1. Lesen Sie die typische Situation.
   a) Haben Sie alles verstanden? den Inhalt? die einzelne Wörter?
   b) Notieren Sie, was Sie nicht verstanden haben, fragen Sie oder schauen Sie Wörter usw. z. B. im Glossar nach, schreiben Sie die Erklärung auf.

Fragen zum Inhalt	Erklärung

Einzelne Wörter	Erklärung

Reflexion

Sich kleiden

2. Überlegen Sie, wie die Menschen (Sie eingeschlossen) sich für verschiedene Situationen kleiden. Tragen Sie die Ergebnisse Ihrer Überlegungen stichwortartig in die Tabelle ein.

Wie kleiden Sie sich für die Schule?	
Was ziehen Sie an, wenn Sie abends in den Ausgang gehen?	
Wie zieht sich Ihre Mutter für den Ausgang an?	
Welche Kleider trägt Ihre Großmutter werktags?	
Was zieht ein Pensionär am Sonntag gern an?	

Arbeitsauftrag

3. Schauen Sie Zeitschriften (Heftli) an und machen Sie eine Collage zu den verschiedenen Arten sich zu kleiden.

Material: Papier, Zeitschriften, Scheren, Leim, Stifte.

4. Geben Sie Ihrem Werk einen Namen.
5. Schreiben Sie auf Moderationskarten, was Ihnen zu Kultur, Klima, Alter, Mode, Tätigkeit, Statussymbol bei den verschiedenen Kleidern einfällt.
6. Diskutieren Sie in der Klasse, warum wer, wann, welche Kleider anzieht: Aus praktischen Gründen? Vorschriften Ihrer Religion? Weil es Mode ist? Weil man es einfach tut? Oder?

Aus- und Ankleiden

Einschränkungen beim Aus- und Ankleiden

LB 5

1. Welche Menschen können sich nicht mehr selbst aus- und ankleiden?

2. Welche Menschen können Ihre Kleider nicht mehr selbst auswählen?

3. Warum ist es wichtig, die Klienten beim Aus-und Ankleiden so viel wie möglich selbst tun zu lassen?

4. Lesen Sie noch einmal die typische Situation. Beantworten Sie folgende Fragen:

AB 3

   a) Wo braucht Herr Joll Hilfe?

   b) Warum braucht er Hilfe?

   c) Welche Hilfe bietet Herr Kranji an? Was kann Herr Joll selbst machen? (Stellen Sie sich die Situation vor und führen Sie die Tabelle weiter.)

Hr. Kranji	Hr. Joll
zieht die Knöpfe...	kann sie selbst ganz öffnen...

LB 6

5. Diskutieren Sie die Grundsätze mit Ihrer Kollegin, kreuzen Sie die zutreffenden Antworten

Grundsätze	Weiß ich	Werde ich mir merken
Die Kleider nach Wunsch des Klienten richten.	☐	☐
Wo immer möglich, soll der Klient seine Kleider selbst auswählen können, wenn ihn das nicht überfordert. Gehen Sie mit ihm zum Schrank, bzw. bringen Sie ihm verschiedene Kleidungsstücke zur Auswahl ans Bett.	☐	☐
Darauf achten, dass die Kleider sauber sind und richtig angezogen, z. B. der Kragen richtig sitzt.	☐	☐
Die Kleider so hinlegen, dass der Klient ein Stück nach dem anderen nehmen und in der richtigen Reihenfolge anziehen kann.	☐	☐
Die Kleider glatt ziehen, damit sie keine Falten bilden.	☐	☐
Blusen, Hemden, Pullover beim Kämmen und Rasieren durch ein Tuch, einen Frisiermantel vor Haaren und Schuppen schützen.	☐	☐
Wenn man die Pantoffeln/Schuhe auf dem Bett anzieht, einen Schutz darunter legen.	☐	☐
Dem Klienten immer einen Slip anziehen, auch bei Bettlägerigkeit und Inkontinenzeinlagen.	☐	☐
Auf bequeme, sichere Schuhe achten.	☐	☐

Vorbereitung überbetrieblicher Kurs (ÜK)

Arbeitsaufträge (allgemein)

AB 50, 354 ff., 449

Machen Sie **für jeden Arbeitsauftrag eine Planung**: Vorbereitung, Durchführung, Nachbereitung, Auswertung, Besonderes (s. Beispiele in den Kap. 1.3, 3.2 und 5.1 oder eine eigene Kreation), die Sie bei der praktischen Arbeit (im ÜK oder auf Ihrer Abteilung) als «Spickzettel» benutzen

Arbeitsaufträge für den ÜK

- **Ausziehen des Oberteils (Nachthemd/Pyjama/Pullover/Hemd)**
- **Anziehen des Oberteils**
- **Ausziehen der Hose**
- **Anziehen der Hose**
- **Hilfsmittel zum An- und Auskleiden**

Planungen für den ÜK vorbereiten

- Lesen Sie die jeweiligen Abschnitte im Lehrbuch.
- Bearbeiten Sie die Kapitel zum Aus- und Anziehen im Arbeitsbuch.
- Bereiten Sie **für jeden Auftrag** (wie oben beschrieben) eine Planung vor.
- Bringen Sie eine Jacke/einen Pullover und eine Hose (z. B. Trainingshose) mit, um das Aus- und Ankleiden zu üben.

Ausziehen des Oberteils (Nachthemd/Pyjama/Pullover/Hemd)

LB 6

1. Auf welcher Seite beginnen Sie mit dem Ausziehen? Begründen Sie Ihre Antwort.

2. Planen Sie das Ausziehen im Sitzen und im Liegen.

Anziehen des Oberteils

LB 6

3. Auf welcher Seite beginnen Sie beim Anziehen?

4. Warum?

5. Planen Sie das Ausziehen im Sitzen und im Liegen.

Ausziehen der Hose

LB 6

6. Auf welcher Seite beginnen Sie beim Ausziehen?

7. Warum?

8. Planen Sie das Ausziehen im Sitzen (der Klient kann mit Hilfe für eine kurze Zeit stehen) und im Liegen.

Anziehen der Hose

LB 6

9. Auf welcher Seite beginnen Sie beim Anziehen?

10. Warum?

11. Planen Sie das Anziehen im Sitzen (der Klient kann mit Hilfe für eine kurze Zeit stehen) und im Liegen.

Überbetrieblicher Kurs (ÜK)

ÜK

Aufträge zum An- und Auskleiden

- Richten Sie verschiedene Arbeitsplätze (Posten) ein und führen Sie in Gruppen die vorbereiteten Aufträge aus.
- Richten Sie jeweils das Material.
- Arbeiten Sie nach Ihrer Planung.
- Jede Gruppe und jede/r Lernende muss jeden Arbeitsauftrag ausgeführt haben.

Auftrag 1

Aus- und Anziehen des Oberteils und der Hose im Sitzen

- Bilden Sie 3 Gruppen und spielen Sie die typische Situation nach (1 Auszubildende/r AGS, 1 Klient/in, 1 Beobachter/in).
- Tauschen Sie die Rollen, jede/r muss jede Rolle einmal gespielt haben.
- Werten Sie die Situation aus (jedes Mal oder am Schluss alle zusammen).

Auftrag 2

An- und Ausziehen des Oberteils und der Hose in Seitenlage

- Erklären Sie einem Mitschüler oder einer Mitschülerin mit eigenen Worten, wie Sie einen Klienten im Liegen an- und auskleiden; er kann sein Gesäß nicht anheben, darf aber auf die Seite gedreht werden.

Übung

- Kleiden Sie sich gegenseitig an und aus (Pullover und Hose) wie oben beschrieben. Überprüfen Sie sich kritisch anhand der Notizen.
- Tauschen Sie anschließend die Rollen.
- Werten Sie die Situation aus (jedes Mal oder am Schluss alle zusammen).

Auftrag 3

Hilfsmittel zum An- und Auskleiden

- Bringen Sie Hilfsmittel, die auf Ihrer Abteilung zum Aus- und Ankleiden benutzt werden, mit in den ÜK.

Frau Sieber lebt allein zuhause. Wegen ihrer Arthritis hat sie oft Mühe ihre Strümpfe anzuziehen.

- Welches Hilfsmittel können Sie ihr anbieten?

- Welche anderen Hilfsmittel (Anziehhilfen) kennen Sie, die ihr das Leben erleichtern könnten?

Übung

- Versuchen Sie mit verschiedenen Hilfsmitteln z. B. Knöpfe zu schließen, Socken anzuziehen.
- Suchen Sie sich ein Hilfsmittel heraus und leiten Sie Ihre Kollegin an, wie sie es gebrauchen kann. Lesen Sie dazu im Buch Kap. 2.4 «Klientinnen anleiten».

Auswertung

1. Wie haben Sie die Situation erlebt? als Klientin? als Assistentin Gesundheit und Soziales (AGS)? als Beobachterin?

Was war gut und angenehm als Klient?	Was weniger?

Was ist gut gelungen als Pflegende?	Was weniger?

- Was werde ich zukünftig bei der Klientin beachten?

- Gibt es noch andere Wege Frau Sieber das Ankleiden zu erleichtern?

- Welche Fragen sind während der Durchführung entstanden?

2. Halten Sie Fragen und Unklarheiten schriftlich fest.

Transfer Praxis

- Haben Sie in der Praxis schon eine ähnliche Situation erlebt? Wenn ja, schildern Sie sie kurz.

- Wie sind Sie da vorgegangen? Haben Sie besondere Tipps für Ihre Kolleginnen und Kollegen?

Jahreszeitengerechte Kleidung

LB 5

(S. auch Kap. 3.4)

1. Welche Stoffe tragen Sie
   a) im Sommer (Sommerkleider)?

   b) im Winter (Winterkleider)?

2. Begründen Sie Ihre Wahl.

Fallbeispiel
Morgen werden Sie mit Ihrer Klientin Frau Sattler Kleider für den Winter einkaufen gehen. Frau Sattler ist urininkontinent und wegen Schmerzen im Knie nicht mehr sehr beweglich; das heißt, sie sitzt stundenlang in ihrem Sessel und strickt; sie hat Ihnen erzählt, dass sie früher sehr lebhaft war und Untätigkeit nicht kannte – und dass sie jetzt beim Stillsitzen oft friert. Anstatt die Heizung viel höher zu stellen, möchte sie geeignetere, wärmere Kleider kaufen gehen.

3. Was soll Frau Sattler beim Kleiderkauf berücksichtigen? Was hat sich in ihrem Leben (im Gegensatz zu früher) geändert und beeinflusst deshalb die Wahl ihrer Kleider?

   a) Lesen Sie dazu auch im Kap. 1.1 Urininkontinenz, im Kap. 3.4 Wäschepflege und im Kap. 4.2 Körpertemperatur.

   b) Notieren Sie, was im Leben von Frau Sattler jetzt anders ist als früher.

   c) Schreiben Sie auf, welche Kleider und Stoffarten Ihre Klientin gegen die Kälte tragen kann.

LB 462

d) Notieren Sie in der Tabelle, worauf Frau Sattler und Sie beim Kleiderkauf achten müssen.

Kleidungsstück	Stoffart: Vorteile	Stoffart: Nachteile	Wie waschen?	Was ist noch wichtig?

An- und Auskleiden bei körperlicher, geistiger und psychischer Beeinträchtigung

Fallbeispiel

Herr Zwahlen kommt gerne mit auf den Spaziergang. Er muss seine Jacke und seine Schuhe anziehen. Der Klient kann das selbstständig tun, braucht jedoch wegen seiner Demenz Unterstützung, damit er es sachgerecht tun kann.

1. Lesen Sie im Kap. 2.5 in der Tabelle 2.32, welche Anleitung Herr Zwahlen evtl. braucht, damit er seine Jacke und seine Schuhe anziehen kann.
2. Stellen Sie in der Gruppe Klientinnen Ihrer Abteilung, die sich nicht mehr selbstständig aus- und ankleiden können, vor. Erzählen Sie Ihren Kolleginnen, wie Sie diese jeweils unterstützen.
3. Notieren Sie sich Tipps von Ihren Kolleginnen, die Sie auf Ihrer Abteilung anwenden können.

LB 349

Tipps

Ankleidehilfen

LB 7 f.

- Wie kann man Kleidungsstücke so abändern oder auswählen, dass sich behinderte Menschen so gut wie möglich selbst an- und auskleiden können? Beschreiben, zeichnen Sie Beispiele.

Was ich noch wissen wollte:

Fragen an die Praxis	Antworten
Fragen für den ÜK	**Antworten**
Fragen für den Unterricht	**Antworten**
Fragen für den ABU	**Antworten**

1.2

Leistet Klientinnen und Klienten Hilfestellung im Zusammenhang mit der Ausscheidung

Typische Situation

Frau Frei ist in ihrer Mobilität eingeschränkt. Sie kann oft nur mit Schmerzen gehen. Frau Frei trägt nachts eine Einlage.

Als Frau Frei schlafen will, holt die Assistentin Gesundheit und Soziales EBA, Rita Senn, im Putzraum ein Steckbecken. Sie betritt das Zimmer, begrüßt Frau Frei und trifft die nötigen Vorkehrungen zum Schutz der Intimsphäre. Sie leitet Frau Frei an, sie beim Anbringen des Steckbeckens zu unterstützen. Dann verlässt sie das Zimmer und bittet Frau Frei zu klingeln, wenn sie fertig ist.

Nach dem Rufzeichen betritt Rita Senn das Zimmer und zieht Handschuhe an. Mit Unterstützung von Frau Frei entfernt sie das Steckbecken vorsichtig. Sie deckt das Gefäß zu und stellt es zur Seite. Sie trocknet das Gesäß von Frau Frei, bringt die Einlage an und sichert diese mit der Netzhose. Frau Frei ist ihr dabei behilflich, so weit sie kann. Rita Senn fragt Frau Frei, ob sie sich wohlfühle. Frau Frei ist zufrieden.

Rita Senn räumt auf und prüft den Urin visuell. Sie desinfiziert ihre Hände und den Arbeitsbereich und wünscht Frau Frei Gute Nacht. Frau Frei ist froh, dass sie nicht noch einmal aufstehen musste.

Situationskreis

Unterstützt beim An- und Ausziehen entsprechend der körperlichen, geistigen oder psychischen Beeinträchtigung
Unterstützt bei der Wahl sauberer und jahreszeitengerechter Kleidung

Berufskunde

- Handlungsleitende Kenntnisse der Anatomie und Physiologie der Ausscheidungsorgane Beobachten des Urins/der Ausscheidung
- Pflegestandards zur Ausscheidung, Möglichkeiten der Hilfestellung im Zusammenhang mit der Ausscheidung
- Ekel und *Schamgefühl (s. Kap. 1.3)*
- Formen der Inkontinenz
- Verdauungsstörungen und Maßnahmen (Erbrechen, Obstipation, Diarrhoe)
- Bedeutung der Flüssigkeitsbilanz
- Arten der Uringewinnung und einfacher Urinuntersuchungen

ÜK

- Wendet Hilfsmittel wie beispielsweise Steckbecken an
- Wendet Inkontinenzeinlagen an
- Führt die Intimpflege bei Klientinnen und Klienten mit Blasendauerkatheter durch
- Wechselt Urinbeutel
- Führt Urinuntersuchungen mit Teststreifen durch
- Kontinenztraining

Fähigkeiten in der Praxis

- Unterstützt Klientinnen und Klienten bei der Toilettenbenutzung
- Wendet Hilfsmittel wie: Steckbecken, Nachtstuhl, Urinflasche und Kontinenzprodukte fachgerecht an
- Nimmt Veränderungen beim Urin/Stuhl und der Ausscheidung wahr und meldet sie weiter
- Nimmt Scham- und Ekelgefühle bei sich und den Klientinnen und Klienten wahr und bespricht sie im Team
- Leert und wechselt Urinbeutel
- Führt das Toilettentraining mit Klientinnen und Klienten durch
- Führt Urinuntersuchungen mit Teststreifen durch
- Leistet Hilfestellung bei Klientinnen und Klienten, die erbrechen
- *Dokumentiert ihre/seine Beobachtungen im betrieblichen Dokumentationssystem (s. Kap. 5.2)*
- Plant ihre/seine Arbeit

AB 15

Die typische Situation

Lesen Sie die typische Situation.

- Haben Sie alles verstanden? den Inhalt? die einzelne Wörter?
- Notieren Sie, was Sie nicht verstanden haben, fragen Sie oder schauen Sie Wörter usw. z. B. im Glossar nach, schreiben Sie die Erklärung auf.

Fragen zum Inhalt	Erklärung
Einzelne Wörter	**Erklärung**

Reflexion

Beantworten Sie zuerst für sich (5 Min.) folgende Fragen.

- Wie oft gehen Sie zur Toilette? ______________
- Können Sie sich vorstellen, dass jemand bei Ihnen im Raum ist, wenn Sie auf der Toilette sind? Wie wäre das für Sie?

____

- Können Sie sich vorstellen, dass sie das Steckbecken im Bett benutzen müssten und die Pflegeperson ihr Gesäß säubert? Wie wäre das für Sie?

____

LB 18 f.

AB 15

Unterstützen bei der Ausscheidung

1. Lesen Sie noch einmal die «typische Situation» und notieren Sie die einzelnen Schritte, die Frau Senn während der Betreuung von Frau Frei vornimmt.

- ______________ • ______________
- ______________ • ______________
- ______________ • ______________
- ______________ • ______________
- ______________ • ______________
- ______________ • ______________

2. Auf ihrer Abteilung liegt Frau Peter, die abends auch nicht mehr aufstehen kann und das Steckbecken erhält. Notieren Sie, wie Sie vorgehen werden, wenn Sie morgen Abend Frau Peter das Steckbecken reichen.

Steckbecken einschieben

Steckbecken entfernen

3. Lesen Sie den Text im Lehrbuch und beantworten Sie folgende Fragen:

LB 19

   a) Was bereiten Sie zusätzlich vor, wenn Sie wissen, dass die Klientin wahrscheinlich Stuhlgang haben wird?

   b) Wie gehen Sie vor, wenn Herr Müller das Steckbecken braucht?

   c) Wie, wenn Herr Müller nur die Urinflasche braucht?

4. Diskutieren Sie die Grundsätze mit Ihrer Kollegin und kreuzen Sie die zutreffenden Antworten an.

LB 14 ff.

Grundsätze	Weiß ich	Werde ich mir merken
Steckbecken von der gesunden Seite her einschieben.	☐	☐
Glocke muss sich in Reichweite des Klienten befinden.	☐	☐
Steckbecken/Urinflasche in der Regel nicht auf den Boden stellen, sofort zudecken.	☐	☐
Urin und Stuhl kontrollieren, Auffälligkeiten melden.	☐	☐
Gebrauchte Steckbecken/Urinflaschen sofort in den dafür vorgesehenen Spülautomaten entleeren, spülen und desinfizieren.	☐	☐
Eigene Hände waschen und desinfizieren.	☐	☐
Klienten Gelegenheit geben, seine Hände zu waschen.	☐	☐
Der Abflussschlauch muss so platziert werden, dass sich kein Syphon bilden kann.	☐	☐

ÜK

Überbetrieblicher Kurs 1 (ÜK 1)

Arbeitsaufträge für den ÜK 1

- Bilden sie Vierergruppen: 1 Klientin (im Bett), 2 AGS, 1 Beobachterin.
- Bereiten Sie das Material vor.
- Richten Sie jeweils Ihren Arbeitsplatz ein.
- Arbeiten Sie nach Ihrer Planung.
- Jede Gruppe und jede Lernende muss jeden Arbeitsauftrag ausführen.
- Reinigen und versorgen Sie das Material.

Auftrag 1

Steckbecken reichen/entfernen

- Bereiten Sie das Material vor.
- Üben Sie das Einschieben des Steckbeckens:
  a) von der Seite.
  b) auf dem Rücken mit angestellten Beinen das Gesäß anheben.

1. Tauschen Sie Ihre Eindrücke und Empfindungen aus.

Was war gut und angenehm als Klient?	Was weniger?

Was ist gut gelungen als Pflegende?	Was weniger?

- Was werden Sie zukünftig beim Klienten beachten?

- Gab es Schwierigkeiten oder Störungen im Ablauf?

2. Halten Sie Fragen und Unklarheiten schriftlich fest.

Transfer Praxis

1. Werden Sie – nach der selbst gemachten Erfahrung – etwas anders machen, wenn Sie Frau Frei morgen Abend das Steckbecken reichen und entfernen?
2. Wenn ja, was?

Auftrag 2

Inkontinenzeinlagen anwenden

- Bestellen Sie bei Firmen Inkontinenzhilfsmittel als Übungsmaterial.
- Erklären Sie Ihrer Kollegin, wie man z. B. Einlagen anzieht und worauf man achten muss.
- Ziehen Sie sich die Inkontinenzhilfsmittel (Einlagen, Pants) gegenseitig an (zum Üben über die Unterwäsche aber möglichst unter Rock bzw. Hose).
- Lassen Sie sie während des Unterrichts an.

Auswertung

- Wie war es für Sie, Inkontinenzhilfsmittel zu tragen? Was war angenehm, was weniger?

- Notieren Sie Tipps, die Ihnen zum Anziehen und Tragen von Inkontinenzhilfsmitteln eingefallen sind und diskutieren Sie sie in der Klasse und ggfs. auf Ihrer Abteilung.

Tipps:

Anatomie/Physiologie: Harnsystem

LB 10–13

1. Beschriften Sie das Anatomie-Schema «Das Harnsystem» auf der nächsten Seite.
2. Nennen Sie die Aufgaben der Niere.

- ______
- ______
- ______
- ______
- ______

3. Beschriften Sie das Anatomie-Schema «Der Bau der Niere» auf der übernächsten Seite.

4. Wo wird der Urin gebildet? ______

5. In 24 Std. fließen ca. ______ Liter Blut durch die Nierenkörperchen, ca. ______ werden als Primärharn in die Bowman-Kapsel gepresst und ca. ______ wird als Urin (Harn) ausgeschieden.

6. Wie viel Urin fasst die Blase normalerweise? ______

Das Harnsystem

Das Harnsystem

Beschriften Sie die Abbildung:

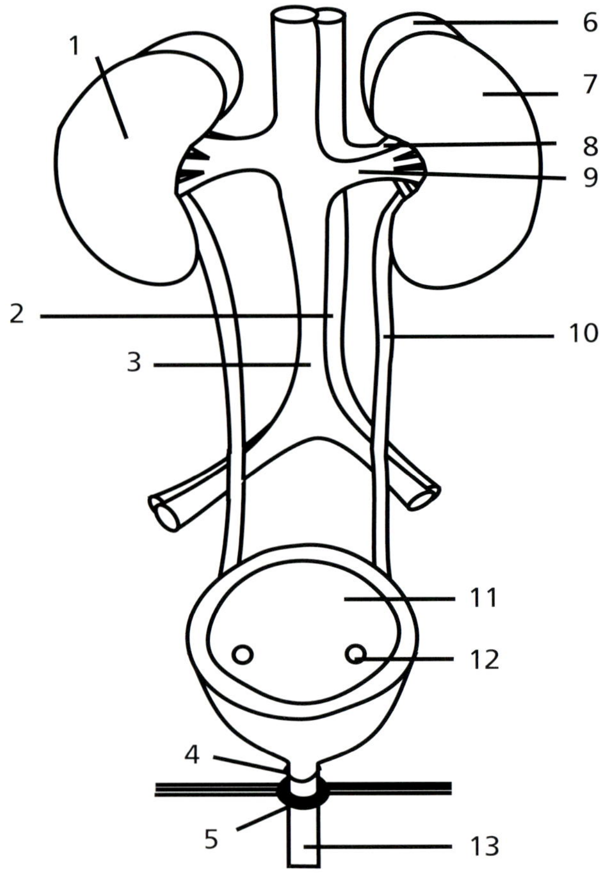

1 ______________________

2 ______________________

3 ______________________

4 ______________________

5 ______________________

6 ______________________

7 ______________________

8 ______________________

9 ______________________

10 ______________________

11 ______________________

12 ______________________

13 ______________________

7. Frauen haben eine viel kürzere Harnröhre als Männer. Was heißt das für die Intimpflege? Begründen Sie Ihre Antwort.

Der Bau der Niere

Beschriften Sie die Abbildung:

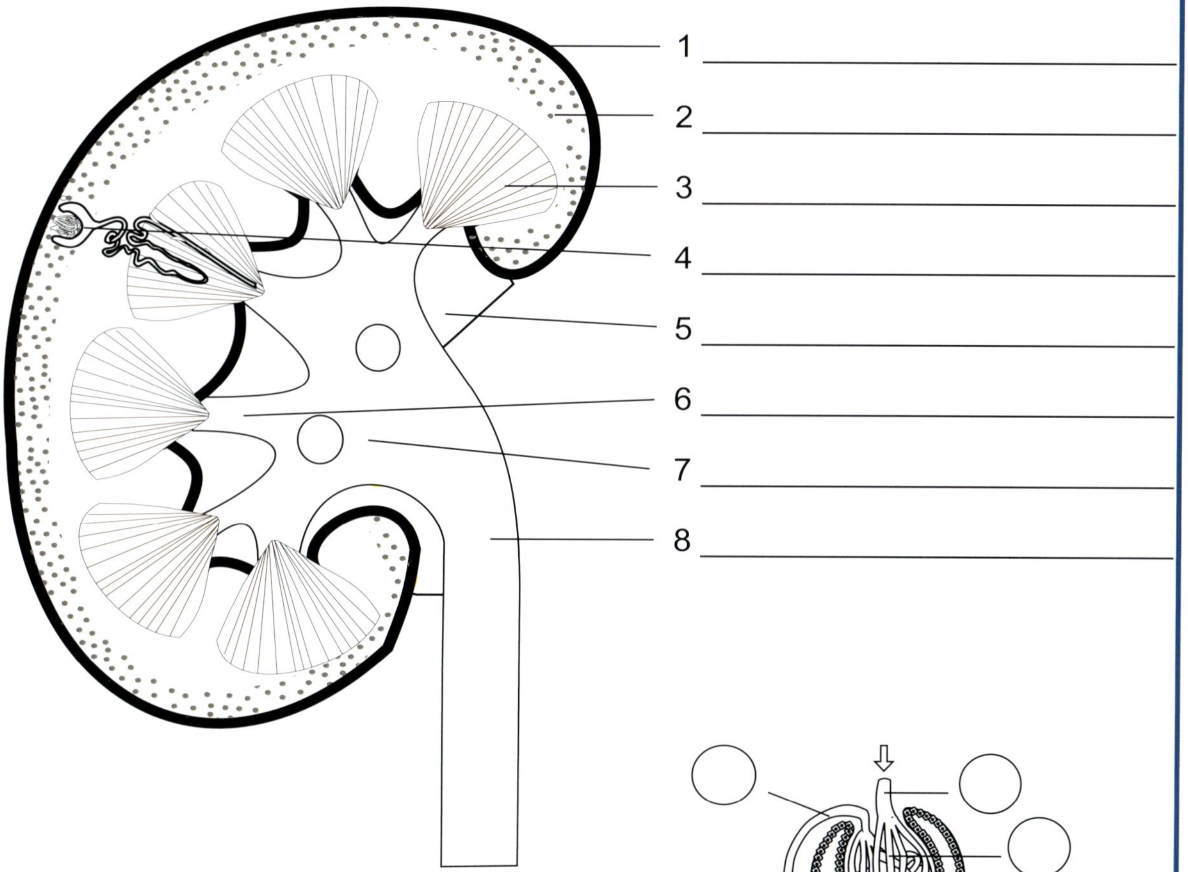

Ordnen Sie den Kreisen neben der Abbildung die richtigen Ziffern zu:

1 Sammelrohr
2 Kapillarknäuel
3 Nierenmark
4 wegführende Arteriole
5 Bowman-Kapsel
6 Henle-Schleife
7 Nierenbecken
8 zuführende Arteriole
9 Nierenrinde
10 Nierenkanälchen

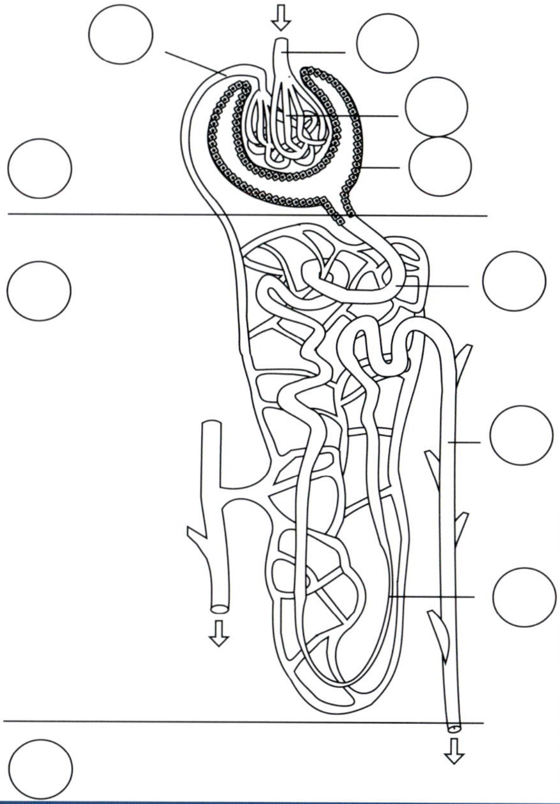

Beobachten der Ausscheidungen

LB 14 ff.

Urin und Urinmenge

Reflexion

1. Wie sieht Ihr Urin normalerweise aus:
   a) Eher hell oder dunkel?

   b) Gibt es Unterschiede? Wenn ja, können Sie sich diese erklären?

2. Wie viel Urin lösen Sie normalerweise:

   a) Gibt es Unterschiede?
   b) Wenn ja, können Sie sich diese erklären?

3. Ist Ihr Urin klar oder trüb, befinden sich Teile darin, die nicht hinein gehören?

4. Riecht er normal oder unangenehm?

LB 14 f.

Beobachten des Urins

5. Warum ist es bei einigen Klienten wichtig, den Urin gut zu beobachten?

6. Was beobachten Sie beim Urin?

7. Wovon ist die Urinmenge abhängig?

8. Wie ist die Farbe des normalen Urins?

9. Wie der Geruch?

Veränderungen/Störungen der Urinausscheidung

LB 14

<table>
<tr>
<td>Wann kann die Urinmenge sehr stark erhöht sein (3–20 l in 24 Std.)?
-
-
-
-

Urinfarbe?</td>
<td>Wann sehr niedrig (unter 500 ml in 24 Std.)?
-
-
-
-

Urinfarbe?</td>
<td>Wann unter 100 ml in 24 Std.?
-
-

Urinfarbe?</td>
</tr>
<tr>
<td>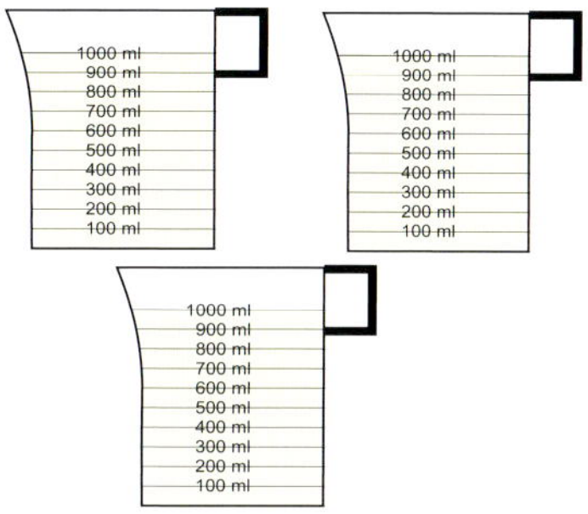
</td>
<td>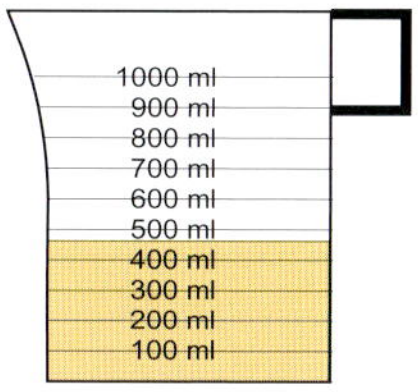
</td>
<td>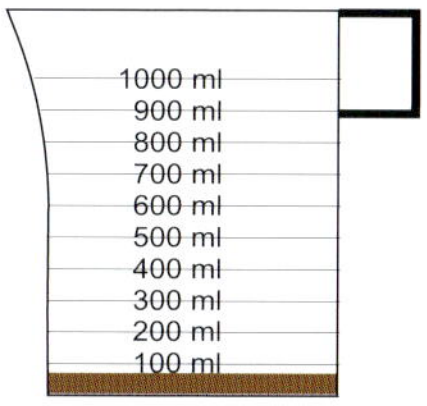
</td>
</tr>
</table>

Farb-, Geruchsveränderungen des Urins

LB 15

10. Beschreiben Sie Farbveränderungen des Urins und ihre Ursachen:

a) physiologisch

Veränderung	Ursache
	•
	•
	•
	•

b) pathologisch

Veränderung	Ursache
	•
	•
	•
	•
	•
	•

LB 15

11. Beschreiben Sie Geruchsveränderungen des Urins:
a) physiologisch

Veränderung	Ursache
	•

b) pathologisch

Veränderung	Ursache
	•
	•
	•
	•

LB 15

12. Nennen Sie pathologische Beimengungen des Urins.

-
-
-
-
-
-

LB 15

Beobachtung der Urinausscheidung

13. Was beobachten Sie bei der Urinausscheidung?

14. Nennen Sie Störungen bei der Urinausscheidung und Ursachen dazu.

Störung	Ursache/n

Stuhl und Stuhlmenge

LB 16 ff.

Reflexion

1. Wie sieht der Stuhl normalerweise aus?

2. Was ist normal, was sind Veränderungen, die gemeldet werden müssen?

3. Wie oft haben Sie Stuhlgang?

4. Was denken Sie ist normal?

Farb-, Geruchsveränderungen des Stuhls

LB 17

5. Beschreiben Sie Farbveränderungen des Stuhls und ihre Ursachen:
   a) physiologisch

Veränderung	Ursache
	•
	•
	•
	•

   b) pathologisch

Veränderung	Ursache
	•
	•
	•
	•

6. Beschreiben Sie Geruchsveränderungen des Stuhls und ihre Ursachen:
   a) physiologisch

Veränderung	Ursache
	•
	•

b) pathologisch

Veränderung	Ursache
	•
	•

Beimengungen

7. Nennen Sie Beimengungen, die nicht in den normalen Stuhl gehören und ihre Ursachen.

Ekel

LB 21 ff.

Reflexion

Eine Kollegin sagte gestern zu Ihnen: «Heute hat Frau Sutter erbrochen. Puh, war das eklig.»

1. Diskutieren Sie in der Gruppe und notieren Sie die Ergebnisse Ihrer Diskussion stichwortartig.
   a) Darf man das sagen?

   b) Was meint Ihre Kollegin mit «eklig»?

   c) Haben Sie (z. B. zu Hause/auf der Abteilung) auch schon Ekliges erlebt? Wenn ja, was?

   d) Empfinden Sie Ekel, z. B. vor Erbrochenem/vor Stuhlgang an manchen Tagen nicht so schlimm, an anderen Tagen schlimmer?

   e) Von was kann die Stärke des Ekel-Gefühls abhängen?

2. Wie wird «Ekel» definiert?

3. Beschreiben Sie Strategien, wie Sie mit Ekel umgehen, stichwortartig. Ergänzen Sie Ihre eigenen Strategien mit denen im Lehrbuch.

LB
22 f.

Vorbereitungen überbetrieblicher Kurs 2 (ÜK 2)

Arbeitsaufträge für den ÜK

- **Führt die Intimpflege bei Klientinnen und Klienten mit Blasendauerkatheter durch**
- **Wechselt Urinbeutel**
- **Führt Urinuntersuchungen mit Teststreifen durch**
- **Kontinenztraining**

Planungen für den ÜK vorbereiten

- Lesen Sie die jeweiligen Abschnitte im Lehrbuch.
- Bearbeiten Sie die entsprechenden Kapitel im Arbeitsbuch.
- Machen Sie **für jeden Arbeitsauftrag eine Planung**: Vorbereitung, Durchführung, Nachbereitung, Auswertung, Besonderes (s. Beispiele in den Kap. 1.3, 3.2 und 5.1 oder eine eigene Kreation), die Sie bei der praktischen Arbeit (im ÜK oder auf Ihrer Abteilung) als «Spickzettel» benutzen können.

AB
50, 354 ff.,
449

Intimpflege bei Klientinnen und Klienten mit Dauerkatheter

LB 48

Intimtoilette

AB 54

1. Lesen Sie im Lehrbuch im Kap. 1.3 und im AB «Intimtoilette».
2. Notieren Sie in Stichworten das Vorgehen bei Katheterträgern.

Urinbeutel leeren/wechseln

Urinbeutel

1. Welche Urinbeutel (Dauerkatheter- = DK-Säcke) verwenden Sie auf Ihrer Abteilung?
2. Was bedeutet ein «geschlossenes Urindrainagesystem»?
3. Wie oft muss der Urinbeutel gewechselt werden?

Urinbeutel wechseln/leeren

LB 20

4. Planen Sie:
   a) das Leeren des Urinbeutels.
   b) das Wechseln des Urinbeutels.
5. Was tun Sie bei unfreiwilliger Berührung des Katheterkonus?

LB 21

6. Wie platzieren Sie den Urinbeutel:
   a) wenn der Klient im Bett liegt?
   b) wenn der Klient nur für kurze Zeit z. B. im Lehnstuhl sitzt?
   c) wenn der Klient über längere Zeit einen Dauerkatheter hat und mobilisiert wird?

Urinuntersuchungen

LB 34

1. Welche Urinuntersuchungen werden bei Ihnen auf der Abteilung durchgeführt?
2. Was können Einzelstreifen anzeigen?

3. Was können Kombinationsstreifen anzeigen?

4. Was müssen Sie unmittelbar nach dem Ablesen des Streifens tun?

5. Planen Sie die Urinuntersuchung.

Inkontinenz

LB 23–27

1. Erklären sie in eigenen Worten, was sie unter:
   a) Urininkontinenz

   b) Stuhlinkontinenz verstehen.

Urininkontinenz

LB 23

2. Überlegen Sie, mit Ihrer Kollegin zusammen, welche Ursachen eine Urininkontinenz haben kann. Stellen Sie sich dabei eine Klientin vor, die an Urininkontinenz leidet oder lesen Sie im Lehrbuch. Schreiben Sie Ursachen auf.

LB 24

3. Nennen Sie Symptome zu den Formen der Urininkontinenz.

Inkontinenzform	Symptome
Dranginkontinenz	
Stress- oder Belastungsinkontinenz	
Überlaufinkontinenz	
Neurogene Inkontinenz oder Reflexinkontinenz	
Funktionelle Inkontinenz	

Kontinenztrainig

Toilettentraining

LB 25

4. Sie machen mit Herrn Müller Toilettentraining.

a) Welches Ziel hat das Toilettentraining?

b) Beschreiben Sie das Vorgehen stichwortartig.

1.

2.

3.

4.

5.

6.

Miktionsschema

LB 25

5. Was ist ein Miktionsschema?

6. Wozu dient ein Miktionsschema?

7. Füllen Sie das Miktionsschema für 24 Std. für sich selbst aus.

Name					Datum		
Zeit	Flüssigkeit		Toilettengang				
	was?	wie viel/ml	x	Urinmenge/ml	Drang? x	trocken x	eingenässt/ml

8. Frau Kramer (geht am Rollator) ist seit einigen Wochen öfter nass, manchmal tagsüber, manchmal nachts. Ihr Harnapparat ist soweit gesund. Was können Ursachen für diese «falsche» Inkontinenz sein? Was können Sie dagegen tun?

LB 26 f.

Ursache	Maßnahme
In der Nacht ist der Weg zur Toilette zu weit	Einen Toilettenstuhl ins Zimmer stellen

9. Welche Inkontinenzmaterialien verwenden Sie in Ihrer Institution?

Überbetrieblicher Kurs 2 (ÜK 2)

ÜK

Arbeitsaufträge für den ÜK 2

- Bilden sie Dreiergruppen: 1 Klientin (Puppe im Bett), 2 AGS, 1 Beobachterin.
- Bereiten Sie das Material vor.
- Richten Sie jeweils Ihren Arbeitsplatz ein.
- Arbeiten Sie nach Ihrer Planung.
- Jede Gruppe und jede Lernende muss jeden Arbeitsauftrag ausführen.
- Reinigen und versorgen Sie das Material.

Auftrag 1

Intimpflege bei Klientinnen und Klienten mit Dauerkatheter durchführen

- Bereiten Sie die Puppen vor: Männliche und weibliche Puppen (in den Betten liegend) bekommen einen Dauerkatheter und einen Urinbeutel, der richtig am Bett platziert ist.
- Machen Sie die Intimtoilette bei der männlichen und der weiblichen Puppe.

1. Tauschen Sie Ihre Eindrücke und Empfindungen aus.

Was ist gut gelungen?	Was weniger?

- Was werden Sie zukünftig beim Klienten beachten?

- Gab es Schwierigkeiten oder Störungen im Ablauf?

2. Halten Sie Fragen und Unklarheiten schriftlich fest.

Auftrag 2a

Urinbeutel leeren

- Leeren Sie den Urinbeutel vorschriftsgemäß unter Einhaltung der Hygienevorschriften.

Auftrag 2b

Urinbeutel wechseln

- Wechseln Sie den Urinbeutel vorschriftsgemäß unter Einhaltung der Hygienevorschriften.

1. Tauschen Sie Ihre Eindrücke und Empfindungen aus.

Was ist gut gelungen?	Was weniger?

- Was werden Sie zukünftig beim Klienten beachten?

- Gab es Schwierigkeiten oder Störungen im Ablauf?

2. Halten Sie Fragen und Unklarheiten schriftlich fest.

Auftrag 3

Urinuntersuchungen mit Teststreifen durchführen

- Nehmen Sie ein kleines Gefäß mit Zuckerwasser (oder lösen Sie auf der Toilette Urin in einen Urinbecher).
- Untersuchen Sie mit dem Teststreifen vorschriftsgemäß, ob die Flüssigkeit Zucker enthält.
- Schreiben Sie das Resultat auf; erkundigen Sie sich wo und wie es auf Ihrer Abteilung eingetragen werden muss.
- Räumen Sie Ihren Arbeitsplatz auf.

1. Tauschen Sie Ihre Eindrücke und Empfindungen aus.

Was ist gut gelungen?	Was weniger?

- Was werden Sie zukünftig beim Klienten beachten?

- Gab es Schwierigkeiten oder Störungen im Ablauf?

2. Halten Sie Fragen und Unklarheiten schriftlich fest.

Auftrag 4

Kontinenztraining

Sie helfen beim Kontinenztraining von Herrn Müller mit.

- Planen Sie das Toilettentraining.
- Helfen Sie mit beim Führen des Miktionsschemas.
- Erklären Sie Herrn Müller (und Ihrer Kollegin) was Beckenbodentraining ist und wie man dabei vorgeht.

Verdauungsstörungen und Maßnahmen

LB 173–183

Erbrechen

Reflexion

1. Diskutieren Sie in Dreiergruppen wie es war, als Ihnen schlecht war und Sie erbrochen haben. (Es sollte in jeder Gruppe wenigstens eine Lernende sein, die das schon erlebt hat.)
   a) Bei welcher Gelegenheit haben Sie erbrochen? Kennen Sie die Ursache Ihres Erbrechens?

   b) Wie war der Vorgang?

   c) Können Sie sich erinnern, wie das Erbrochene aussah, wie es roch?

   d) Wie ging es Ihnen dabei?

   e) Waren sie allein oder hatten Sie Hilfe?

   f) Was haben Sie nach dem Erbrechen unternommen?

   g) Was können Sie tun, um zukünftig Erbrechen evtl. zu verhindern?

LB 27

2. Nennen Sie Beispiele für:
   a) zerebrales Erbrechen

   b) reflektorisches Erbrechen

LB 28

3. Warum müssen Sie bei einem Klienten das Erbrochene genau ansehen?

4. Nennen Sie Beispiele für pathologische Farbe/Aussehen/Beimengungen beim Erbrochenen.

LB 28

	Ursachen
hellrot	
braun-schwarz	
dunkel grünlich-gelb	
unverdaute Nahrung	

5. Wie können Sie einen Klienten unterstützen, der erbricht?
   a) Wenn das Erbrechen zu erwarten ist.

LB 29

Welches Material bereiten Sie vor?	Wie unterstützen sie den Klienten?
❑ ______	➲ ______
❑ ______	➲ ______
❑ ______	➲ ______
❑ ______	➲ ______
	➲ ______

   b) Wenn der Klient bewusstlos ist.

➲ ______
➲ ______
➲ ______
➲ ______
➲ ______

6. Was tun Sie nach seinem Erbrechen?

➲ ______
➲ ______
➲ ______
➲ ______
➲ ______
➲ ______
➲ ______

Wussten Sie	Ja	Nein
dass beim Erbrechen Aspirationsgefahr besteht.	☐	☐
dass anhaltendes Erbrechen zu massivem Flüssigkeits- und Salzverlust, der zur Austrocknung und v. a. bei älteren Menschen zu Herzrhythmusstörungen führen kann.	☐	☐
dass bei Diabetikern Erbrechen zur Unterzuckerung führen kann, v. a. wenn sie schon Insulin erhalten haben.	☐	☐

LB 29

Aspiration

LB 29 f.

7. Was heißt Aspiration?

8. Was tut ein gesunder Mensch in der Regel, wenn er aspiriert hat?

9. Welche Menschen können nicht aushusten?

10. Was kann passieren, wenn jemand nicht aushusten kann?

11. Warum ist das Aspirieren von Erbrochenem besonders gefährlich?

Verstopfung (Obstipation)

LB 17 f.

Im letzten Sommer war es sehr warm, bis 35 °C. Die Menschen schwitzten und mochten sich kaum bewegen. Ihre Klientin, Frau Bader, kann sich gut an die Zeit erinnern, weil sie während einiger Wochen an starker Verstopfung litt.

Besprechen sie mit Ihrer Kollegin.

12. Was könnten Ursachen für die Verstopfung gewesen sein?

13. Nennen Sie noch andere Ursachen für Verstopfung.

14. Was Sie Frau Bader raten würden zu tun, damit so eine Verstopfung nicht mehr vorkommt?

15. Was kann man sonst noch prophylaktisch gegen Verstopfung tun?

Durchfall (Diarrhö)

LB 18

16. Nennen Sie Ursachen für Durchfall.

17. Was muss bei schwerem Durchfall unbedingt ersetzt werden?

Flüssigkeitsbilanz

LB 30 f.

1. Was verstehen Sie unter dem Begriff «Bilanz»? In welcher Form ist er Ihnen evtl. schon begegnet?

2. Füllen Sie die Tabelle (für sich selbst) aus.

LB 30

Ich führe Flüssigkeit zu	ca. ml	Ich scheide Flüssigkeit aus	ca. ml
durch Trinken			
in der Nahrung		im Stuhlgang	
		durch Schwitzen	
		durch die Atmung	
Total			

3. Ist Ihre eigene Flüssigkeitsbilanz ausgeglichen?

4. Frau Felber hat oft Durst; wegen ihrer Herzkrankheit scheidet sie nur ca. 700 ml/24 Std. aus; sie sollte höchstens 1.5 l/24 Std. trinken. Was passiert, wenn sie mehr trinkt?

5. Frau Käser lebt zuhause. Als Sie sie gestern besucht haben, war sie etwas verwirrt. Bei der Pflege haben Sie auch gemerkt, dass Frau Käser sehr trockene Haut hat. Was könnte die Ursache sein?

Urinmessung

LB 32 f.

1. Der Arzt hat Ihnen einen verschlossenen Becher gegeben und Ihnen gesagt, er wolle bei Ihrem nächsten Besuch Ihren Urin untersuchen; Sie sollen «Mittelstrahlurin» mitbringen.
   a) Was ist Mittelstrahlurin?

   b) Wie gehen Sie vor, um ihn zu gewinnen?

➲
➲
➲
➲

   c) Frau Sommer kann das Wasserlassen nicht unterbrechen; wie entnehmen Sie ihren Urin für die Untersuchung?

➲
➲
➲

d) Wie den von Herrn Klaus, der einen Dauerkatheter hat?

➲ ______
➲ ______
➲ ______
➲ ______

LB 33

2. Bei Frau Vogel muss der Urin über 24 h gesammelt werden.

a) Was bereiten Sie vor?

➲ ______
➲ ______

b) Wie gehen Sie vor?

➲ ______
➲ ______
➲ ______
➲ ______

Das weibliche Genitalsystem

LB 34–37

1. Was gehört zu den:

a) inneren Geschlechtsorganen der Frau?

- ______
- ______
- ______
- ______

b) äußeren Geschlechtsorganen der Frau?

- ______
- ______
- ______
- ______

2. Welche Gefahr besteht bei einer schlechten Intimpflege der äußeren Geschlechtsorgane der Frau?

______

3. Was können Sie pflegerisch dagegen tun?

______

LB 36

4. Beschriften Sie das Anatomie-Schema auf der nächsten Seite.
5. Was passiert beim Follikelsprung?

______

LB 35

Beschriften Sie das Anatomie-Schema:

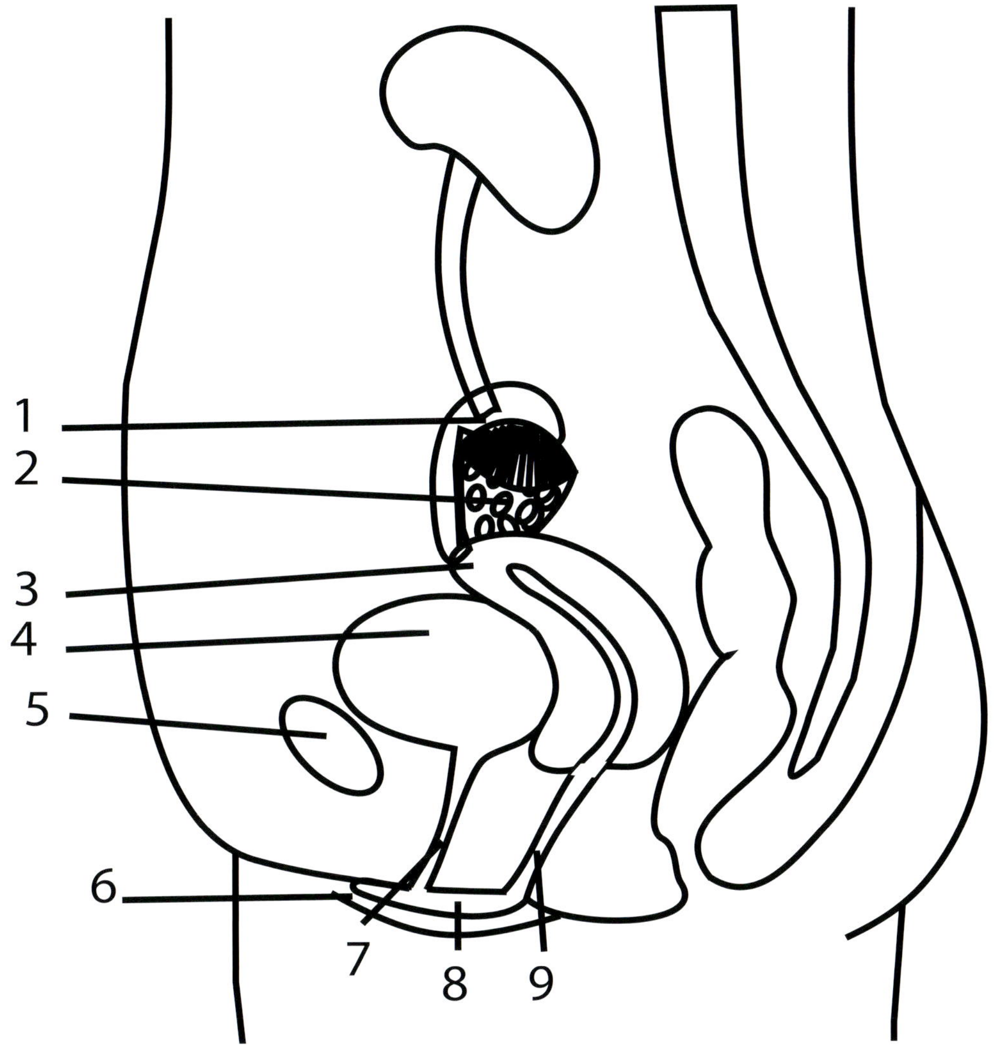

1. ______

2. ______

3. ______

4. ______

5. ______

6. ______

7. ______

8. ______

9. ______

LB 36

6. Was passiert mit der Gebärmutterschleimhaut, wenn keine Befruchtung stattfindet?

____

7. Wie heißt das Hormon, das die Gebärmutterschleimhaut wachsen lässt?

____

LB 72

8. Zeichnen Sie eine Eizelle.

LB 35

9. Beschreiben Sie in Stichworten, wie eine Eizelle vom Eierstock in die Gebärmutter gelangt.

____

____

____

LB 35

Menstruationszyklus

10. Vervollständigen Sie den Text.

Die erste Menstruation (__________) tritt bei den meisten Europäerinnen mit __________ Jahren auf (Menarche), die letzte mit __________ Jahren (Menopause). Wenn keine Schwangerschaft besteht, tritt mehr oder weniger regelmäßig alle __________ Tage (Menstruationszyklus) eine __________ ein. 14 Tage später kommt es zum __________ (Ovulation). Wenn die __________ befruchtet wird, bleibt der Gelbkörper bis zum Ende des dritten Schwangerschaftmonats bestehen. Sein __________ sorgt dafür, dass die __________ nicht abgestoßen wird und sich kein neuer __________ ereignen kann. (Diese Aufgabe wird später von der __________ übernommen.)

Das männliche Genitalsystem

LB 37–39

1. Was gehört zu den:
   a) inneren Geschlechtsorganen des Mannes? b) äußeren Geschlechtsorganen des Mannes?

a)
- ______________________________
- ______________________________
- ______________________________
- ______________________________
- ______________________________

b)
- ______________________________
- ______________________________

2. Vervollständigen Sie den Text.

LB 38

Die paarig angeordneten Hoden befinden sich außerhalb des Beckens ______.
Sie sind ca. 5 cm lang, eiförmig und ______ umgeben. Die Hoden ______ und sinken erst vor der Geburt in den Hodensack. Sie befinden sich außerhalb der Bauchhöhle, weil die Temperatur dort um ______ ist. In der ______ könnten die Spermien nicht heranreifen. Die Hoden sind durch die Samenleiter mit der Prostata verbunden.

3. Wo werden die Spermien gebildet? ______

4. Zeichnen Sie eine Samenzelle.

LB 72

5. Wo werden die Spermien gelagert, bis sie ausgestoßen werden? ______

6. Was passiert bei der Befruchtung?

LB 39

______

______

______

7. Wofür ist das männliche Sexualhormon Testosteron verantwortlich?

______

______

______

8. Beschriften Sie das Anatomie-Schema auf der nächsten Seite.

LB 38

LB
38

Beschriften Sie das Anatomie-Schema:

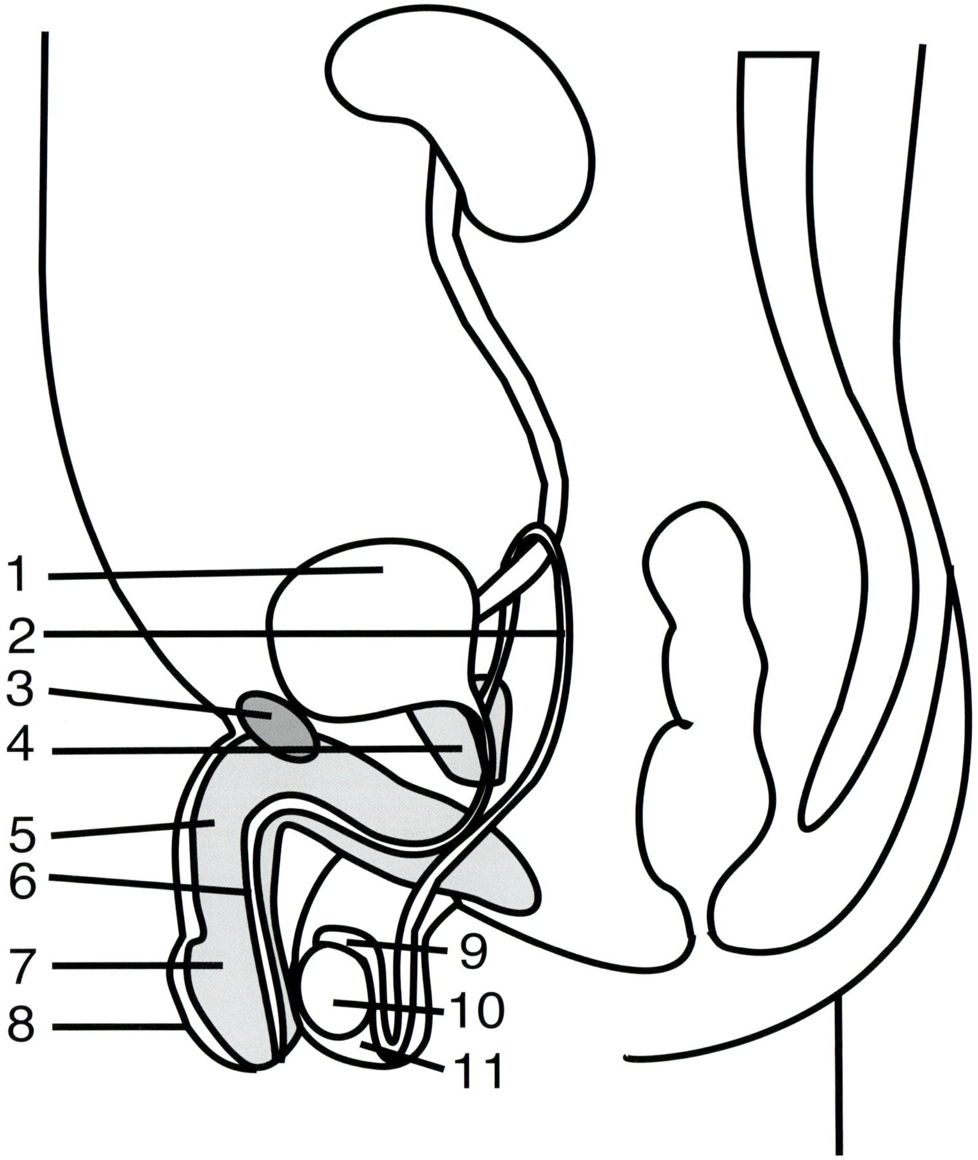

1. ______________________

2. ______________________

3. ______________________

4. ______________________

5. ______________________

6. ______________________

7. ______________________

8. ______________________

9. ______________________

10. ______________________

11. ______________________

Was ich noch wissen wollte:

Fragen an die Praxis	Antworten
Fragen für den ÜK	Antworten
Fragen für den Unterricht	Antworten
Fragen für den ABU	Antworten

1.3 Unterstützt Klientinnen und Klienten bei der Durchführung der Körperpflege

Typische Situation

Frau Arnold ist seit über einem Jahr auf den Rollstuhl angewiesen. Die Assistentin Gesundheit und Soziales EBA, Lisa Sole, hat den Auftrag, bei Frau Arnold die Ganzkörperpflege durchzuführen.
Lisa Sole desinfiziert ihre Hände und trifft die nötigen Vorbereitungen. Sie stellt die Materialien bereit und achtet darauf, dass die Intimsphäre gewährleistet ist und die Fenster geschlossen sind. Sie hilft Frau Arnold aus dem Oberteil des Nachthemdes, schützt sie mit einem Frottiertuch und sorgt dafür, dass sie bequem gelagert ist.
Sie erkundigt sich bei Frau Arnold nach der gewünschten Wassertemperatur und dem bevorzugten Körperpflegemittel. Vor dem Waschen prüft sie die Wassertemperatur. Weil Frau Arnold kaum in der Lage ist, sich das Gesicht zu waschen, unterstützt Lisa Sole sie beim Führen des Waschlappens.
Frau Arnold genießt die Erfrischung und wünscht, dass Lisa Sole ihr ausnahmsweise das Gesicht nicht nachtrocknet. Lisa Sole kommt diesem Wunsch nach und fährt mit der Körperpflege fort. Dabei achtet sie sehr genau auf die Hautverhältnisse der Klientin.
Frau Arnold ist ganz still, darum informiert Lisa Sole nur leise und kurz über die Durchführung. Frau Arnold möchte am Rücken und Gesäß mit Bodylotion gepflegt werden. Zum Abschluss der Körperpflege wechselt Lisa Sole das Waschbecken und führt unter Einhaltung der Hygienevorschriften die Intimpflege bei der Klientin durch.
Lisa Sole entsorgt die Gebrauchsmaterialien, desinfiziert Arbeitsfläche und Hände und fragt Frau Arnold, ob sie noch einen Wunsch habe. Frau Arnold verneint. Lisa Sole verabschiedet sich.

Situationskreis

Teilwäsche, Duschen, Ganzwäsche, Mundhygiene, Bad, Haarpflege, Rasieren, Nagelpflege, Hautpflege, Fußpflege, Intimpflege, Augen-Nasen-Ohrenpflege

Berufskunde

- Prinzipien der Hautpflege, Hautpflegemittel
- Pflegestandards, Materialien zur Körperpflege
- Baden, Duschen
- Handlungsleitende Kenntnisse von Anatomie, Physiologie und Pathologie
- Handlungsleitende Kenntnisse von Anatomie, Physiologie und Pathologie der Haut
- Beobachtungsmerkmale der Haut und Merkmale der Hautveränderungen
- Nähe, Distanz, Scham- und Intimsphäre, Sexualität
- Dekubitus, Dekubitusprophylaxe
- Standards zu Lagerungen (Dekubitusprophylaxe) (s. Auch Kap. 1.5)

ÜK

- Führt die Ganzkörpflege, Teilkörperpflege, Intimpflege und die Zahnpflege durch
- Pflegt Prothesen
- Rasiert Klienten
- Kämmt und frisiert Klientinnen und Klienten
- Wäscht bettlägerigen Klientinnen und Klienten die Haare
- Führt die Hautpflege durch
- Führt die Mundpflege durch
- Führt Augen-, Nasen-, Ohrenpflege durch
- Führt die Hand- und Fußpflege durch
- Führt Hautschutzmaßnahmen mit entsprechenden Produkten durch

Fähigkeiten in der Praxis

- Führt die Körperpflege gemäß den Pflegestandards durch
- Setzt Hygienerichtlinien um
- Beachtet die Intimsphäre
- Kann mit Nähe und Distanz sicher umgehen
- Setzt die Hautpflegematerialien gemäß Auftrag ein
- Führt die Intimpflege nach betrieblichen Richtlinien durch
- Achtet auf Umgebungsfaktoren wie z. B. geschlossene Fenster
- Fördert die Eigenständigkeit von Klientinnen und Klienten
- Beobachtet die Haut und leitet umgehend weiter
- Bereitet Materialien vor und entsorgt diese fachgerecht
- Reflektiert das eigene Verhalten im Umgang mit der eigenen Sexualität und der Sexualität der Klientinnen und Klienten

Die typische Situation

AB 45

1. Lesen Sie die typische Situation.
   a) Haben Sie alles verstanden? den Inhalt? die einzelne Wörter?
   b) Notieren Sie, was Sie nicht verstanden haben, fragen Sie oder schauen Sie Wörter usw. z. B. im Glossar nach, schreiben Sie die Erklärung auf.

Fragen zum Inhalt	Erklärung

Einzelne Wörter	Erklärung

2. Was tut Frau Sole der Reihe nach, um die Körperpflege von Frau Arnold so angenehm wie möglich durchzuführen?

- ______________________ • ______________________
- ______________________ • ______________________
- ______________________ • ______________________
- ______________________ • ______________________
- ______________________ • ______________________
- ______________________ • ______________________

3. Wie und wo geht Frau Sole auf die Wünsche von Frau Arnold ein?

____

____

Reflexion

Bevor Sie einen anderen Menschen bei der Körperflege unterstützen, überlegen Sie, wie Sie sich selbst pflegen und was Ihnen wichtig ist. Besprechen Sie Ihre Überlegungen mit Ihrer Kollegin (Partnerarbeit) und tragen Sie sie stichwortartig in die Tabelle ein.

	Beschreibung	Begründung
Wann, wie oft, baden Sie?, duschen Sie, waschen Sie sich? Welche Reihenfolge halten Sie beim Waschen ein?		
Welche Reinigungsmittel, Pflegemittel, Kosmetika brauchen Sie?		

Wie pflegen Sie Ihre Haare, (Ihren Bart)?		
Wie Ihren Mund und Ihre Zähne?		
Ihre Finger- und Zehennägel?		
Was heißt für Sie «Intimsphäre»?		

Körperpflegebiografie

LB 42

Voraussetzungen

1. Jeder Mensch hat seine eigenen Vorstellungen und Bedürfnisse in Bezug auf die Pflege seines Körpers. Für alle Pflegepersonen ist es wichtig, diese Bedürfnisse zu kennen. Warum?

2. Was müssen Sie wissen, bevor Sie einen Klienten bei der Körperpflege unterstützen bezüglich seiner
   a) Gewohnheiten

   b) Reinigungs- und Pflegemittel, Kosmetika

   c) Haarpflege

   d) Mund- und Zahnpflege

LB 42

3. Diskutieren Sie die Grundsätze mit Ihrer Kollegin, kreuzen Sie die entsprechende Antwort an.

Grundsätze	Weiß ich	Werde ich mir merken
Der Klient soll die Körperpflege soweit wie möglich selbstständig und entsprechend seinen Gewohnheiten durchführen.	☐	☐
Seine Ressourcen sollen erhalten bleiben und gefördert werden.	☐	☐
Den Klienten über Pflegehandlungen informieren und ihn vor fremden Blicken schützen (Intimsphäre wahren).	☐	☐
Bett mit Frottiertuch schützen (Nässeschutz).	☐	☐
Die Intimpflege wird in der Regel mit speziellen Intimtüchern und Handschuhen ausgeführt.	☐	☐
Seife und Syndets (chemisch hergestellte waschaktive Substanzen) sehr sparsam gebrauchen, mit klarem Wasser entfernen, Haut eincremen.	☐	☐
Zu häufiges Waschen und zu viel Seife und Syndets schädigen den Säureschutzmantel der Haut, begünstigen das Entstehen von Ekzemen und Pilzinfektionen und trocknen die Haut aus.	☐	☐
Für viele Menschen gehört das Gesicht zu ihrer Intimsphäre, oder sie erschrecken beim Waschen (z. B. hirngeschädigte und verwirrte Menschen). In solchen Fällen wird das Gesicht am Schluss gewaschen.	☐	☐
Immer hausinterne Weisungen für Material (z. B. Einweghandschuhe, Intimtücher) und Durchführung der Pflege (z. B. Reihenfolge) beachten.	☐	☐

Prinzipien der Hautpflege

LB 42 f.

1. Lesen Sie im Lehrbuch und beantworten Sie stichwortartig folgende Fragen.
   a) Wozu dient der Säureschutzmantel der Haut?

   b) Was passiert mit der Haut, wenn sie zu lange mit Wasser in Berührung kommt?

   c) Was macht Seife mit der Haut?

   d) Was ist eine Emulsion? Warum müssen Sie diese vor Gebrauch schütteln?

   e) Wann und wie oft kann ein Ölbad genommen/verabreicht werden?

Hautpflegemittel

2. Vergleichen Sie Ihre eigenen und die Pflegeprodukte der Abteilung; füllen Sie die Tabelle aus.

	W/O oder O/W	ph-Wert	Preis	Menge in ml	Für welchen Hauttyp
eigene					
Abteilung					

3. Denken Sie, dass Ihre Produkte für Ihre Haut gut sind? Begründen Sie Ihre Antwort.

4. Sind die Produkte, die auf der Abteilung für Ihre Klienten verwendet werden, für diese gut?

5. Sehen Sie Unterschiede? Wenn ja, welche?

Vorbereitung überbetriebliche Kurse/Planungen für die praktische Ausbildung

Arbeitsaufträge (allgemein)

Machen Sie **für jeden Arbeitsauftrag eine Planung**: Vorbereitung, Durchführung, Nachbereitung, Auswertung, Besonderes (s. Beispiele in den Kap. 1.3, 3.2 und 5.1) oder eine eigene Kreation, die Sie bei der praktischen Arbeit (im ÜK oder auf Ihrer Abteilung) als «Spickzettel» benutzen können.

AB 50, 354 ff., 449

Als Beispiel ist hier eine Planung mit Hilfe eines Mindmaps erstellt.

Üben Sie die Anwendung eines Mindmaps wie folgt:

1. Lesen Sie (zu viert) die typische Situation.
2. Schreiben Sie alles, was Frau Sole getan, gefragt, über Frau Arnold erfahren und selbst überlegt hat, an die richtige Stelle im Mindmap.
3. Erstellen Sie als Übung ein Mindmap für sich selbst (Ihre eigene Körperpflege).

AB 45

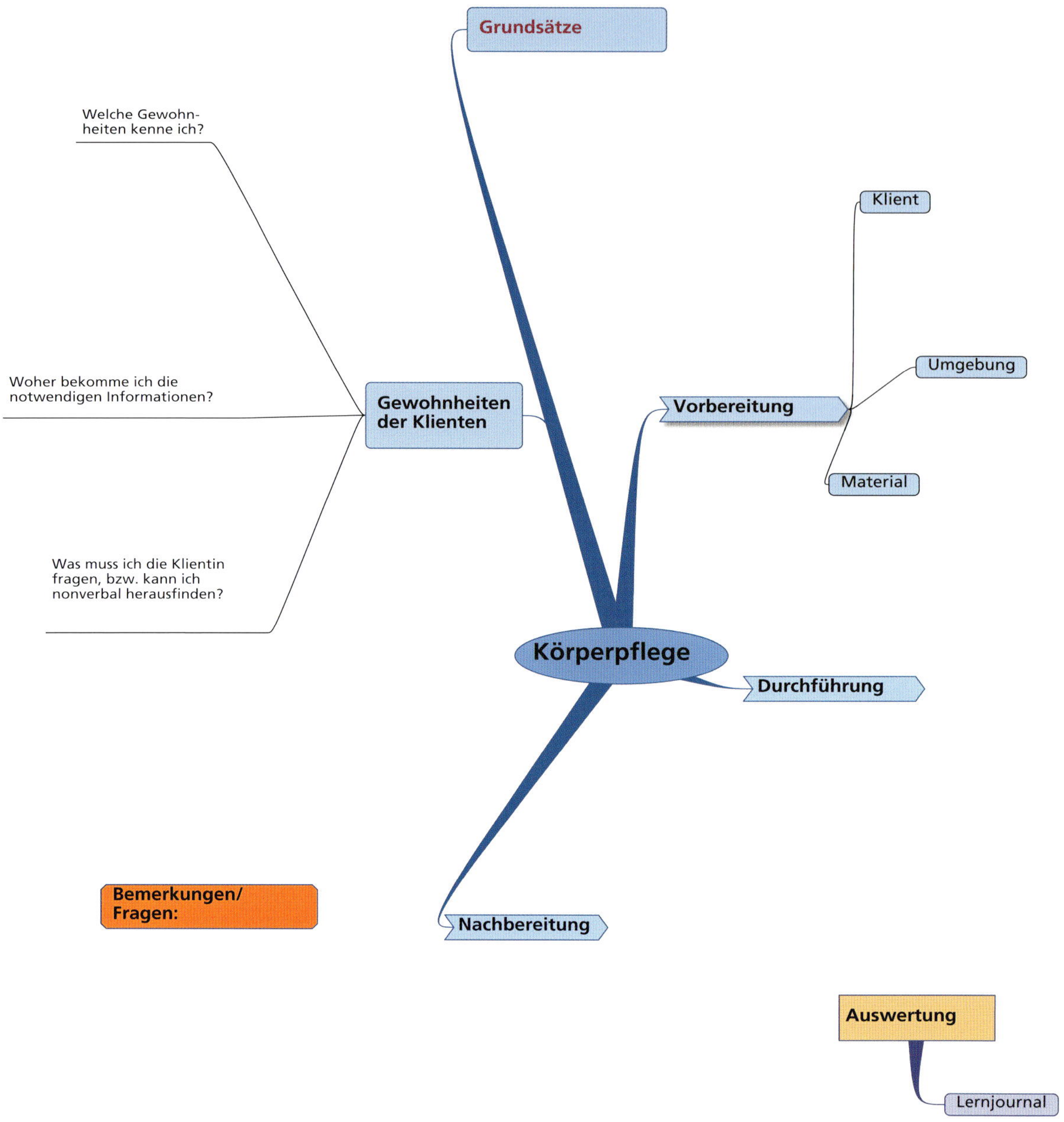

Vorbereitung überbetrieblicher Kurs 1 (ÜK 1)

Arbeitsaufträge für den ÜK 1

- **Ganzkörperwaschung**
- **Waschwasser stellen, Klientin wäscht sich im Bett**
- **Morgentoilette, (evtl. Intimpflege im Bett), das Lavabo für die Körperwäsche vorbereiten, Klientin aus dem Bett helfen und ans Lavabo begleiten**
- **Zahn- und Prothesenpflege**
- **Rasieren**
- **Tägliche Haarpflege**
- **Intimtoilette**

Planungen für den ÜK vorbereiten

- Lesen Sie die jeweiligen Abschnitte im Lehrbuch.
- Bearbeiten Sie die folgenden Kapitel zur Körperpflege im Arbeitsbuch.
- Bereiten Sie **für jeden Auftrag** (wie oben beschrieben) eine Planung vor.

Die Ganzkörperpflege

Die Ganzkörperwaschung

1. Bei welchen Klienten kann eine Ganzkörperwaschung durch das Pflegepersonal nötig sein?

LB 44

2. Haben Sie schon einmal eine Ganzkörperwaschung durchgeführt?
3. Wenn ja, wie ist es Ihnen dabei ergangen?

4. Wie konnten Sie mit der Klientin/dem Klienten Kontakt aufnehmen?

Gesicht, Ohren und Hals waschen

5. Warum waschen Sie bei hirngeschädigten und verwirrten Menschen das Gesicht erst am Schluss?

LB 46

6. Womit waschen Sie das Gesicht?

7. Worauf achten Sie beim Waschen der Augen?

8. Worauf ggfs. beim Waschen der Ohren?

9. Wie können Sie dem Klienten helfen, das Gesicht selbst zu waschen?

Brust waschen

10. Worauf achten Sie beim Waschen der Brust?

LB 46

11. Was tun Sie vor dem Waschen der Brust (bei Frauen)?

12. Wie heben Sie die weibliche Brust an?

Arme waschen

13. Worauf achten Sie beim Waschen der Arme?

LB 46

14. Worauf beim Waschen der Finger?

LB 46 f.

Rücken, Gesäß waschen

15. Beschreiben Sie, wie Sie beim Waschen des Rückens die Sicherheit des Klienten gewährleisten?

16. Was tun Sie vor dem Waschen, wenn das Gesäß verschmutzt ist?

17. Wie behandeln Sie die Hautfalten?

18. Bei welchen Klienten waschen Sie Rücken und Gesäß in einem Arbeitsgang?

LB 48

Beine waschen

19. Wann waschen Sie die Beine des Klienten?

20. Müssen die Beine/Füße des Klienten jeden Tag gewaschen werden?

21. Was müssen Sie trotzdem tun, auch wenn Sie die Beine nicht waschen?

Die Teilkörperpflege

LB 43

Waschwasser stellen, Klientin wäscht sich im Bett

1. Welche Klienten waschen sich im Bett?

2. Die Situation und damit die Bedürfnisse des Klienten können täglich wechseln. Was müssen Sie deshalb vor jeder Körperpflege tun?

LB 49

Waschen am Waschbecken/Lavabo

3. Welche Klienten werden am Lavabo gewaschen bzw. waschen sich am Lavabo?

4. Warum müssen sie eine Waschschüssel ins Lavabo stellen, bevor sie das Wasser einlassen?

Zahnprothesenpflege

5. Was beachten Sie bei Teilprothesen?

LB 50 f.

6. Was können Sie tun, wenn die Prothese schlecht sitzt?

7. Nummerieren Sie in richtiger Reihenfolge (von 1–10) das Vorgehen bei der Pflege der Zahnprothese.

LB 53 f.

	Mit Prothesenbürste und alkalifreier Seife oder Zahnpasta (vor allem Bezirke mit Haftmittel) reinigen.
	Wenig Haftpulver gut verteilen und vor dem Einsetzen der Prothese benetzen, ggfs. Haftpasten benutzen. Ein Haftmittel ist ein guter Bakteriennährboden und sollte deshalb nur temporär eingesetzt werden.
	Den Klienten den Mund spülen lassen oder Mundpflege machen (z. B. bei Bewusstlosen).
	Nicht getragene Prothesen in kaltes Wasser einlegen (evtl. Zusatz von Essig zur Entfernung von Kalkbelägen), evtl. ins Ultraschallgerät geben.
	Evtl. Mundhöhle/Pilgern auf Speisereste, wunde Stellen, Aften usw. inspizieren.
	Wenn noch eigene Zähne vorhanden sind, diese putzen (lassen).
	Prothesen einsetzen (lassen); zuerst die untere, dann die obere (das Herausnehmen geschieht in umgekehrter Reihenfolge).
	Prothese herausnehmen.
1	Waschlappen ins Waschbecken legen oder Wasser einfüllen für die Zeit des Reinigens (Bruchgefahr beim Fallenlassen).
	Plastikhandschuhe anziehen, Prothese gut spülen (Wasser ins Waschbecken, s. oben).

Haarpflege

Reflexion

- Wie pflegen Sie Ihre Haare?
- Wie oft kämmen Sie Ihre Haare?
- Wie oft waschen Sie Ihre Haare?
- Wie oft gehen Sie zum Friseur? Was lassen Sie vom Friseur tun?

8. Wie pflegen Ihre Klientinnen ihre Haare bzw. lassen sie diese pflegen? Wie oft gehen sie zum Friseur?

9. Sind die Klientinnen zufrieden damit, möchten Sie gerne etwas anders haben?

Tägliche Haarpflege

LB 57

10. Worauf achten Sie bei fiebrigen und schwitzenden (liegenden) Klienten, wenn Sie ihre Haare bürsten, kämmen, frisieren?

11. Worauf bei sitzenden Klienten?

12. Wie sieht die Nachsorge aus?

Intimtoilette

Reflexion

13. Diskutieren Sie mit ihrer Kollegin.
    a) Können Sie sich vorstellen, dass ein fremder Mensch sich vor Ihnen intim wäscht?

    b) Ist es für Sie in Ordnung, fremde Menschen intim zu waschen?

    c) Was tun Sie, um die Intimpflege so zu gestalten, dass es für den Klienten und Sie nicht unangenehm ist?

Zum Vorgehen

LB 47 f.

14. Warum dürfen Sie bei z. B. dementen Menschen die Körperpflege nicht mit der Intimpflege beginnen?

15. Notieren Sie in Stichworten das Vorgehen:
    a) bei der Frau

    b) beim Mann

c) bei Katheterträgern

d) bei inkontinenten Klientinnen (mit Einlagen)

LB 44 – 48

16. Wie und wann entsorgen Sie die gebrauchten Einlagen? Begründen Sie Ihre Antwort.

Überbetrieblicher Kurs 1 (ÜK 1)

ÜK

Aufträge zur Körperpflege

- Richten Sie verschiedene Arbeitsplätze (Posten) ein und erfüllen Sie in Gruppen die vorbereiteten Aufträge.
- Richten Sie jeweils das Material.
- Arbeiten Sie nach Ihrer Planung.
- Jede Gruppe und jede/r Lernende muss jeden Arbeitsauftrag ausgeführt haben.

Arbeitsaufträge ÜK 1

- **Ganzkörperwaschung**
- **Waschwasser stellen, Klientin wäscht sich im Bett**
- **Morgentoilette, (evtl. Intimpflege im Bett), das Lavabo für die Körperwäsche vorbereiten, Klientin aus dem Bett helfen und ans Lavabo begleiten**
- **Zahn- und Prothesenpflege**
- **Rasieren**
- **Tägliche Haarpflege**
- **Intimtoilette**

Auftrag 1

Ganzkörperwaschung

- Es ist günstig, wenn die verantwortliche Lehrende die Ganzkörperwäsche zuerst an einer Pflegepuppe demonstriert. Sie können dabei jeden Handlungsschritt im Lehrbuch nachlesen, Fragen stellen und über die Ausführung diskutieren.

LB 44 – 48

Sich gegenseitig waschen

- Bringen Sie Ihren Badeanzug und Ihre persönlichen Körperpflegemittel mit.
- Bilden Sie Gruppen von 4 Personen (Klientin, zwei Lernende AGS und eine Beobachterin).
- Bereiten Sie alles vor: Ihre Planung, das notwendige Mobiliar und Material.
- Führen Sie die Ganzkörperpflege (ohne Brust- und Intimbereich) gegenseitig unter Beachtung der notwendigen Sicherheitsmaßnahmen aus.
- Die Beobachterin beobachtet den Verlauf und macht sich Notizen für die nachfolgende Diskussion.
- Wenn möglich sollen alle gewaschen werden und waschen.

1. Tauschen Sie Ihre Eindrücke und Empfindungen aus.

Was war gut und angenehm als Klient?	Was weniger?

Was ist gut gelungen als Pflegende?	Was weniger?

- Was werde ich zukünftig beim Klienten beachten?
- Gab es Schwierigkeiten oder Störungen im Ablauf?
- Welche Fragen sind während der Durchführung entstanden?

2. Halten Sie Fragen und Unklarheiten schriftlich fest.

Auftrag 2

Waschwasser stellen, Klientin wäscht sich im Bett

Bereiten Sie Ihre Kollegin für die Körperpflege im Bett vor; stellen Sie ihr das Waschwasser und alles, was sie für die Körperpflege braucht, hin.

- Ihre Kollegin soll sich das Gesicht, die Hände und die Beine (im Bett) waschen.

Auftrag 3

Waschen am Waschbecken/Lavabo

- Richten Sie alle notwendigen Utensilien für die Oberkörperpflege am Lavabo.
- Helfen Sie Ihrer Kollegin sich an den Bettrand zu setzen und aufzustehen und begleiten Sie sie zum Lavabo.

1. Tauschen Sie Ihre Eindrücke und Empfindungen aus.

Was war gut und angenehm als Klient?	Was weniger?

Was ist gut gelungen als Pflegende?	Was weniger?

- Was werde ich zukünftig beim Klienten beachten?

- Gab es Schwierigkeiten oder Störungen im Ablauf?

- Welche Fragen sind während der Durchführung entstanden?

2. Halten Sie Fragen und Unklarheiten schriftlich fest.

Auftrag 4

Zahn- und Prothesenpflege

- Putzen Sie sich gegenseitig die Zähne und spülen Sie sich den Mund.

1. Tauschen Sie Ihre Eindrücke und Empfindungen aus.

Was war gut und angenehm als Klient?	Was weniger?

Was ist gut gelungen als Pflegende?	Was weniger?

- Was werde ich zukünftig beim Klienten beachten?

- Gab es Schwierigkeiten oder Störungen im Ablauf?

- Welche Fragen sind während der Durchführung entstanden?

2. Halten Sie Fragen und Unklarheiten schriftlich fest.

Auftrag 5

Rasieren

- Um zu erfahren, wie sich rasieren und rasiert werden anfühlt, rasieren Sie das Gesicht ihres Kollegen und/oder lassen Sie sich eine Stelle an ihrem Bein oder Arm rasieren.
- Wer sich gar nicht getraut rasiert zu werden, kann an einem aufgeblasenen Luftballon üben (den Luftballon mit Rasierschaum einreiben und ihn mit der Klinge rasieren).
- Benutzen Sie einen Rasierapparat (trocken) und eine Klinge (nass). Fühlen Sie den Unterschied.

1. Tauschen Sie Ihre Eindrücke und Empfindungen aus.

Was war gut und angenehm als Klient?	Was weniger?

Was ist gut gelungen als Pflegende?	Was weniger?

- Was werde ich zukünftig beim Klienten beachten?

- Gab es Schwierigkeiten oder Störungen im Ablauf?

- Welche Fragen sind während der Durchführung entstanden?

2. Halten Sie Fragen und Unklarheiten schriftlich fest.

Auftrag 6

Tägliche Haarpflege

- Bürsten und kämmen Sie die Haare Ihrer Kollegin gründlich durch.
  a) Die Kollegin sitzt im Bett.
  b) Die Kollegin liegt im Bett.
- Frisieren Sie die Haare so, wie die Kollegin es haben möchte.

1. Tauschen Sie Ihre Eindrücke und Empfindungen aus.

Was war gut und angenehm als Klient?	Was weniger?

Was ist gut gelungen als Pflegende?	Was weniger?

- Was werde ich zukünftig beim Klienten beachten?
- Gab es Schwierigkeiten oder Störungen im Ablauf?
- Welche Fragen sind während der Durchführung entstanden?

2. Halten Sie Fragen und Unklarheiten schriftlich fest.

Auftrag 7

Intimtoilette

- Führen Sie die Intimtoilette an Ihren Puppen durch.
  a) bei der Frau
  b) beim Mann
- Wahren Sie die Intimsphäre.

1. Tauschen Sie Ihre Eindrücke und Empfindungen aus.

Was ist gut gelungen als Pflegende?	Was weniger?

- Was werde ich zukünftig beim Klienten beachten?
- Gab es Schwierigkeiten oder Störungen im Ablauf?

- Welche Fragen sind während der Durchführung entstanden?

2. Halten Sie Fragen und Unklarheiten schriftlich fest.

Baden und Duschen

AB 6

Planungen für die Praxis vorbereiten

- Bilden Sie Dreiergruppen.
- Lesen Sie die jeweiligen Abschnitte im Lehrbuch.
- Bearbeiten Sie die Kapitel zum «Baden und Duschen» im Arbeitsbuch.
- Bereiten Sie **für jeden Auftrag** (wie im Kap. 1.2 beschrieben) eine Planung vor.

Arbeitsaufträge für die Praxis

- Klienten baden
- Klienten duschen

Klienten baden

LB 61–64

Vorbereitung

a) Badezimmer
b) Material
c) Klient

Durchführung

1. Worauf achten Sie besonders?

Transfer in die Badewanne

LB 62

2. Beschreiben und demonstrieren Sie, wie Sie der Klientin/dem Klienten ohne Badelift in die Wanne helfen können.

3. Zeigen, erklären und demonstrieren Sie den Vorgang mit dem Badelift (alle lassen sich einmal mit dem Lift in die Wanne heben) und, wenn möglich, mit dem Patientenheber.

LB 154–155

4. Klienten mit welchen Erkrankungen dürfen Sie nur unter Einhaltung bestimmter Vorsichtsmaßnahmen baden? Welcher Vorsichtsmaßnahmen?

LB 63

Erkrankung	Vorsichtsmaßnahme

Leintuchbad

5. Wie bereiten Sie die Badewanne für ein Leintuchbad vor. Lesen Sie im Lehrbuch.

LB 63

6. Welche Klienten erhalten ein Leintuchbad?

7. Erklären Sie, wie Sie den Klienten für das Leintuchbad in die Badewanne und nach dem Leintuchbad wieder herausheben.

Klienten duschen

LB 64–65

Vorbereitung

a) Badezimmer
b) Material
c) Klient

Durchführung

8. Notieren Sie stichwortartig die wichtigen Punkte.

9. Was tun Sie, wenn der Klient friert?

LB 65

10. Nennen Sie Unfall-Gefahren beim Baden und Duschen.

Anatomie/Physiologie: Grundlagen

Begriffe

LB 67–76

1. Erklären Sie mit eigenen Worten die Begriffe:
   a) Anatomie

   b) Physiologie

   c) Pathologie

Chemische Elemente

LB 68

2. Ordnen Sie den Begriffen (mit Pfeilen) die richtigen Abkürzungen zu.

Sauerstoff	C
Kohlenstoff	N
Wasserstoff	O
Stickstoff	H

3. Zählen Sie chemische Elemente auf und verteilen Sie sie anteilmäßig in der Figur.

Essentielle Spurenelemente (1%):

-
-
-
-
-
-
-
-

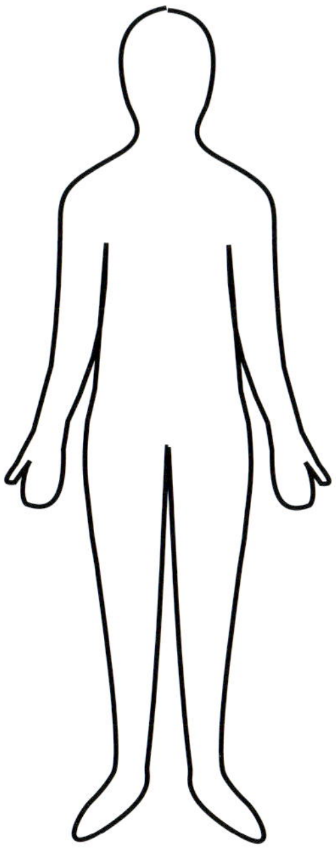

Schlüsselelemente (96%):

-
-
-
-

Mengenelemente (3%):

-
-
-
-
-
-
-

4. Was ist ein Atom?

5. Was ist ein Molekül?

6. Was ist eine chemische Bindung?

LB 69

Stoffwechsel

7. Lesen Sie den Abschnitt Stoffwechsel im Lehrbuch und beschriften Sie die Abbildung Betriebsstoffwechsel.

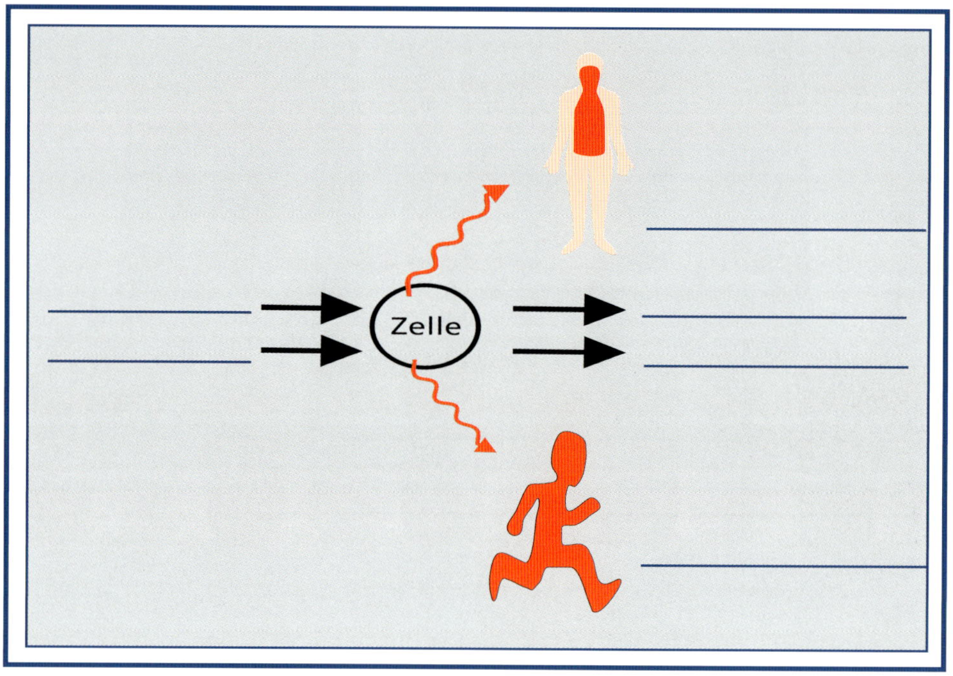

8. Was ist der Baustoffwechsel?

LB 69 f.

Die Zelle

1. Was ist eine Zelle?

2. Wie viele Zellen hat ein Mensch ungefähr in seinem Körper?

Aufbau der Zelle

3. Beschriften Sie die Abbildung.

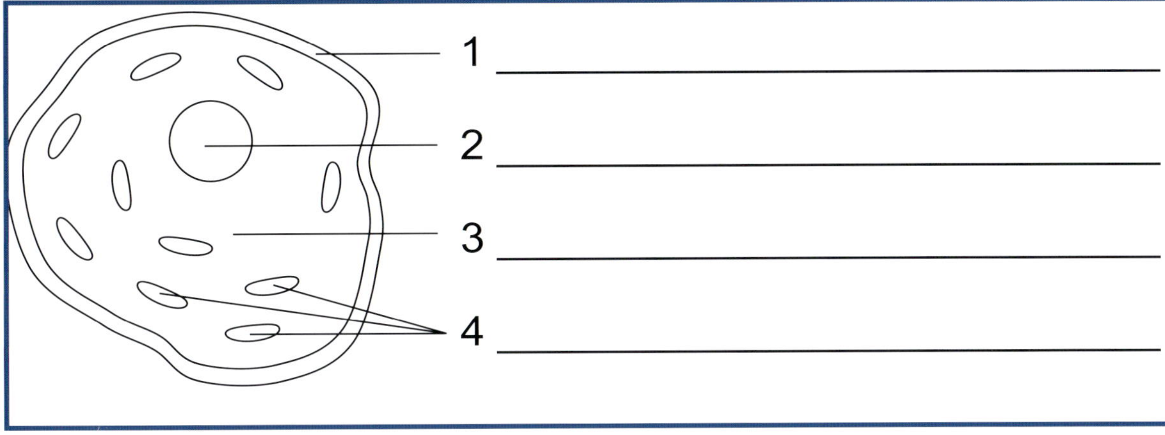

4. Benennen Sie die Zellorganellen und ihre Aufgaben.

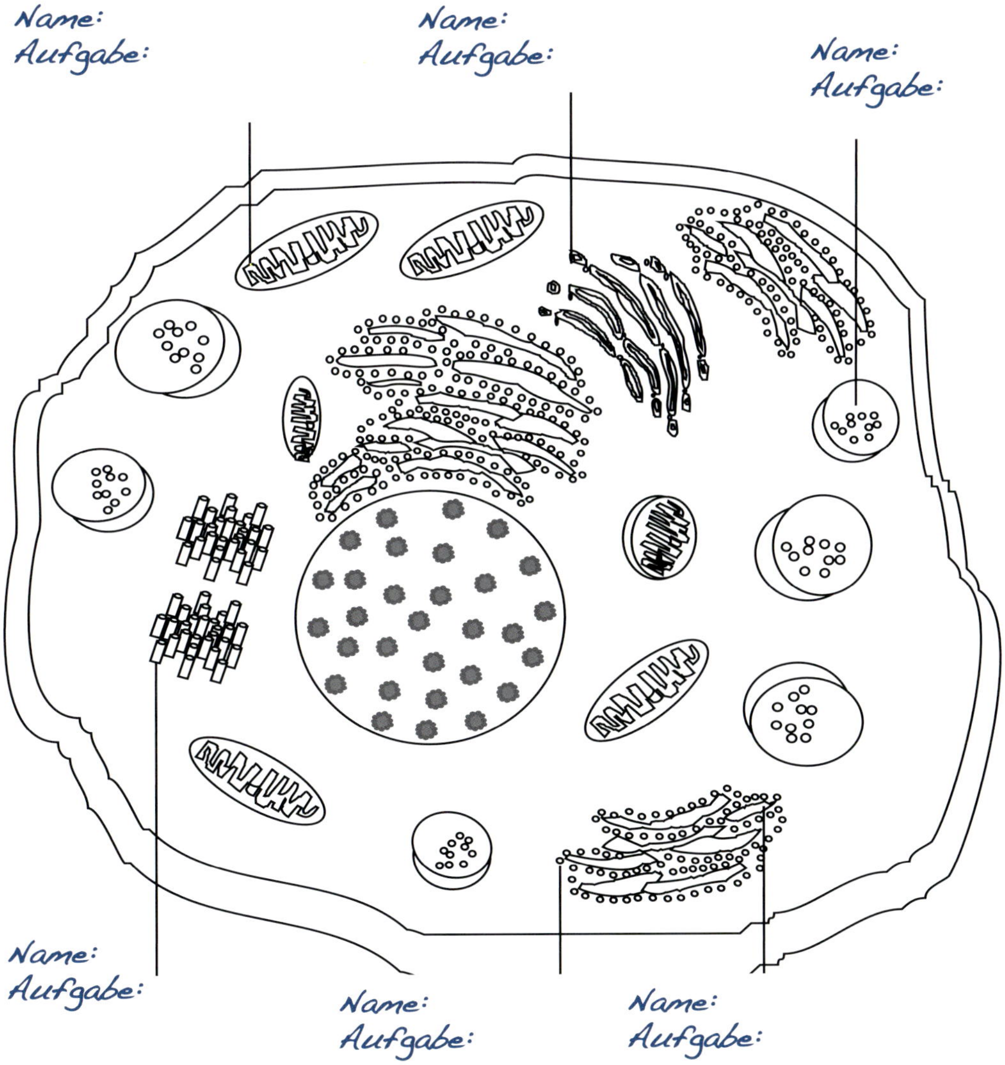

LB 70 f.

LB 71

Nennen Sie Lebenseigenschaften der Zelle

1 ______________________

2 ______________________

3 ______________________

4 ______________________

5 ______________________

Ordnen Sie die Zahlen zu

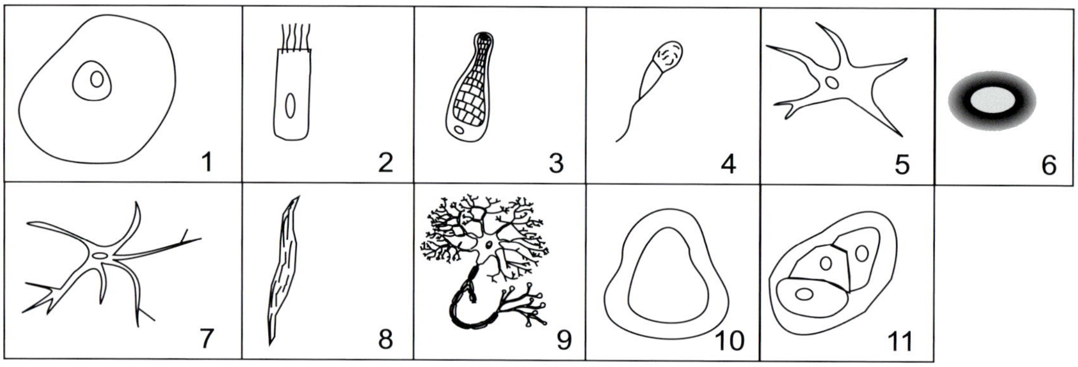

◯ Samenzelle

◯ Eizelle

◯ rotes Blutkörperchen

◯ Knorpelzellen

◯ Nervenzelle

◯ Muskelzelle

◯ Epithelzelle

◯ Bindegewebszelle

◯ weisses Blutkörperchen

◯ Drüsenzelle

◯ Knochenzelle

Die Gewebe

LB 72 ff.

1. Was ist ein Gewebe?

____

____

2. Nennen Sie die vier Hauptarten von Geweben.

- ______________________
- ______________________
- ______________________
- ______________________

3. Füllen Sie die Tabelle aus und zeichnen Sie die Gewebe.

Gewebeart	Eigenschaften	Vorkommen	Zeichnung
Epithelgewebe z. B. Plattenepithel			
Drüsenepithel			
Bindegewebe			
Fettgewebe			
Knorpelgewebe - hyalines - elastisches - faseriges			
Knochengewebe			

Muskelgewebe **- längsgestreift** **- quergestreift** **Herzmuskel**			
Nervengewebe			

Die Organe

LB 75

1. Wie wird ein Organ gebildet?

2. Zählen Sie einige Organe auf und schreiben Sie bei jedem dazu, von welchen Geweben sie gebildet werden und welche Aufgabe sie haben.

Die Organsysteme

LB 75 f.

1. Was ist ein Organsystem?

2. Um sich einen Überblick zu verschaffen, füllen Sie die unten stehende Tabelle aus.

Organsysteme	dazu gehören:	Hauptaufgaben:
______ 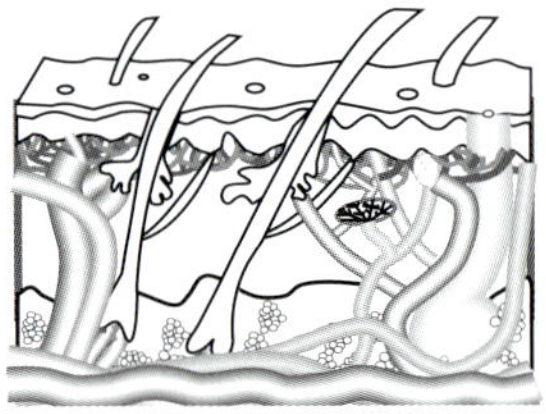		
______ ______ 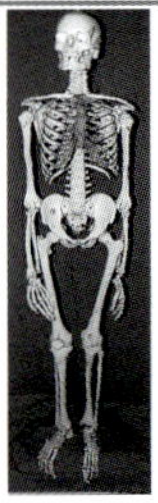		

Organsysteme	dazu gehören:	Hauptaufgaben:
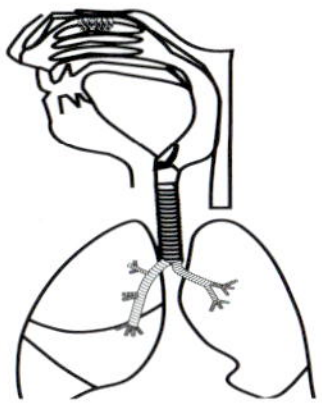		
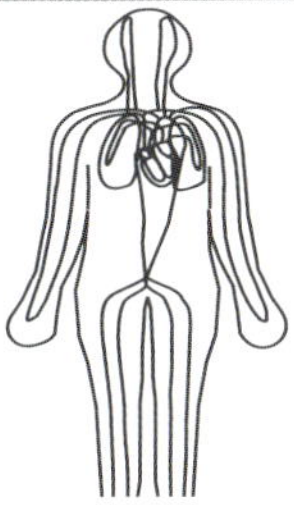		
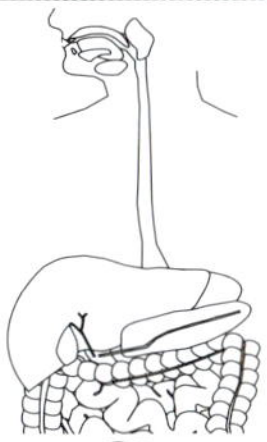		
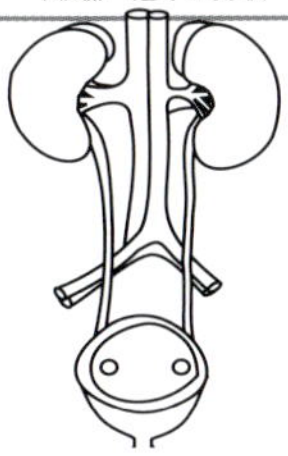		
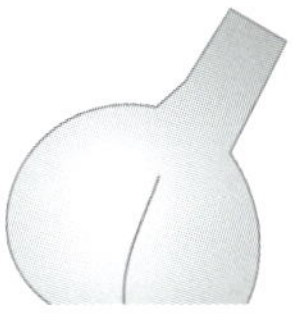		
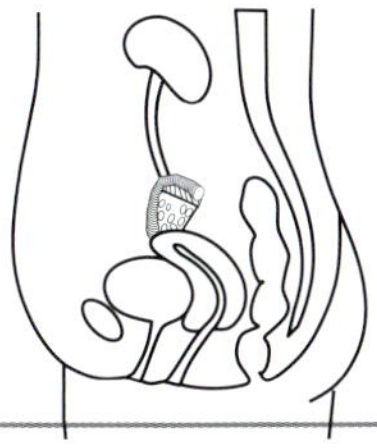		
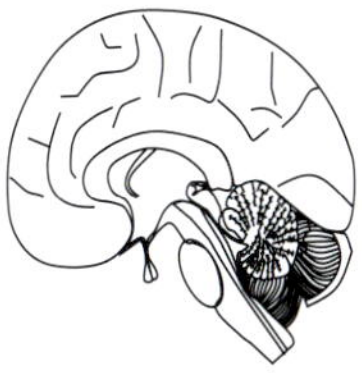		
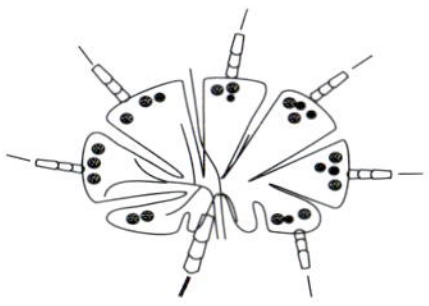		

Anatomie/Physiologie: Die Haut

LB 77–82

Arbeitsauftrag

1. Erstellen Sie ein Puzzle (Zusammensetzspiel) aus mindestens 10 der unten stehenden Bestandteilen der Haut (s. Bild im Lehrbuch).

Zeit: 20 Minuten

Material: farbiges Papier, Schere, Leim, 1 Farbstift

LB 77

Oberhaut, (Hornschicht, Keimschicht), Lederhaut, Unterhaut, Arteriole, Venole, Fetteinlagerung (Depotfett), Haarwurzel, Nerv mit freien Nervenendigungen, Pore, Haar, Haarmuskel, Talgdrüse, Tastkörperchen

2. Schreiben Sie die folgenden Wörter an die richtigen Stellen im Text.

unbehaarte Haut, elastisch, behaart, unseres Körpergewichts, Felderhaut, 1,6–2 m², Leistenhaut

Die Haut überzieht den ganzen Körper. Damit wir uns bewegen können, ist sie sehr ____________ ____________. Ihre Oberfläche beträgt ____________, das ist ca. ein Sechstel ____________ ____________. Die ____________ der Hohlhand und der Fußsohle heißt ____________; hier ist die Oberhaut (Epidermis) mindestens 1 mm dick. Die Haut am übrigen Körper ist mehr oder weniger ____________ und ca. 1 mm dick; sie heißt ____________.

Die Oberhaut

LB 77 f.

Hornschicht

3. Wie entsteht die Hornschicht?

4. Wo ist sie besonders dick?

5. Wo sehr dünn?

6. Was würde passieren, wenn wir keine Hornschicht hätten?

Keimschicht

7. Was passiert in der Keimschicht?

8. Was macht das Melanin?

Die Lederhaut

LB 78

9. Woraus besteht die Lederhaut?

a) ____________, b) ____________, c) ____________.

10. Betrachten Sie noch einmal das Bild der Haut und zählen Sie auf, was die Lederhaut enthält.

LB 78

Die Unterhaut

11. Nennen Sie die Gewebe der Unterhaut.

12. Wozu dient das Baufett?

13. Wozu das Speicherfett?

LB 79 ff.

Physiologie/Pathologie der Haut

1. Wovon ist die Hautfarbe abhängig?

-
-
-
-

2. Nennen Sie Farbveränderungen der Haut und je eine Ursache dazu:
   a) physiologische Farbveränderungen

Farbveränderung	Ursache

   b) pathologische Farbveränderungen

Farbveränderung	Ursache

LB 80

Beschaffenheit der Haut

Hautspannung

3. Die Haut unterliegt einer ständigen Grundspannung. Diesen Spannungszustand nennt man:
.

Verminderte Hautspannung

4. Nennen Sie a) eine physiologische und b) eine pathologische Veränderung bei verminderter Hautspannung.

   a) ______________________________

   b) ______________________________

5. Wie können Sie die verminderte Hautspannung testen?

____

____

Erhöhte Hautspannung

6. Nennen Sie eine physiologische Veränderung bei erhöhter Hautspannung.

____

7. Nennen Sie pathologische Veränderungen bei erhöhter Hautspannung.

   a) lokal:

____

____

   b) generalisiert:

____

8. Wie können Sie die erhöhte Hautspannung testen?

____

____

Aufgaben der Haut

LB 80 ff.

9. Erklären Sie kurz mit eigenen Worten die folgenden Aufgaben der Haut.

Aufgabe	Erklärung
Bakterienschutz	
Strahlenschutz	
Flüssigkeitsschutz	
Abgabe von Schlackenstoffen	
Sinnesorgan	
Energiespeicher für Notzeiten	

Regulierung des Wärmehaushalts

10. Die Haut schützt den Körper vor zu großer Hitze bzw. Kälte, indem sich die ____, wenn der Körper Wärme abgeben muss, und ____, wenn der Körper die Wärme behalten will.

11. Wärmeabgabe erfolgt durch:

Hautanhangsgebilde

LB 83

1. Was zählt zu den Hautanhangsgebilden?

-
-

Haare

2. Die Haare bestehen aus ______________________________

3. Welche Aufgabe haben die Haare?

-
-
-
-

4. Beschriften Sie die obere Abbildung auf Seite 75.

Nägel

5. Die Nägel bestehen aus ______________________________

6. Warum sieht der Nagel meistens rosa aus?

7. Was kann z. B. der Anästhesist daraus ersehen?

8. Beschriften Sie die untere Abbildung auf Seite 75.

Hautanhangsgebilde

Beschriften Sie die Abbildungen

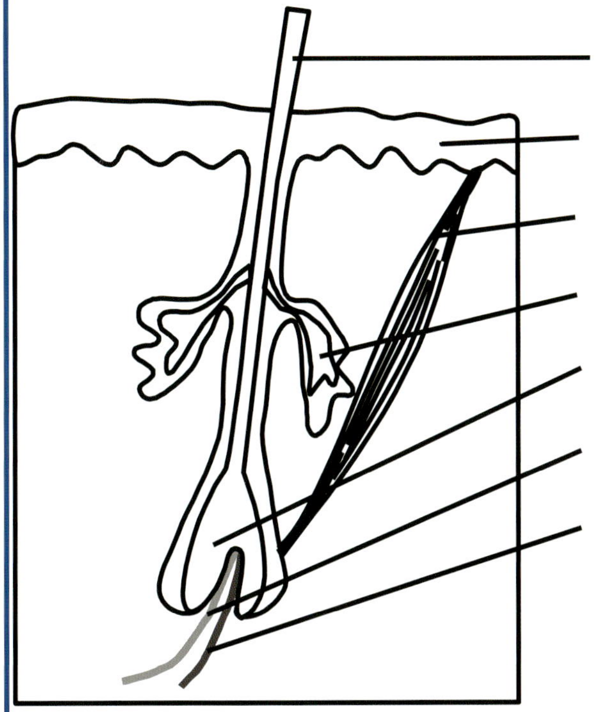

1 ______________________

2 ______________________

3 ______________________

4 ______________________

5 ______________________

6 ______________________

7 ______________________

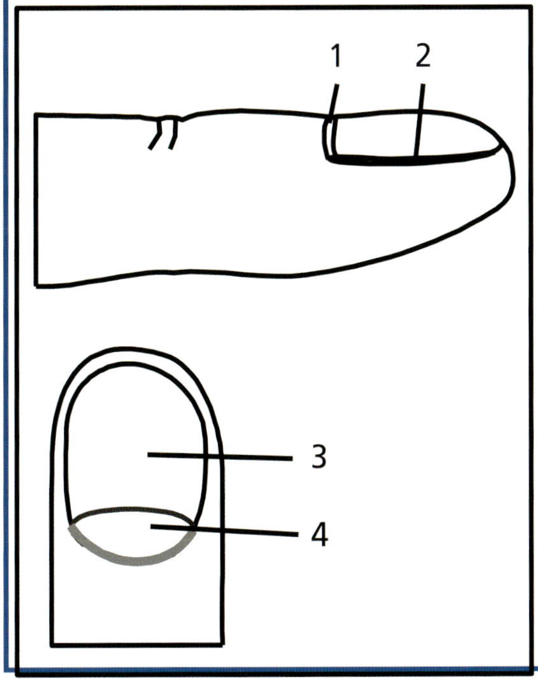

1 ______________________

2 ______________________

3 ______________________

4 ______________________

Die Altershaut

LB 82

- Die Haut kann sich im Alter wie folgt verändern. Beschreiben Sie in der Tabelle stichwortartig die Konsequenzen für die Pflege.

Veränderungen der Haut im Alter	Folgen	Konsequenzen für die Pflege/ Betreuung/Verhalten des Pensionärs
Die elastischen und kollagenen Fasern der Haut verlieren mit zunehmendem Alter an Funktion	Verdünnung aller Hautschichten, Faltenbildung	▸▸ ▸▸ ▸▸
Die kollagenen Stützfasern ballen sich zu unregelmäßigen, leicht brechenden Bündeln, verdicken sich	gelbe Pergamenthaut, vor allem im Gesicht und Nacken	▸▸
Das Unterhautfettgewebe nimmt ab	die darüberliegende Haut wird faltig, nur noch dünnes Schutzpolster	▸▸ ▸▸ ▸▸
Die Wasserbindungsfähigkeit des Gewebes nimmt ab	die Hautspannung (Turgor) nimmt ab	▸▸
Die Schweiß- und Talgproduktion sinkt	die Haut trocknet aus	▸▸
Die Leistung der Haut als Sinnesorgan nimmt ab	weniger spontane Bewegungen fühlt/spürt weniger	▸▸
Melanin wird unregelmäßig produziert	Altersflecken	▸▸

Vorbereitung überbetrieblicher Kurs 2 (ÜK 2)

Planungen für den ÜK vorbereiten

AB 50, 354 ff., 449

- Lesen Sie die jeweiligen Abschnitte im Lehrbuch.
- Bearbeiten Sie die Kapitel zur speziellen Körperpflege im Arbeitsbuch.
- Machen Sie **für jeden Arbeitsauftrag eine Planung**: Vorbereitung, Durchführung, Nachbereitung, Auswertung, Besonderes (s. Beispiele in den Kap. 1.3, 3.2 und 5.1 oder eine eigene Kreation), die Sie bei der praktischen Arbeit (im ÜK oder auf Ihrer Abteilung) als «Spickzettel» benutzen können.
- Führen Sie jeden Auftrag genau nach Planung durch.

Arbeitsaufträge für den ÜK 2

- **Bettlägerigen Klientinnen und Klienten die Haare im Bett waschen**
- **Soor- und Parotitisprophylaxe: Spezielle Mundpflege durchführen**
- **Spezielle Augen-, Nasen-, Ohrenpflege durchführen**
- **Hand- und Fußpflege durchführen**

Haare waschen im Bett

LB 59 f.

1. Wann werden in der Regel die Haare gewaschen?

2. Bei welchen Klienten waschen Sie die Haare im Bett?

3. Diskutieren Sie die Grundsätze mit Ihrer Kollegin und kreuzen Sie die zutreffenden Antworten an.

Grundsätze	Weiß ich	Werde ich in Zukunft beachten
Wenn die Haare während des Bades am Anfang gewaschen werden, sie mit einem Frottiertuch zudecken, damit der Klient nicht friert.	☐	☐
Sehr wenig Shampoo brauchen, dieses mit Wasser verdünnen – die Kopfhaut trocknet weniger aus – es gibt weniger Schuppen.	☐	☐
Shampoo sehr gut ausspülen.	☐	☐
Graue und weiße Haare mit blauem (silver) Shampoo waschen; neutralisiert unerwünschten Gelbstich.	☐	☐

Soor- und Parotitisprophylaxe

LB 54 f.

4. Welche Klienten sind für Erkrankungen der Mundschleimhaut gefährdet?

- ______________________
- ______________________
- ______________________
- ______________________
- ______________________
- ______________________
- ______________________
- ______________________
- ______________________

5. Was können Sie sonst noch tun, um den Mund zu befeuchten, bzw. die Speichelproduktion anzuregen?

____

____

____

____

6. Wie können Sie Beläge auf der Zunge lösen?

____

Spezielle Augenpflege

LB 65 f.

7. Bei welchen Klienten muss man eine spezielle Augenpflege vornehmen?

____

8. Frau Menth`s linkes Auge ist entzündet, Sie machen die Augenpflege und geben anschließend Augentropfen. Welches Auge reinigen Sie zuerst? Begründen Sie Ihre Antwort.

____

____

Augentropfen/Augensalbe

9. Wie gehen Sie vor, wenn Sie:
   a) zwei Sorten Tropfen

____

b) Tropfen und Augensalbe

verabreichen müssen?

LB 66 f.

Brillenpflege

10. Diskutieren Sie die Grundsätze mit Ihrer Kollegin und kreuzen Sie die zutreffenden Antworten an.

Grundsätze	Weiß ich	Werde ich mir merken
Eine Brille nie mit der Glasseite auf harten Oberflächen ablegen (Gläser zerkratzen).	☐	☐
Brillen in Hartschalenetuis aufbewahren, v. a. randlose Brillen.	☐	☐
Brillen täglich z. B. nach der Morgentoilette unter fließendem Wasser mit etwas Handseife, Geschirrspülmittel oder mit feuchten Einmalputztüchern reinigen.	☐	☐
Brillen nicht trocken reinigen; Staub wirkt auf den Gläsern wie Schleifpapier.	☐	☐
Die Brillengläser nie mit Recycling-Papier reinigen/trocknen; es zerkratzt die Gläser.	☐	☐

LB 67

Spezielle Nasenpflege

11. Welche Klienten benötigen eine spezielle Nasenpflege?

12. Wie reinigen Sie die Nase der Klienten?

LB 67

Spezielle Ohrenpflege

13. Welche Klienten benötigen eine spezielle Ohrenpflege?

14. Wie reinigen Sie die Ohren der Klienten?

LB 55 ff.

Hand- und Fußpflege

Handbad

15. Bei welchen Klienten machen Sie ein Handbad?

16. Wozu dient ein Handbad?

Fußpflege/Fußbad

17. Wie pflegen Sie Ihre Füße?

18. Warum ist es wichtig, die Füße (vor allem zwischen den Zehen) gut zu trocknen?

19. Warum sollen Sie zwischen den Zehen nicht eincremen?

Schneiden der Nägel

20. Diskutieren Sie die Grundsätze mit Ihrer Kollegin und kreuzen Sie die zutreffenden Antworten an.

LB 56 f.

Grundsätze	Weiß ich	Werde ich mir merken
Regelmäßiges Schneiden der Nägel ist wichtig. Fingernägel wachsen schneller als Zehennägel, müssen also häufiger geschnitten werden (alle 1–2 Wochen).	☐	☐
Bei alten Menschen wachsen die Zehennägel sehr langsam; in der Regel genügt es, sie alle 2 Monate zu schneiden.	☐	☐
Die Nägel nicht zu kurz schneiden, die Zehennägel gerade.	☐	☐
Das Nagelhäutchen nicht abschneiden, sondern nach einem warmen Seifenbad mit einem Holzstäbchen zurückschieben.	☐	☐
Nicht zu häufig Nagellackentferner und möglichst keine azetonhaltigen Produkte verwenden.	☐	☐
Bei Diabetikern regelmäßig die Füße und die Zehennägel inspizieren.	☐	☐
Bei Diabetikern die Fußpflege nie selbst durchführen (bei Verletzungen besteht sehr starke Infektionsgefahr), lassen Sie sie durch die Podologin/den Podologen durchführen.	☐	☐
Bei Diabetikern, Klienten mit Durchblutungsstörungen und Herzkranken soll das Wasser nur lauwarm sein und das Fußbad höchstens 10 Minuten dauern.	☐	☐
Prävention: Um das Einwachsen von Zehennägeln zu verhindern, hilft am besten das Tragen vom bequemen Schuhen. Insbesondere Diabetiker sollten zur Vorbeugung eines «Diabetischen Fußes» die richtigen (= genügend große) Schuhe tragen.	☐	☐

Überbetrieblicher Kurs 2 (ÜK 2)

ÜK

Aufträge zur speziellen Körperpflege

- Richten Sie verschiedene Arbeitsplätze (Posten) ein und erfüllen Sie in Gruppen die untenstehenden Aufträge.
- Richten Sie jeweils das Material.
- Arbeiten Sie nach Ihrer Planung.
- Jede Gruppe und jede Lernende muss jeden Arbeitsauftrag ausgeführt haben.

Arbeitsaufträge ÜK 2

- **Bettlägerigen Klientinnen und Klienten die Haare im Bett waschen**
- **Soor- und Parotitisprophylaxe: Spezielle Mundpflege durchführen**
- **Spezielle Augen-, Nasen-, Ohrenpflege durchführen**
- **Hand- und Fußpflege durchführen**

Auftrag 1

Haare waschen im Bett

- Waschen Sie die Haare ihrer Kolleginnen/Kollegen
  a) mit der Haarwaschmulde
  b) mit dem Coiffeurbecken
  c) mit dem Plastiksack

Auswertung

1. Tauschen Sie Ihre Eindrücke und Empfindungen aus.

Was war gut und angenehm als Klient?	Was weniger?
Was ist gut gelungen als Pflegende?	**Was weniger?**

- Was werde ich zukünftig beim Klienten beachten?

- Wo gab es Schwierigkeiten oder Störungen im Ablauf?

2. Halten Sie Fragen und Unklarheiten schriftlich fest.

Auftrag 2

Spezielle Mundpflege

- Machen Sie die Mundpflege:
  a) mit der Péan-Klemme und einem Tupfer.
  b) mit dem DentaSwab.
  c) mit dem durch einen Fingerling geschützten Finger.

Auftrag 3

Spezielle Augenpflege

- Machen Sie die Augenpflege.
  a) Verabreichen Sie Augentropfen.
  b) Verabreichen Sie Augensalbe.

Achtung: Das Verabreichen von Augentropfen und Augensalbe kann mit neutralen sterilen Mitteln (NaCl, Aqua dest.) ausgeführt und nur angedeutet werden. Keine Medikamente verwenden.

1. Tauschen Sie Ihre Eindrücke und Empfindungen aus.

Was war gut und angenehm als Klient?	Was weniger?

Was ist gut gelungen als Pflegende?	Was weniger?

- Was werde ich zukünftig beim Klienten beachten?

- Wo gab es Schwierigkeiten oder Störungen im Ablauf?

2. Halten Sie Fragen und Unklarheiten schriftlich fest.

Auftrag 4a

Das Handbad

- Führen Sie die Hand- und Nagelpflege aus.
  a) Führen Sie bei einer Kollegin ein Handbad durch; schneiden und feilen Sie danach ihre Nägel und cremen Sie ihre Hände ein.
  b) Probieren Sie das «Many-Quick» aus (vor dem Handbad).

Auftrag 4b

Das Fußbad

- Machen Sie die Fußpflege.
  c) Probieren Sie an den Zehennägeln das «Many-Quick» aus (vor dem Fußbad).
  d) Führen Sie bei Ihrer Kollegin (gegenseitig) ein Fußbad im Bett durch und cremen Sie die Füße ein.

Auswertung

1. Tauschen Sie Ihre Eindrücke und Empfindungen aus.

Was war gut und angenehm als Klient?	Was weniger?

Was ist gut gelungen als Pflegende?	Was weniger?

- Was werde ich zukünftig beim Klienten beachten?
- Wo gab es Schwierigkeiten oder Störungen im Ablauf?

2. Halten Sie Fragen und Unklarheiten schriftlich fest.

Scham und Intimsphäre

LB 85 f.

Robert Ammann

1. Wann empfinden Sie Schamgefühle?

2. Was verstehen Sie unter Schamgefühlen?

3. Was heißt für Sie Intimsphäre?

Berührung

Sozialzonen sind Zonen, die praktisch von allen Personen berührt werden dürfen. Dies sind:

Übereinstimmungszonen dürfen von anderen Menschen nicht einfach so berührt werden. Klientinnen müssen daher informiert werden, bevor man sie da berührt. Nennen Sie solche Zonen.

Verletzbarkeitszonen dürfen nur von nahe stehenden und vertrauten Personen berührt werden; Klienten müssen vor dem Berühren um Erlaubnis gefragt werden. Nennen Sie solche Zonen.

Die **Intimzone** darf in der Regel nur von Liebespartnern berührt werden. Was beachten Sie, wenn sie Ihre Klienten z. B. intim waschen müssen?

Privatsphäre und der Umgang mit Schamgefühlen

Obwohl Pflegende wissen, dass es von den Klienten als unangenehm empfunden wird, können sie in der Regel nicht wählen, ob sie im Intimbereich Pflegehandlungen vornehmen wollen oder nicht. Nennen Sie einige Verhaltensweisen, welche den Klienten dabei helfen können, mit ihren Schamgefühlen umzugehen.

LB 86

4. Schreiben Sie Ihre Gedanken in die rechten Spalten.

Privatsphäre ermöglichen	▸▸ ▸▸ ▸▸ ▸▸ ▸▸ ▸▸
Vor anderen Augen schützen	▸▸ ▸▸ ▸▸ ▸▸
Schutz durch Klarheit der Rollen	▸▸ ▸▸ ▸▸ ▸▸
Erleichterung durch eine gute Beziehung	▸▸ ▸▸ ▸▸ ▸▸
Wünsche berücksichtigen	▸▸ ▸▸
Ressourcen berücksichtigen	▸▸

Frau oder Mann sein

Robert Ammann

Reflexion (Partnerarbeit)

1. Sind Sie gerne eine Frau/ein Mann; warum?

2. Haben Sie sich schon einmal gewünscht, das andere Geschlecht zu haben?

3. Was gefällt Ihnen am anderen Geschlecht gut? Warum?

4. Was gefällt Ihnen an Ihrem eigenen Geschlecht gut? Warum?

5. Fühlen Sie sich manchmal in Ihrer Rolle als Frau/Mann benachteiligt? Wann?

Frau oder Mann sein

LB 84

6. Was sind primäre Geschlechtsmerkmale?

7. Was sind sekundäre Geschlechtsmerkmale?
   a) weibliche:

   b) männliche:

Frau oder Mann sein in der Pflege

8. Macht es Ihnen nichts aus oder fällt es Ihnen schwer, anders geschlechtliche Menschen zu pflegen/begleiten?

9. Was können Sie tun, wenn Sie Probleme damit haben?

10. Hatten Sie während der Arbeit schon einmal Probleme wegen Ihres Geschlechts? Welche?

LB 84

11. Wenn ja, was haben Sie dagegen getan?

12. Was würden Sie jetzt tun, wenn es wieder passiert?

13. Schreiben Sie Fragen, die Sie in diesem Zusammenhang beschäftigen, auf und überlegen Sie, ob Sie diese in der Klasse oder mit einer Vertrauensperson diskutieren möchten.

14. Diskutieren Sie die für Sie weniger heiklen Fragen in der Klasse.

Sexualität (s. auch Kap. 2.2)

LB
87 f.

- Sprechen Sie mit ihrer Kollegin über die folgenden Aussagen. Notieren Sie kurz was Sie von den Aussagen halten, und wie Sexualität der Klientinnen und Klienten in Ihrem Heim gehandhabt wird.

Aussagen	Ihre Meinung, Haltung/ Handhabung in Ihrer Institution
Sexualität ist eine sehr persönliche und intime Lebensäußerung, die für viele Menschen zu einem erfüllten Leben gehört. Pflegeteams sollten sich immer wieder – eventuell mit Unterstützung durch eine Supervisorin – darüber austauschen, inwieweit sie dazu beitragen können, dass die einzelnen Klienten dieses Bedürfnis leben können.	
Sowohl im Spital als auch im Heim gehört es zu den Rechten von Klienten, mit ihren Angehörigen oder Personen ihrer Wahl ungestört zusammen zu sein.	
Für Pflegeheime bedeutet das, dass für Bewohner/-innen von Mehrbettzimmern ein entsprechend eingerichtetes Besuchszimmer vorhanden ist, in dem Übernachtungen gebucht werden können.	
In Situationen, in denen verwirrte Klienten beteiligt sind, ist das Gespräch mit Angehörigen entscheidend. Angehörige schämen sich oft für das Verhalten der betagten Klienten, oder sie reagieren mit Wut, wenn sie erfahren, dass ein Heim das Leben sexueller Bedürfnisse nicht verhindert. Hier sind klärende Gespräche sehr wichtig.	
Die Beziehung zwischen Pflegepersonen und Klienten ist eine berufliche Beziehung. Zudem ist der Klient oft abhängig von den Pflegenden. Es ist allgemein anerkannt, dass sexuelle Beziehungen zwischen Pflegenden und Klienten nicht zulässig sind. In Einzelfällen werden im Falle sexueller Beziehungen Straftatbestände wie sexuelle Nötigung oder Vergewaltigung erfüllt (vgl. Sexuelle Belästigung).	

Dekubitus

LB 89–92

Elisabeth Blunier

1. Was heißt Dekubitus?

2. Was ist die Hauptursache für einen Dekubitus?

3. Welche zusätzlichen Ursachen für eine Druckeinwirkung können Sie durch eine gute Pflege beseitigen?

4. Erklären Sie den Ausdruck Scherkräfte.

5. Warum ist ein alter Mensch besonders dekubitusgefährdet?

Weitere Risikofaktoren

LB 90

6. Dekubitusgefährdet sind Menschen, deren Gesundheitszustand in irgendeiner Form beeinträchtigt ist. Nennen Sie Ursachen für die Risikofaktoren.

Risikofaktoren	Ursachen
Bewegungseinschränkungen	
Körperliche Behinderungen	
Exsikkose (Austrocknung)	
Stoffwechselkrankheiten	
Sensibilitätsstörungen	
Herz-Kreislauferkrankungen	
Bewusstseinsstörungen	

LB 89, 90

7. Was passiert dabei in und mit dem Gewebe der Haut?

8. Welche Körperstellen sind allgemein besonders gefährdet?

9. An welchen Stellen ist Frau Arnold dekubitusgefährdet?

Selbsterfahrung
Legen Sie sich mit einer Matte auf den Fußboden; spüren Sie die Stellen, an denen Knochen direkt (nur durch die Haut getrennt) aufliegen. Bezeichnen Sie anschließend diese besonders gefährdeten Dekubitusstellen mit einem X, die weniger gefährdeten mit einem O.
a) auf dem Rücken liegend
b) auf der Seite liegend
c) sitzend

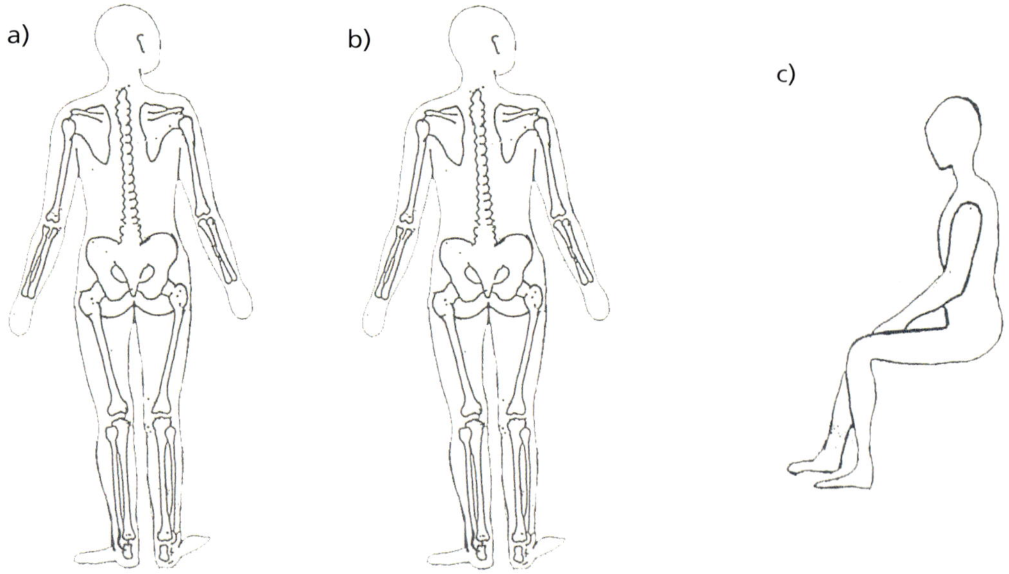

Dekubitusprophylaxe

LB 89–92

1. Was heißt Prophylaxe?

2. Wann beginnen Sie bei einem gefährdeten Menschen mit der Dekubitusprophylaxe?

3. Welche Maßnahmen zur Dekubitusprophylaxe kennen Sie? Schreiben Sie die wichtigste zuerst.

-
-
-

4. Lesen Sie im Buch, schreiben Sie zu jeder Maßnahme das Wichtigste stichwortartig auf.

LB 91 f.

Maßnahme 1

Maßnahme 2

Maßnahme 3

Maßnahme 4

5. Welche Lagerungen zur Dekubitusprophylaxe führen Sie durch? (S. Kap. 1.5)

6. Wie erkennen Sie, ob eine Körperstelle schon gefährdet ist?

7. Nennen Sie die Stadien des Dekubitus und die Schädigungen bei den einzelnen Stadien.

LB 90

Stadien	Ausmaß der Schädigung

Was ich noch wissen wollte:

Fragen an die Praxis	Antworten

Fragen für den ÜK	Antworten

Fragen für den Unterricht	Antworten

Fragen für den ABU	Antworten

1.4

Unterstützt Klientinnen und Klienten bei der Durchführung von prophylaktischen Maßnahmen

Typische Situation

Herr Auro musste sich vor zehn Tagen einer Bauchoperation unterziehen. Bis vor zwei Tagen musste er während 24 Stunden die ärztlich verordneten medizinischen Thrombose-Prophylaxe-Strümpfe (MTS) tragen. Da sie ihn während der Nacht störten, erhielt er vom Arzt die Bewilligung, sie über Nacht auszuziehen.
Er kann diese Strümpfe noch nicht alleine anziehen. Darum wird Kathrin Sommer, Assistentin Gesundheit und Soziales EBA, beauftragt, ihm beim Anziehen zu helfen.
Als Kathrin Sommer das Zimmer betritt, begrüßt sie Herrn Auro. Sie desinfiziert ihre Hände und informiert Herrn Auro währenddessen darüber, dass sie ihm beim Anziehen der Strümpfe behilflich sein wird. Sie zieht den ersten Strumpf gemäß Anweisung mit den entsprechenden Hilfsmitteln am linken Bein bis unter den Beinansatz hoch. Genau gleich hilft sie Herrn Auro in den zweiten Strumpf. Anschließend kontrolliert sie, ob die Strümpfe überall faltenfrei und ohne einzuschnüren korrekt sitzen.
Nachdem sie den korrekten Sitz der Strümpfe überprüft hat, fragt sie Herrn Auro, ob er so zufrieden sei. Herr Auro bestätigt dies.
Kathrin Sommer desinfiziert ihre Hände und verabschiedet sich.

Situationskreis

Sturz-, Dekubitus-, Thrombose-, Kontrakturen- und Pneumonieprophylaxe

Berufskunde

- Handlungsleitende Kenntnisse von Anatomie, Physiologie und Pathologie von Blut, Herz,
- Kreislauf
- Thromboseprophylaxe
- Handlungsleitende Kenntnisse von Anatomie, Physiologie und Pathologie des Atmungssystems
- Pneumonieprophylaxe
- Kontrakturenprophylaxe
- Fixationen, ethische Grundsätze
- *Sturzprophylaxe, (s. Kap. 4.3)*
- *Hilfsmittel zur Prävention, (s. Kap. 4.3)*
- *Dekubitusprophylaxe, (s. Kap. 1.3)*

ÜK

- Bindet Beine ein
- Unterstützt beim Anziehen von MTS und setzt die Hilfsmittel ein
- Führt atemstimulierende Einreibungen durch
- Führt die Pneumonieprophylaxe durch
- Verabreicht Inhalationen ohne Medikamente
- Führt Bewegungsübungen zur Kontrakturenprophylaxe durch
- *Führt die Sturzprophylaxe durch, (s. Kap. 1.4)*
- *Führt die Dekubitusprophylaxe mit entsprechenden Lagerungen durch, (s. Kap. 1.3)*

Fähigkeiten in der Praxis

- Führt die Sturz-, Thrombosen-, Dekubitus-, Pneumonie- und Kontrakturenprophylaxen gemäß den Pflegestandards durch
- Bindet Beine ein (keine Kompressionsverbände)
- Unterstützt beim Anziehen von med. Thrombose- Prophylaxe-Strümpfen (MTS, Kompressionsstrümpfe) und setzt die Hilfsmittel ein
- Leitet mit entsprechenden Hilfsmitteln zur In- und Exspiration an und führt atemstimulierende Einreibungen durch
- Verabreicht Inhalationen ohne Medikamente
- Führt Hautpflege und Lagerungen zur Dekubitusprophylaxe durch
- Führt Bewegungsübungen zur Kontrakturenprophylaxe durch

Das Blut

LB 94–98

1. Beschriften Sie das Anatomie-Schema.

Zusammensetzung des Blutes

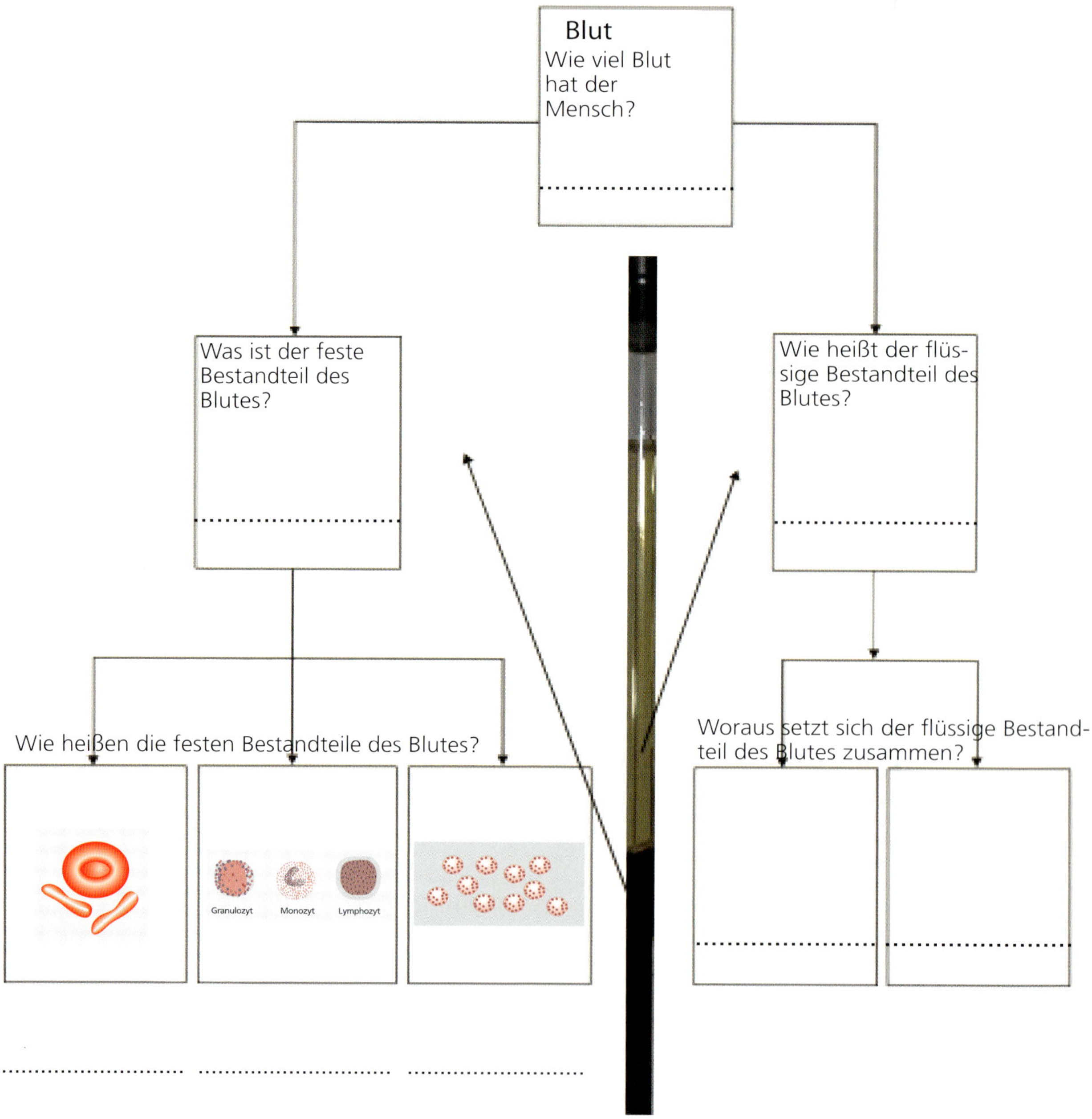

Feste Bestandteile des Blutes

2. Vervollständigen Sie den Satz:

Wir haben pro mm³ Blut ca. ________ Millionen rote Blutkörperchen, ____________ tausend weiße, und ____________________ tausend Blutplättchen.

Die roten Blutkörperchen transportieren den __________________ (O_2) und das ____________________ (CO_2). Die weißen Blutkörperchen sind für die __________________________ zuständig und die Blutplättchen helfen mit bei der ____________________________________ .

Flüssige Bestandteile

LB 96

3. Das Blutplasma besteht aus:

- ______________________________
- ______________________________
- ______________________________
- ______________________________
- ______________________________
- ______________________________

LB 97

4. Schreiben Sie zu jeder Aufgabe des Blutes eine kurze Erklärung.

Aufgabe	Das heißt
Transportfunktion	
Abwehr von Krankheitserre-gern	
Wundverschluss	
Wärmeverteilung	

Das Herz

LB 98–101

1. Lesen Sie im Lehrbuch und setzen Sie folgende Wörter an die richtigen Stellen des Lückentextes:

Hohlmuskel, Herzbeutel, Lungenflügeln, Muskel, Brustbein, ein Drittel, 300-500, Faust, reibungslose Bewegungen.

Das Herz liegt hinter dem ____________________ zwischen den beiden ________________________, zwei Drittel des Herzens in der linken Körperhälfte, __________________ in der rechten. Es ist etwa so groß wie die __________________ des jeweiligen Menschen und beim Erwachsenen ca. __________________ g schwer. Das Herz ist der am meisten belastete ________________________ unseres Körpers. Es ist ein ________________________ . Es ist in einen Beutel eingeschlossen (______________________), der mit Flüssigkeit gefüllt ist; der Herzbeutel erleichtert ______________ ____ des Herzens.

2. Beschriften Sie zuerst das Anatomie-Schema auf der nächsten Seite.
3. Mit Hilfe des Schemas finden Sie die richtigen Antworten leicht heraus. Kreuzen Sie sie an.

	Das Herz besteht aus einer Kammer und einem Vorhof.
	Das Herz besteht aus zwei Kammern und zwei Vorhöfen.
	Eine Scheidewand trennt das Herz in eine linke und eine rechte Hälfte.
	Eine Scheidewand trennt das Herz in ein oberes und ein unteres Herz.
	Damit das Blut nicht zurück fließen kann, sind im Herz Taschen- und Segelklappen eingebaut.
	Weil die linke Kammer das Blut in den Körperkreislauf pumpt sind ihre Wände dicker als die der rechten Kammer.
	Die rechte Kammer pumpt das Blut durch die Lungenarterie in den Lungenkreislauf.
	Das Endokard ist der eigentliche Herzmuskel.
	Das Myokard ist der eigentliche Herzmuskel.

LB 99

4. Welche Aufgabe haben die Herzkranzgefäße?

5. Die Muskeln der Herzkammern ziehen sich ca. 70 Mal pro Minute zusammen und pressen Blut in die Aorta (Körperkreislauf) und in die Lungenarterien (Lungenkreislauf). Diese Phase der Herztätigkeit nennt man:

6. Nach der Kontraktion erschlaffen die Herzkammern. Diese Phase der Herztätigkeit nennt man:

Blutgefäße und Blutkreislauf

LB 101–104

1. Die Blutgefäße sind __________, die das Blut in einem ständigen Kreislauf __________ transportieren.

2. Beschriften Sie das Schema «Blutgefäße» von den großen zu den kleinsten und wieder zu den großen.

1 Aorta	5
2	6
3	7
4	

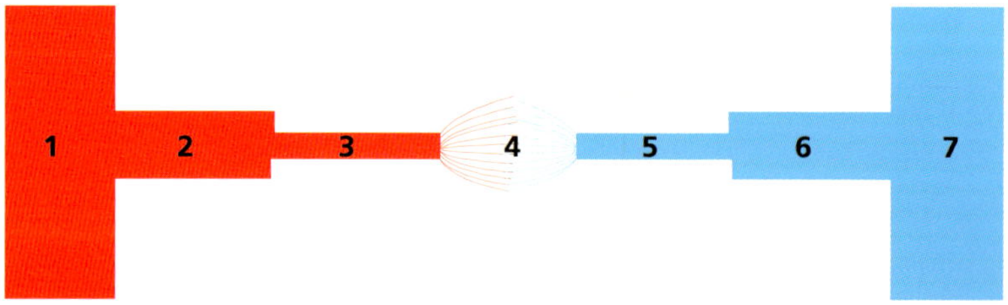

LB 98

Das Herz

Beschriften Sie die Abbildung.

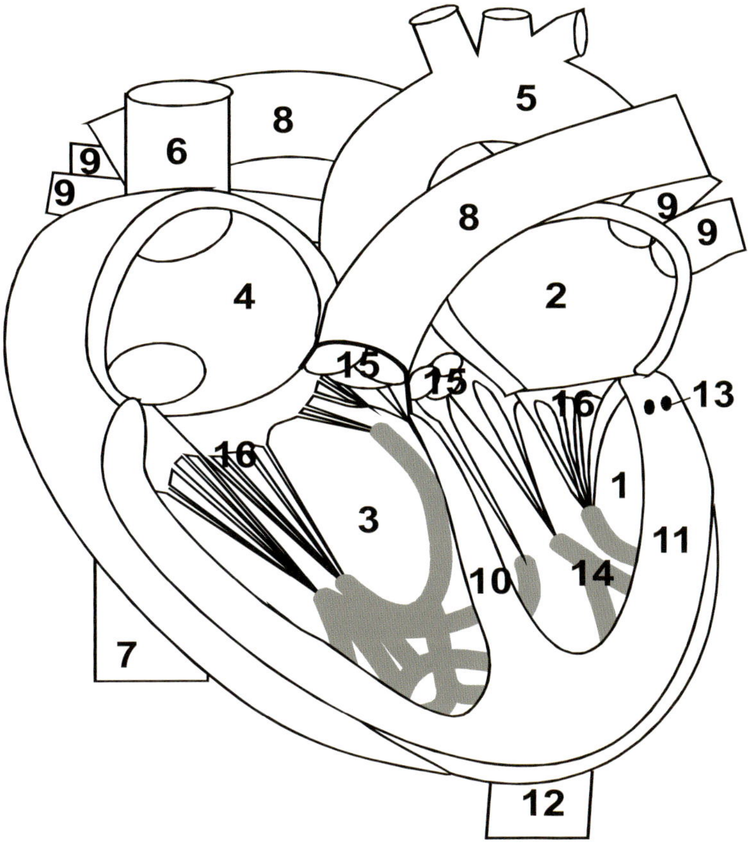

1		9	
2		10	
3		11	
4		12	
5		13	
6		14	
7		15	
8		16	

Der Blutkreislauf

LB
103 f.

3. Beschriften Sie die Abbildung und zeichnen Sie die Blutgefäße ein.

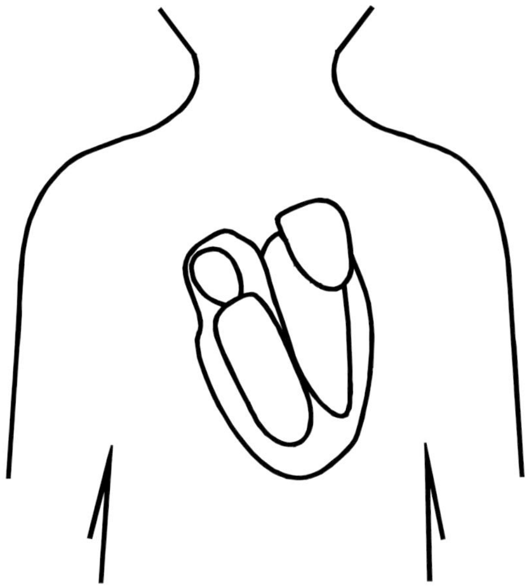

Der Körperkreislauf

1 linke Herzkammer
2 Aorta
3 Arterien
4 Venen
5 obere (5a) und untere (5b) Hohlvene
6 rechter Vorhof
7 rechte Herzkammer

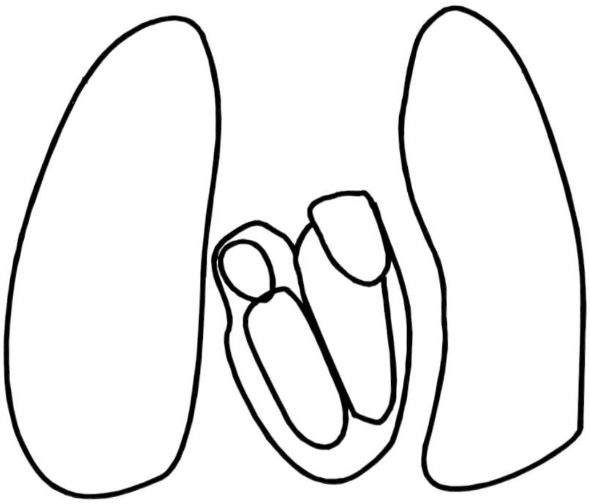

Der Lungenkreislauf

8 Lungenarterien
9 rechter und linker Lungenflügel
10 Lungenvenen
11 linker Vorhof
1 linke Herzkammer

LB
101

4. Erklären Sie, was auf der folgenden Abbildung dargestellt wird.

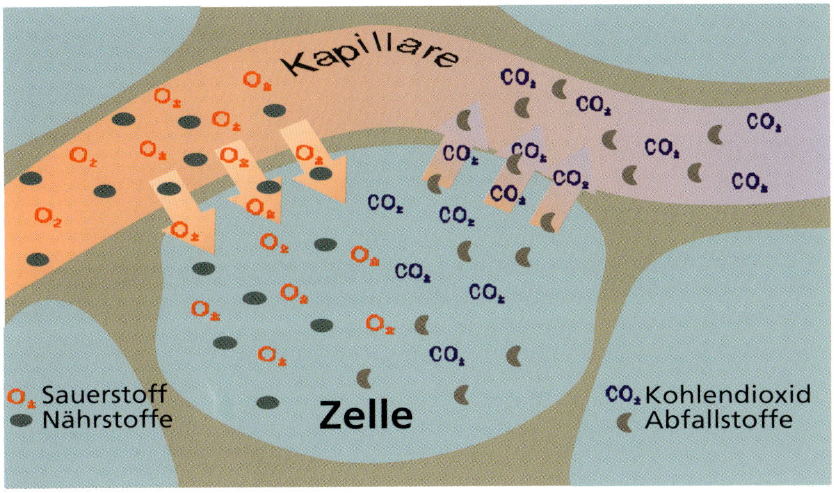

LB 101

5. Beschriften Sie das Anatomieschema.

LB 102

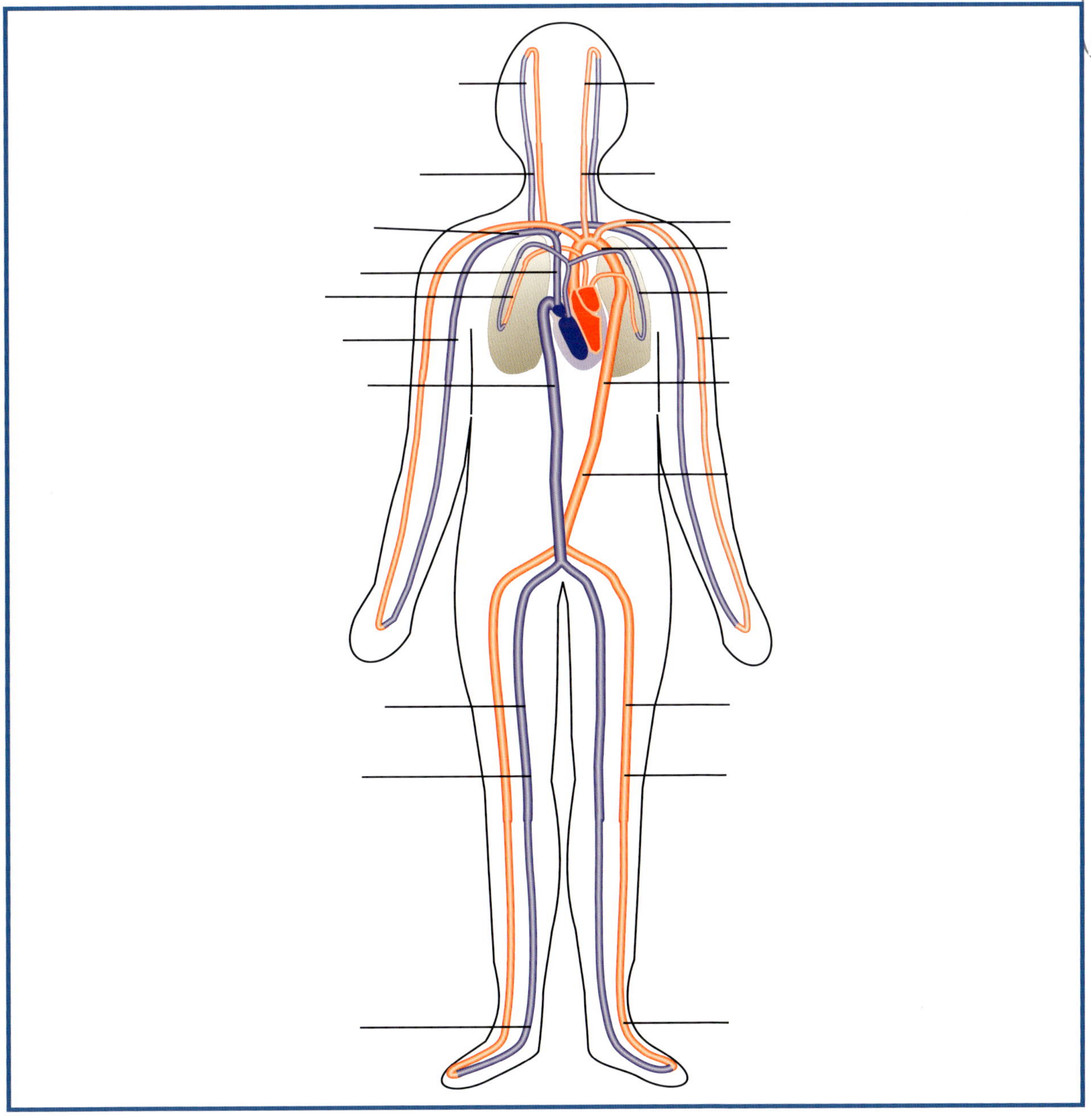

Die typische Situation

AB 91

Lesen Sie die typische Situation.

- Haben Sie alles verstanden? den Inhalt? die einzelne Wörter?
- Notieren Sie, was Sie nicht verstanden haben, fragen Sie oder schauen Sie Wörter usw. z. B. im Glossar nach, schreiben Sie die Erklärung auf.

Fragen zum Inhalt	Erklärung

Einzelne Wörter	Erklärung

Thrombose und Thromboseprophylaxe

LB 104–108

Thrombose

1. Lesen Sie «Thrombose und Thromboseprophylaxe» und beantworten Sie folgende Fragen dazu:
   a) Was ist eine Thrombose?

   b) Welche Gefäße sind am meisten gefährdet für Thrombosen?

   c) Was ist eine Lungenembolie?

2. Nennen Sie 3 Ursachen für venöse Thrombosen.

-
-
-

LB 105

3. Welche Menschen sind thrombosegefährdet? Kreuzen Sie die richtigen Antworten an.

☐	bewusstlose, gelähmte, schwerkranke Menschen, die sich wenig bewegen können
☐	Sportler

☐	Klienten nach Operationen
☐	frisch Entbundene
☐	ältere Menschen
☐	junge Menschen in der Pubertät
☐	Raucher (vor allem Frauen, die gleichzeitig Schwangerschaftsverhütungsmittel nehmen)
☐	Frauen bei Hormonveränderungen (Schwangerschaft, Verhütungsmittel)
☐	übergewichtige Menschen (> 20 % nach dem Body-Mass-Index)
☐	Herzkranke
☐	Menschen mit Gefäßerkrankungen, Krampfadern (Varizen) oder Blutgerinnungsstörungen
☐	schlanke Frauen
☐	Reisende, z. B. im Flugzeug (beim stundenlangen Sitzen werden Gefäße abgeklemmt; die Durchblutung leidet)

4. Welches sind Zeichen einer beginnenden Thrombose?

LB 105

- ______
- ______
- ______
- ______
- ______

Thromboseprophylaxe

5. Was will man mit der Prophylaxe erreichen?

______

LB 105 f.

6. Lesen Sie das Kapitel vorbeugende Maßnahmen. Fassen Sie es unter folgenden Titeln kurz zusammen:
   a) Lagerung des Klienten

______

______

   b) Anregen der Muskel-Venen-Pumpe

______

______

______

______

______

7. Geben Sie 3 Tipps, wie man die Muskel-Venen-Pumpe anregen kann.

- ______
- ______
- ______

LB 106.

8. Beschriften und erklären Sie das Schema.

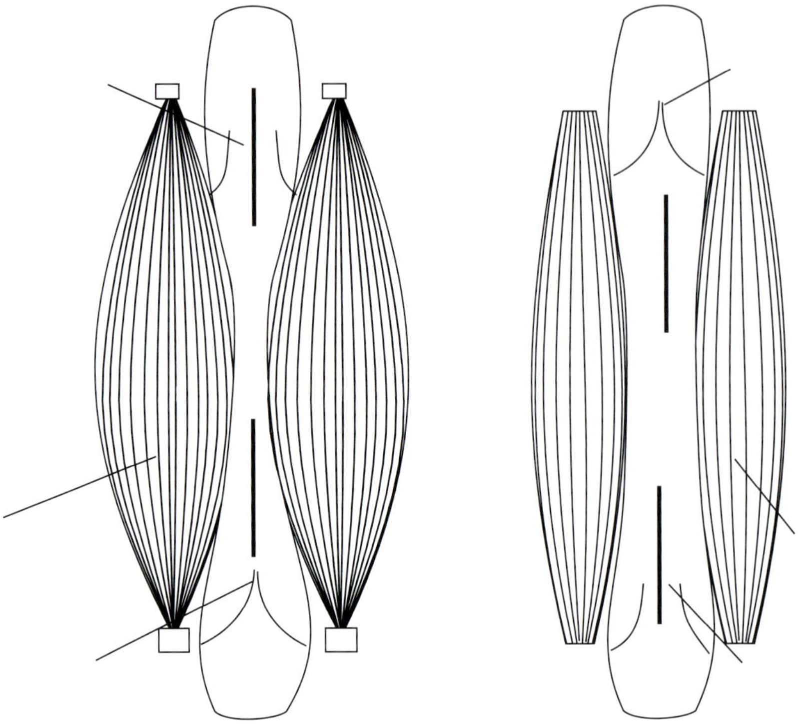

9. Warum wird es vielen, vor allem älteren Menschen, beim zu schnellen Aufstehen schwindlig?

10. Was können Sie (mit den älteren Menschen zusammen) tun, damit ihnen nicht schwindlig wird?

Vorbereitung überbetrieblicher Kurs 1a (ÜK 1a)

Arbeitsaufträge für den ÜK 1a

- **Beine einbinden**
- **Unterstützen beim Anziehen von MTS und Hilfsmittel einsetzen**

Planungen für den ÜK vorbereiten

- Lesen Sie die jeweiligen Abschnitte im Lehrbuch.
- Bearbeiten Sie die Kapitel zur Thromboseprophylaxe im Arbeitsbuch.
- Machen Sie **für jeden Arbeitsauftrag eine Planung**: Vorbereitung, Durchführung, Nachbereitung, Auswertung, Besonderes (s. Beispiele in den Kap. 1.3, 3.2 und 5.1 oder eine eigene Kreation), die Sie bei der praktischen Arbeit (im ÜK oder auf Ihrer Abteilung) als «Spickzettel» benutzen können.
- Führen Sie jeden Auftrag genau nach Planung durch.

AB 50, 354 ff., 449

Beine einbinden

LB 106–108

1. Was bewirkt die Kompression der oberflächlichen Beinvenen?

2. Bei welchen Klienten werden die Beine eingebunden (gewickelt)?

3. Bis wohin müssen die Beine für eine richtige Thromboseprophylaxe gewickelt werden?

4. Lesen Sie die Grundsätze und kreuzen Sie die zutreffenden Antworten an.

LB 107

Grundsätze	Weiß ich	Werde ich mir merken
Elastische Binden verwenden; Binden, die zu oft gewaschen worden sind, verlieren an Elastizität (als «elastisch» gelten Binden, die sich auf das Doppelte ihrer unbelasteten Länge ausdehnen lassen).	☐	☐
Vor dem Anlegen der Binde und Strümpfe müssen die Venen «entleert» sein, das heißt der Klient muss 20–30 Min. liegen, evtl. die Beine hoch lagern (auch z. B. nach dem Baden/Duschen).	☐	☐
Faltenbildung vermeiden.	☐	☐
Die Binde nicht zu straff anlegen; Kontrolle nach ca. 30 Minuten – die Zehen müssen rosa sein.	☐	☐
Keine unbedeckten Stellen am Vorfuß und bei den Fersen; es können sich Ödeme bilden.	☐	☐

Unterstützen beim Anziehen von MTS und Hilfsmittel einsetzen

LB 106–108

5. Was sind MTS?

6. Warum muss Herr Auro MTS tragen?

7. Wie geht Frau Sommer beim Anziehen der MTS vor?

8. Haben Sie schon Klientinnen und Klienten gepflegt, die MTS getragen haben oder tragen? Wenn ja, durften Sie beim Anziehen der MTS mithelfen? Wenn ja, wie gingen Sie dabei vor?

9. Wie kann man herausfinden, welche Strumpfgröße Ihre Klienten brauchen?

10. Besorgen Sie sich die Anweisungen über das Anziehen von MTS von den Strümpfen, die Sie im ÜK oder auf der Abteilung zur Verfügung haben oder lesen Sie die Anweisungen über das Anziehen der Strümpfe im Lehrbuch (S. 107).

Überbetrieblicher Kurs 1a (ÜK 1a)

Aufträge (Posten) zur Thromboseprophylaxe

- Richten Sie verschiedene Arbeitsplätze (Posten) ein und erfüllen Sie in Gruppen die untenstehenden Aufträge.
- Richten Sie jeweils das Material.
- Arbeiten Sie nach den Anleitungen Ihrer Planung.
- Jede Gruppe und jede Lernende muss jeden Arbeitsauftrag ausgeführt haben.

Auftrag 1

Beine einbinden

Sie üben gegenseitig das Beine einbinden.

- Binden Sie die Beine Ihrer Kollegin bis zur Leiste ein.

Auswertung

1. Tauschen Sie Ihre Eindrücke und Empfindungen aus.

Was war gut und angenehm als Klient?	Was weniger?
Was ist gut gelungen als Pflegende?	**Was weniger?**

- Was werde ich zukünftig beim Klienten beachten?

- Gab es Schwierigkeiten oder Störungen im Ablauf?

- Welche Fragen sind während der Durchführung entstanden?

2. Halten Sie Fragen und Unklarheiten schriftlich fest.

Auftrag 2

MTS anziehen und Hilfsmittel einsetzen

Sie üben das Anziehen der MTS.

- Üben Sie das Messen der Strümpfe (wenn Sie auf Ihrer Abteilung die Kompetenz dazu haben).
- Üben sie das Anziehen der Strümpfe, auch mit Hilfsmitteln (z. B. Gummihandschuhen).

Auswertung

1. Tauschen Sie Ihre Eindrücke und Empfindungen aus.

Was war gut und angenehm als Klient?	Was weniger?

Was ist gut gelungen als Pflegende?	Was weniger?

- Was werde ich zukünftig beim Klienten beachten?
- Gab es Schwierigkeiten oder Störungen im Ablauf?
- Welche Fragen sind während der Durchführung entstanden?

2. Halten Sie Fragen und Unklarheiten schriftlich fest.

Das Atmungssystem

LB 108–111

1. Welche Aufgabe hat das Atmungssystem?

2. Was ist die äußere Atmung?

LB 109

3. Nennen Sie die Anteile des Atmungssystems:

a) obere Atemwege

-
-

b) untere Atemwege

-
-
-
-

c) Atmungsorgan

-

4. Beschriften Sie das Anatomie-Schema.

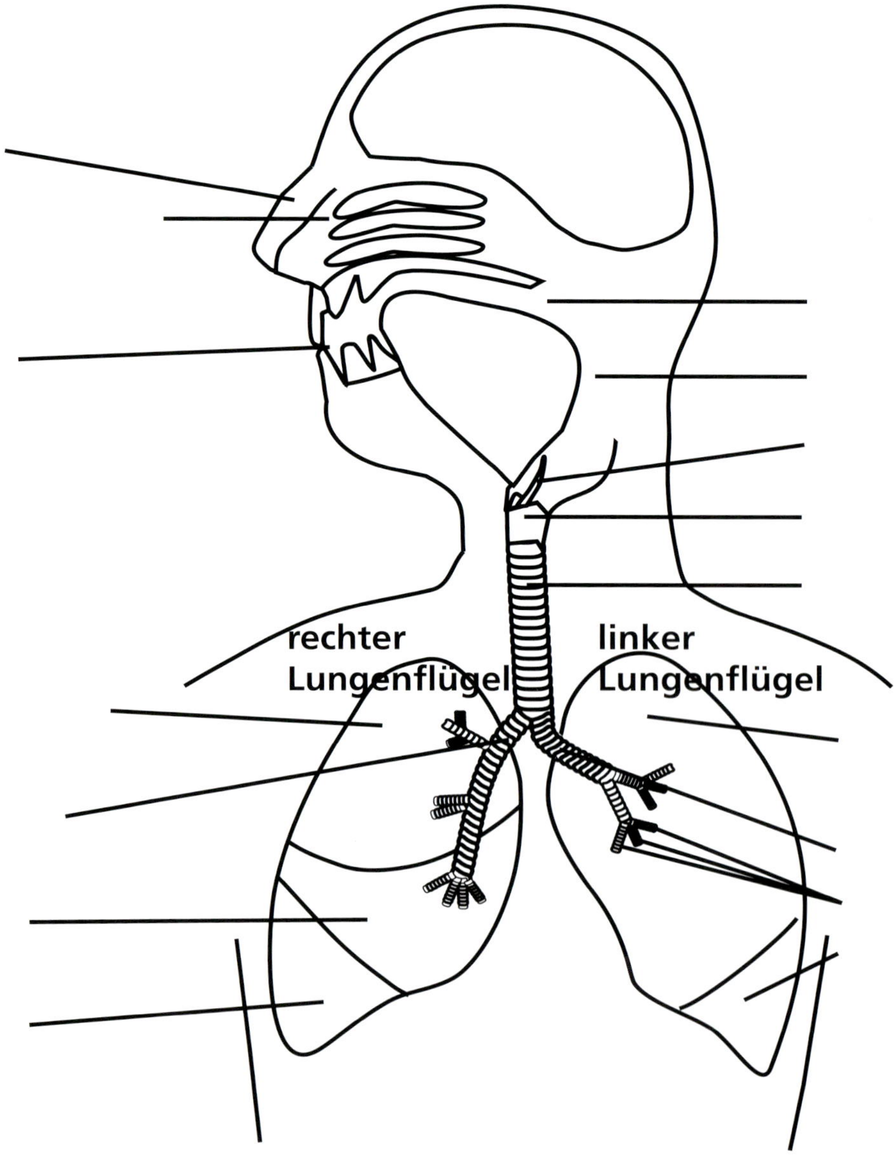

Die Nase

LB 110

5. Nennen Sie die Funktionen der Nase:

- ______
- ______
- ______
- ______

6. Beschriften Sie das Anatomie-Schema auf der übernächsten Seite (oben).

Der Rachen

LB 110

7. Setzen Sie die unten stehenden Begriffe an die richtige Stelle im Lückentext.

Luftdruckausgleich, Mittelohr, Schluckakt, Ohrtrompete, Rachenhöhle, Speiseröhre

Im Rachen kreuzen sich die Luft- und die ______ . Die ______ (Eustachische Röhre) verbindet die ______ mit dem ______; sie dient dem ______, indem sie bei jedem ______ automatisch geöffnet wird.

Der Kehlkopf

LB 110

8. Woraus besteht der Kehlkopf?

______

9. Was passiert mit dem Kehldeckel:
   a) wenn wir essen?

   ______

   b) wenn wir atmen?

   ______

Die Luftröhre

LB 110

10. Wie lang ist die Luftröhre?

______

11. Wie wird die Luftröhre offen gehalten?

______

12. Warum muss sie offen gehalten werden?

______

13. Durch was werden die Luftröhre und der Atemtrakt ausgekleidet?

______

14. Was tun die Drüsenzellen?

______

15. Welche Aufgaben haben die Flimmerhärchen?

____

____

Die Bronchien

LB 110

16. Setzen Sie die fehlenden Wörter ein.

Der Hauptbronchus verästelt sich zuerst in ______________, dann in ______________ und endet in den ______________, den ______________.

17. Beschriften Sie das Anatomie-Schema auf der nächsten Seite (unten).

Die Lunge

LB 111

18. Setzen Sie die fehlenden Wörter ein.

Die Lunge hat ________ Flügel, ________ Lappen rechts, ________ links und ______________ Lungenbläschen?

19. Was ist das Rippenfell?

____

____

Die Lunge

LB 111

20. Beschriften Sie das Anatomie-Schema.

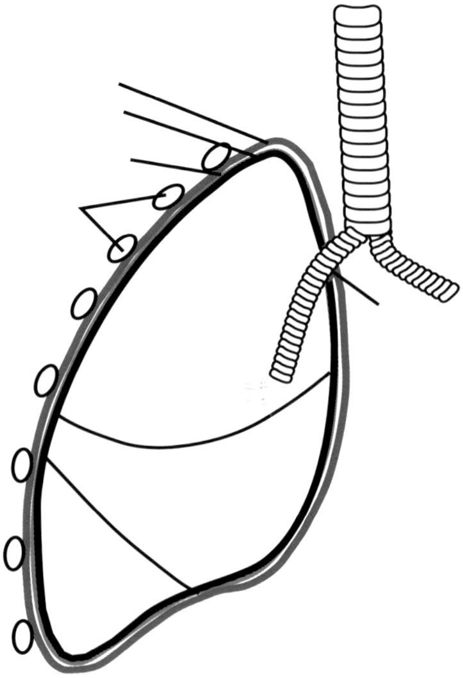

1 ______________

2 ______________

3 ______________

4 ______________

5 ______________

Der Gasaustausch

21. Was ist der Gasaustausch?

____

____

22. Wo passiert der Gasaustausch?

____

LB 110

Die Atemwege

Beschriften Sie die Abbildung.

1. ____________________
2. ____________________
3. ____________________
4. ____________________
5. ____________________
6. ____________________
7. ____________________
8. ____________________
9. ____________________

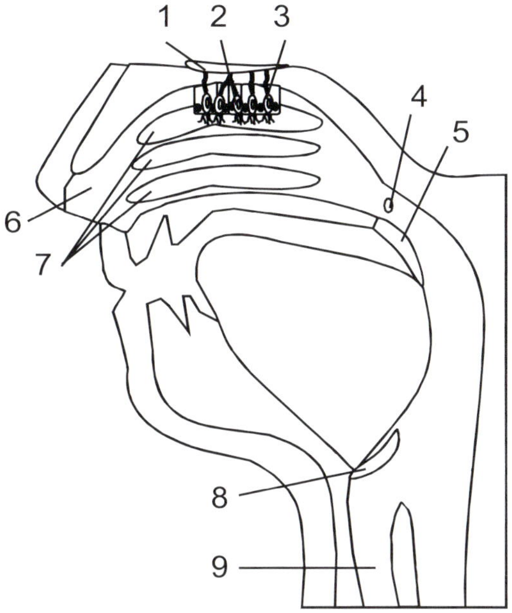

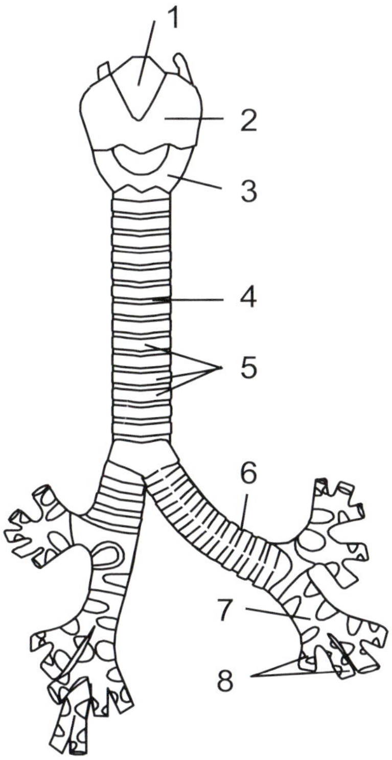

Beschriften Sie die Abbildung.

1. ____________________
2. ____________________
3. ____________________
4. ____________________
5. ____________________
6. ____________________
7. ____________________
8. ____________________

Atmen

LB 112–122

Reflexion

- Legen Sie eine Uhr gut sichtbar vor sich. Halten Sie die Atmung möglichst lange an. Beobachten Sie, welche Gefühle in Ihnen aufsteigen. Notieren Sie diese im Anschluss an diese Übung.
- Die Übung zeigt Ihnen bereits nach 20–40 Sekunden, wie bedeutsam die Atmung ist und Sie werden feststellen, wie rasch Ihr Atemzentrum Alarm schlägt und Sie wieder zum Atmen zwingt.

LB 112

1. Warum müssen wir atmen?

2. Was müssen Sie von Ihren Klienten wissen, damit diese keine Probleme mit der Atmung haben?

-
-
-
-
-
-

Steuerung der Atmung

LB 112

3. Wo befindet sich das Atemzentrum?

4. Auf welche chemischen Reize regiert das Atemzentrum (= atmen wir)?

-
-
-

Beobachtung der Atmung

LB 112 ff.

5. Warum muss man bei einigen Klienten die Atmung beobachten?

LB 113

6. Was ist die Atemfrequenz?

7. Ein erwachsener Mensch atmet __________ pro Minute.

8. Die Anzahl der Pulsschläge ist __________ mal höher als die Anzahl der Atemzüge.

Veränderungen der Atemfrequenz

LB 113

9. Füllen Sie die Tabelle aus.

	physiologische Ursachen	pathologische Ursachen
Tachypnö = ______________ > .... Atemzüge/Min.		
Bradypnö = ______________ < .... Atemzüge/Min.		
Dyspnö = ______________		

Hyperventilation

LB 113

10. Was heißt «hyperventilieren»?

____

____

11. Was tun Sie, wenn jemand hyperventiliert?

____

____

Atemrhythmus

LB 114

12. Was ist der Atemrhythmus?

____

____

13. Haben Sie bei Ihren Klienten schon Abweichungen vom Atemrhythmus erlebt (z. B. bei sterbenden Menschen)?
14. Wenn ja, wie haben diese Menschen geatmet? Können Sie den Rhythmus auf der folgenden Tabelle erkennen?

LB 114

15. Schreiben Sie jeweils in die
    1. Zeile: Die Bezeichnung (Name) der Atmung.
    2. Zeile: Wann diese Atmung vorkommt.

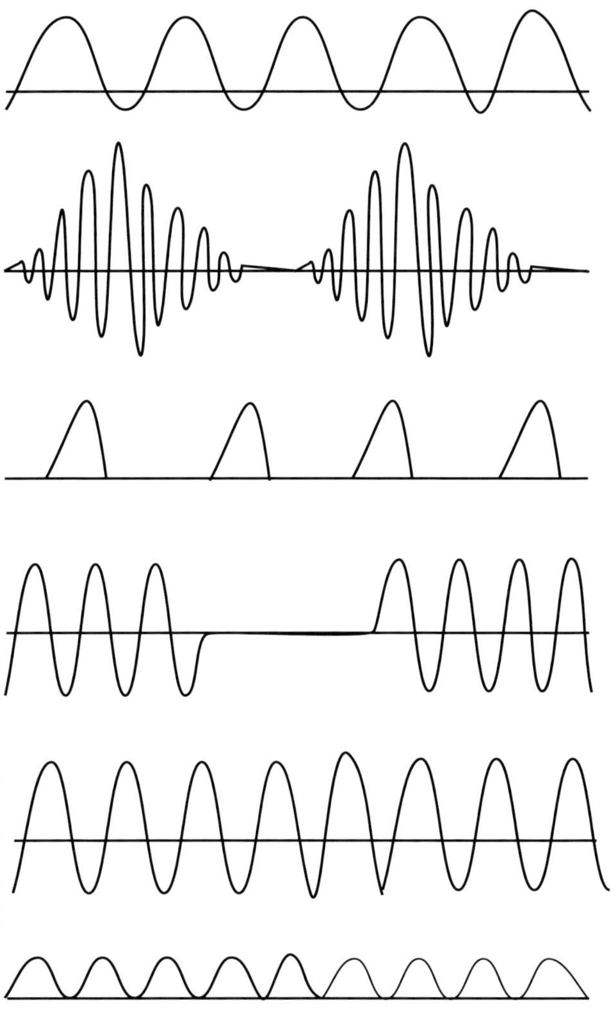

Atemnot

LB 115

16. Lesen Sie den Abschnitt Atemnot im Lehrbuch und beantworten Sie folgende Fragen:
    a) Was heißt Atemnot auf griechisch?

    b) Was ist Atemnot?

17. Sie betreten das Zimmer von Frau Salzmann. Die Klientin liegt im Bett; sie atmet schwer und keucht: «Ich bekomme fast keine Luft.» Was tun Sie?

18. Welche Maßnahmen können Sie treffen, um die Atmung zu erleichtern, wenn die Atemnot bekannt ist?

-
-
-
-
-
-
-

Atemstillstand

LB 116

19. Welche Maßnahmen treffen Sie, wenn jemand nicht mehr atmet?

-
-
-
-

Pathologische Atemgeräusche

LB 116

20. Nennen Sie pathologische Atemgeräusche und ihre Ursachen.

Atemgeräusch	Ursache

Husten, Auswurf

21. Haben Sie auch schon gehustet? Wenn ja:
    a) Aus welchen Gründen?

    b) Lesen Sie im Buch «Husten, Auswurf»; wie war Ihr Husten? eher trocken oder ein Begleithusten?

LB 116

Auswurf, Sputum

22. Was ist Sputum?

LB 116 f.

23. Ergänzen Sie in der Tabelle die Ursachen. Sputum ist

Aussehen	Ursachen
schleimig durchscheinend:	
zäh, fadenziehend, glasig:	
gelblich-grün, eitrig:	
dünnflüssig, schaumig, hellrot:	
blutig, Bluthusten:	
rostbraun:	

Umgang mit Sputum

24. Worauf achten Sie im Umgang mit Sputum?

25. Was erhalten bei Ihnen auf der Abteilung Klienten, die Auswurf haben:
    a) zum Hineinspucken?

    b) zum Entfernen des Sputums?

Vorbereitung überbetrieblicher Kurs 1b (ÜK 1b)

Arbeitsaufträge für den ÜK 1b

- **Führt die Pneumonieprophylaxe durch**
- **Führt atemstimulierende Einreibungen durch**
- **Führt Dampfinhalationen durch**
- **Verabreicht Inhalationen ohne Medikamente**

Planungen für den ÜK vorbereiten

- Lesen Sie die jeweiligen Abschnitte im Lehrbuch.
- Bearbeiten Sie die Kapitel zur Pneumomiephylaxe im Arbeitsbuch.
- Machen Sie **für jeden Arbeitsauftrag eine Planung**: Vorbereitung, Durchführung, Nachbereitung, Auswertung, Besonderes (s. Beispiele in den Kap. 1.3, 3.2 und 5.1 oder eine eigene Kreation), die Sie bei der praktischen Arbeit (im ÜK oder auf Ihrer Abteilung) als «Spickzettel» benutzen können.
- Führen Sie jeden Auftrag genau nach Planung durch.

AB 50, 354 ff., 449

Pneumonieprophylaxe

LB 117 f.

1. Was ist eine Pneumonie?

2. Welche Menschen sind gefährdet für eine Pneumonie?

3. Was heißt «Pneumonieprophylaxe»?

4. Was ist das Ziel der Pneumonieprophylaxe?

Maßnahmen der Pneumonieprophylaxe

Bewusstes Atmen

LB 118

5. Was empfehlen Sie einem Klienten, um eine bessere Belüftung seiner Lunge zu erreichen?

- ▸▸ ____________________
- ▸▸ ____________________

6. Warum dürfen Atemübungen nur auf ärztliche Anordnung ausgeführt werden?

____

LB 118

Atemunterstützende Lagerung

Oberkörperhochlagerung

7. Wie wird die Oberkörperhochlagerung vorgenommen?

____

8. Was bewirkt sie?

____

Seitenlagerung

9. Wie wird die Seitenlagerung vorgenommen?

____

10. Was bewirkt die Seitenlagerung?

____

11. Bei welchen Klienten darf diese Lagerung nur sehr vorsichtig angewendet werden?

____

Falls in Ihrer Institution die *VATI-Lagerungen* angewendet werden, laden sie die Anleitungen dafür vom Internet herunter.

LB 118 f.

Lockerung von Sekret

12. Was kann der Klient tun, um Sekret zu verflüssigen?

____

13. Welche Einreibungen und Wickel kennen Sie, um Sekret zu verflüssigen? Notieren Sie.

Mittel	Wirkung	Achtung
	• ____ • ____	▸▸ ____
	• ____ • ____	▸▸ ____ ▸▸ ____ ▸▸ ____ ▸▸ ____

Mittel	Wirkung	Achtung
	•	▸▸ ▸▸

14. Was kann man tun, um die Luft zu befeuchten?

Atemstimulierende Einreibung

15. Welche Wirkung hat eine atemstimulierende Einreibung?

16. Welche Lagerungen sind dabei günstig?

17. Beschreiben Sie, wie Sie die atemstimulierende Einreibung durchführen. Machen Sie dazu eine Zeichnung.

LB 119

Inhalation von Dampf (obere Atemwege)

Reflexion

- Haben Sie schon einmal inhalieren müssen?
- Wenn ja, bei welcher Gelegenheit?
- Womit haben Sie inhaliert?
- Hat die Inhalation genützt?

LB 120

18. Haben Sie auf Ihrer Abteilung schon Dampfinhalationen erlebt? ____________
    a) Wann wurde die Dampfinhalation angewendet?

____

    b) Wie wurde sie angewendet?

____

____

19. Beachten Sie bei der Inhalation von heißem Dampf Folgendes:

LB 120

Achtung	Weiß ich	Werde ich mir merken
Bei bettlägerigen Klienten die Schüssel niemals auf die Bettdecke stellen (kann umkippen und den Klienten verbrühen).	☐	☐
unruhige, verwirrte Menschen während der Anwendung nicht allein lassen.	☐	☐
Bei Warmwasserverdampfern Haare und Brust des Klienten mit einem Frottiertuch vor Nässe schützen.	☐	☐
Gerät bei verwirrten, unruhigen Menschen und Kindern nicht unbeaufsichtigt lassen.	☐	☐

Inhalation (untere Atemwege)

LB 120 f.

20. Wie klein müssen Wassertröpfchen sein, damit sie in die unteren Atemwege gelangen können? ____________

Ultraschallvernebler

21. Wie weit weg vom Klienten stellen Sie den Kaltwasservernebler? ____________
22. Wie lange dürfen Sie den Kaltwasservernebler laufen lassen? ____________
23. Wie weit weg vom Klienten stellen Sie den Warmwasservernebler? ____________
24. Wie lange dürfen Sie den Warmwasservernebler laufen lassen? ____________
25. Welche Geräte brauchen Sie in Ihrer Institution?

____

____

____

Reinigung und Wartung der Geräte (Ultraschallvernebler)

26. Wie pflegen Sie die Geräte in Ihrer Institution?

____

____

____

____

27. Was passiert, wenn die Geräte nicht exakt gepflegt und gewartet werden?

LB 120

____

____

____

____

28. Bringen Sie die Gebrauchsanweisung von einem **Ultraschallvernebler** auf Ihrer Abteilung mit. Machen Sie sich Notizen für den Gebrauch, die Reinigung und Wartung des Gerätes.

Gebrauch

Reinigung

Wartung

Inhalationsgeräte

Taschengeräte

LB 121

29. Wie funktioniert ein Taschengerät?

30. Wie können Sie wissen und der Klientin demonstrieren, wie ein Taschengerät angewendet werden muss?

31. Bringen Sie **Taschengeräte** und deren Gebrauchsanweisungen mit in den Unterricht; lesen Sie die Gebrauchsanweisungen und machen Sie sich Notizen für den Gebrauch.

32. Zeigen Sie Ihrer Kollegin Ihr Gerät und erklären Sie ihr, wie man es anwendet.

Inhaliergerät (Pari-Vernebler)

33. Beim wem werden Masken zum Inhalieren verwendet?

34. Wie reinigen Sie auf der Abteilung das inhaliergerät?

LB 122

35. Lesen Sie im Buch und in der Gebrauchsanweisung den Abschnitt «Reinigung des Geräts». Machen Sie es auf der Abteilung so wie es beschrieben ist? Was machen Sie gut? Was sollten Sie anders machen?

LB 121

Umgang mit physiologischer Kochsalzlösung (NaCl 0,9%)

36. Verwenden Sie auf Ihrer Abteilung Stechampullen oder Flaschen mit Kochsalz?
    a) *Stechampullen*: Wie gehen Sie damit (nach Anweisung des Hauses) um?

    b) *Flaschen*: Was tun Sie beim 1. Gebrauch der Flasche?

37. Wie lange dürfen Sie eine angebrochene Flasche brauchen?

LB 122

38. Lesen Sie die Grundsätze und kreuzen Sie die zutreffenden Antworten an.

Grundsätze	Weiß ich	Werde ich mir merken
Jeder Klient hat sein eigenes Inhalationszubehör.	☐	☐
Inhalationszeiten und -dauer genau einhalten.	☐	☐
Klienten vor allem am Anfang der Inhalationstherapie gut beobachten; sie können auf die Medikamente allergisch reagieren.	☐	☐
Infektiöse Klienten erhalten das Gerät zuletzt.	☐	☐
Gute Anleitung und Überwachung auch selbstständiger Klienten.	☐	☐

ÜK

Überbetrieblicher Kurs 1b (ÜK 1b)

Aufträge (Posten) zur Pneumonieprophylaxe

- Richten Sie verschiedene Arbeitsplätze (Posten) ein und führen Sie in Gruppen die untenstehenden Aufträge aus.
- Richten Sie jeweils das Material.
- Arbeiten Sie nach den Anleitungen Ihrer Planung.
- Jede Gruppe und jede Lernende muss jeden Arbeitsauftrag ausgeführt haben.

Auftrag 1

Bewusstes Atmen

- Lehren Sie Ihre Kolleginnen bewusst zu atmen.
- Üben Sie das Atmen mit Hilfe von Hilfsmitteln (Ballon, Watte usw.).

Auftrag 2

Atemunterstützende Lagerung

- Üben Sie die VATI-Lagerungen.
- Üben Sie die 90°-Lagerung, falls Sie bei Ihnen noch angewendet wird.

Auftrag 3

Atemstimulierende Einreibung

- Üben Sie gegenseitig die Atemstimulierende Einreibung:
  a) im Sitzen.
  b) im Liegen.

Auftrag 4

Dampfinhalation

- Wenden Sie eine Dampfinhalation mit Hilfe einer Schüssel und eines Badetuches an.

Auftrag 5

Inhalieren mit dem Inhaliergerät

- Bereiten Sie das (Pari-)Inhalationsgerät zur Inhalation vor (mit NaCl 0.9%).
- Erklären Sie Ihrer Kollegin, wie man inhaliert.
- Lassen Sie Ihre Kollegin mit dem Mundstück und der Maske inhalieren.
- Reinigen Sie das inhaliergerät.

Auswertung

1. Tauschen Sie Ihre Eindrücke und Empfindungen aus.

Was war gut und angenehm als Klient?	Was weniger?

Was ist gut gelungen als Pflegende?	Was weniger?

- Was werde ich zukünftig beim Klienten beachten?

- Gab es Schwierigkeiten oder Störungen im Ablauf?

- Welche Fragen sind während der Durchführung entstanden?

2. Halten Sie Fragen und Unklarheiten schriftlich fest.

Kontrakturen und Kontrakturenprophylaxe

LB 122 f.

Kontrakturen

1. Was ist eine Kontraktur?

2. Leben bei Ihnen auf der Abteilung Klienten mit Kontrakturen?
   a) Wenn ja, wie sieht das aus?

   b) Was können die Leute wegen den Kontrakturen nicht mehr tun?

   c) Wie können Sie sich das Entstehen einer Kontraktur erklären?

3. Welches sind Symptome bei einer Kontraktur?

-
-
-

4. Was können Ursachen sein?

Kontrakturenprophylaxe

LB 123

5. Was ist das Ziel der Kontrakturenprophylaxe?

6. Nennen Sie Maßnahmen zur Kontrakturenprophylaxe.

Vorbereitung überbetrieblicher Kurs 1c (ÜK 1c)

Arbeitsauftrag für den ÜK 1c

- **Bewegungsübungen zur Kontrakturenprophylaxe**

Planungen für den ÜK vorbereiten

- Lesen Sie die jeweiligen Abschnitte im Lehrbuch.
- Bearbeiten Sie die Kapitel zu Bewegungsübungen im Arbeitsbuch.
- Machen Sie **eine Planung für den Arbeitsauftrag**: Vorbereitung, Durchführung, Nachbereitung, Auswertung, Besonderes (s. Beispiele in den Kap. 1.3, 3.2 und 5.1 oder eine eigene Kreation), die Sie bei der praktischen Arbeit (im ÜK oder auf Ihrer Abteilung) als «Spickzettel» benutzen können.
- Führen Sie jeden Auftrag genau nach Planung durch.

AB 50, 354 ff., 449

Bewegungsübungen zur Kontrakturenprophylaxe

LB 123

- Gibt es bei Ihnen auf der Abteilung eine Anleitung zum Durchbewegen für den jeweils betroffenen Klienten?
- Hat man Ihnen gezeigt, wie Sie einfache Übungen mit den Klienten durchführen können?

Grundsätze	Weiß ich	Werde ich mir merken
Die Gelenke möglichst vom ersten Tag einer Behinderung an durchbewegen (im Idealfall mehrmals täglich); dies geschieht am besten während oder nach der täglichen Pflege.	☐	☐
Bei stark versteiften oder sehr spastischen Gelenken mit langsamen, kleinen Bewegungen anfangen und versuchen, diese zu steigern. Langsam bewegen. (Geht auch gut während des Badens im warmen Wasser.)	☐	☐

Einfach denken: Gelenke anschauen und in allen Bewegungsrichtungen, die einen Bewegungsmangel aufweisen, durchbewegen.	☐	☐
Schmerzgrenze des Klienten nicht überschreiten, aber Bewegung an Schmerzgrenze heranführen!	☐	☐
Bewusstlose oder gelähmte Klienten spüren in der Regel keine Schmerzen; ihre Gelenke dürfen von der AGS nur ganz vorsichtig gebeugt und gestreckt werden.	☐	☐

Überbetrieblicher Kurs 1c (ÜK 1c)

Auftrag (Posten) zur Kontrakturenprophylaxe

- Richten Sie Ihren Arbeitsplatz (Posten) ein und erfüllen Sie in Gruppen den untenstehenden Auftrag.
- Richten Sie das Material.
- Arbeiten Sie nach den Anleitungen Ihrer Planung.
- Jede Gruppe und jede Lernende muss den Arbeitsauftrag ausgeführt haben.

Auftrag

Bewegungsübungen zur Kontrakturenprophylaxe

- Lassen Sie sich von einer Physiotherapeutin, der Ausbildungsverantwortlichen usw. die Übungen für die Kontrakturenprophylaxe (Bewegen der Gelenke) zeigen.
- Oder: Schauen Sie sich das Lernprogramm Kontrakturenprophylaxe an, das wahrscheinlich in der Bibliothek Ihrer Berufsschule vorhanden ist (oder im Internet bestellt werden kann).
- Üben Sie die Bewegungen an Ihren Kolleginnen und Kollegen.

Auswertung

1. Tauschen Sie Ihre Eindrücke und Empfindungen aus.

Was war gut und angenehm als Klient?	Was weniger?

Was ist gut gelungen als Pflegende?	Was weniger?

- Was werde ich zukünftig beim Klienten beachten?

- Gab es Schwierigkeiten oder Störungen im Ablauf?

- Welche Fragen sind während der Durchführung entstanden?

2. Halten Sie Fragen und Unklarheiten schriftlich fest.

Ethik

LB 124–127

Robert Ammann

1. Was bedeutet Ethik?

2. Nach was fragt Ethik?

3. Was sind ethische Grundsätze oder Richtlinien?

4. Stimmt es, dass dadurch, dass ich selbst entscheiden kann, wie ich handeln will, ich auch für mein Handeln verantwortlich bin? Begründen Sie Ihre Aussage.

5. Nennen Sie Beispiele zu den ethischen Prinzipien.

LB 124

Ethische Prinzipien	Beispiele
Autonomie	
Gutes tun	
Nicht schaden	
Gerechtigkeit	

Ethik – ein Fallbeispiel

Eine verwirrte Klientin steht immer wieder auf und verlässt ihr Zimmer. Sie ist körperlich so geschickt, dass sie über die befestigten Bettgitter hinwegklettern kann. Da sie sehr unsicher auf den Beinen ist, ist sie schon mehrfach gestürzt. Einmal hat sie sich den Vorderarm gebrochen. Beim letzten Mal hat sie sich den Oberschenkelknochen gebrochen und musste für drei Wochen ins Spital. Sie hat deswegen auch jetzt noch starke Schmerzen.

6. Wie sollte man in einer solchen Situation vorgehen? Ist es richtig, die Klientin im Bett oder im Lehnstuhl anzubinden, damit sie nicht aufstehen und sich verletzen kann? Oder ist es wichtiger, ihr die Freiheit zu lassen sich frei zu bewegen, selbst wenn sie sich dabei verletzt?

LB 125

Auftrag

- Diskutieren Sie das Problem in Gruppen und anschließend im Plenum in der Klasse.
- Sind Sie zu einer Lösung gekommen?
- Lesen Sie im Buch den Abschnitt: «Überlegungen zu Lösungsmöglichkeiten»

Was ich noch wissen wollte:

Fragen an die Praxis	Antworten

Fragen für den ÜK	Antworten

Fragen für den Unterricht	Antworten

Fragen für den ABU	Antworten

1.5

Unterstützt Mobilisation, Lagerung und Transfers von Klientinnen und Klienten

Typische Situation

Frau Grau ist aufgrund ihrer Behinderung auf den Rollstuhl angewiesen. Sie wird heute Nachmittag an einem Ausflug teilnehmen. Hans Jakobi, Assistent Gesundheit und Soziales EBA, hat den Auftrag, Frau Grau in den Handrollstuhl zu mobilisieren.
Frau Grau hat sich für eine kurze Mittagsruhe hingelegt. Als Hans Jakobi das Zimmer betritt, begrüßt sie ihn. Sie freut sich sehr auf den bevorstehenden Ausflug.
Hans Jakobi fragt Frau Grau, welche Schuhe sie tragen möchte. Er zieht ihr diese Schuhe an. Anschließend stellt er den Rollstuhl und das Rutschbrett für die Mobilisation bereit. Er achtet dabei auf die geeignete Position des Rollstuhls und die richtige Betthöhe. Er unterstützt Frau Grau beim Aufsitzen und setzt dabei eine rückenschonende Arbeitsweise ein. Er fragt Frau Grau, ob sie sicher sitze. Als sie die Frage bejaht, unterstützt er sie beim Transfer über das Rutschbrett vom Bett in den Rollstuhl.
Nachdem Frau Grau sicher im Rollstuhl sitzt, befestigt Hans Jakobi die Armlehne und bringt die Fußraster in Position, damit Frau Grau ihre Füße bequem und sicher positionieren kann.
Frau Grau bedankt sich für die Unterstützung. Hans Jakobi freut sich über das Dankeschön und begleitet Frau Jakobi zum vereinbarten Treffpunkt.

Situationskreis

Alle Formen von Lagewechseln (Bett, Rollstuhl, Sessel, WC usw.)

Berufskunde

- Handlungsleitende Kenntnisse von Anatomie, Physiologie und Pathologie des Bewegungsapparates
- Handlungsleitende Kenntnisse der Lagerung und der Mobilisation
- Pflegestandards zu Mobilisationen, Sturz und Sturzprophylaxen
- Pflegestandards zu Transfers
- Handlungsleitende Kenntnisse von Anatomie, Physiologie und Pathologie von Gehirn und Nervensystem (z. B. Bewegungsstörungen, Hemiplegie, Parkinson)

ÜK

- Wendet Grundsätze der rückenschonenden und sicheren Arbeitsweise an
- Mobilisiert Klientinnen und Klienten in den Rollstuhl und setzt Hilfsmittel entsprechend ein
- Geht mit dem Rollstuhl um
- Setzt Badelift und Patientenheber ein
- *Lernt kinästhetische Grundprinzipien kennen (nicht im Buch)*
- Führt Lagerungen von Klientinnen und Klienten durch
- Führt Mobilisationen durch

Fähigkeiten in der Praxis

- Setzt Hilfsmittel zur Mobilisation ein
- Arbeitet rückenschonend
- Setzt Lagerungsmaterialien ein
- Wendet die Grundsätze der rückenschonenden und sicheren Arbeitsweise an
- Führt Lagerungen und Mobilisationen entsprechend den Pflegestandards durch
- Holt bei Bedarf Unterstützung

Die typische Situation

AB 127

Lesen Sie die typische Situation.

- Haben Sie alles verstanden? den Inhalt? die einzelne Wörter?
- Notieren Sie, was Sie nicht verstanden haben, fragen Sie oder schauen Sie Wörter usw. z. B. im Glossar nach, schreiben Sie die Erklärung auf.

Fragen zum Inhalt	Erklärung

Einzelne Wörter	Erklärung

Reflexion

1. Überlegen Sie mit Ihrer Kollegin zusammen, was Bewegung für Sie bedeutet. Notieren Sie stichwortartig.

2. Waren Sie schon ein Mal in Ihren Bewegungen eingeschränkt, z. B. durch einen Arm- oder Beinbruch, Rückenbeschwerden usw. Wenn ja, wie war das für Sie? Wenn nicht, stellen Sie sich vor, was Sie in einem solchen Fall alles nicht tun können.

3. Fragen Sie eine Rollstuhlfahrerin/einen Rollstuhlfahrer auf Ihrer Abteilung, wie es für sie/ihn ist, im Rollstuhl zu sein?

Anatomie/Physiologie: Bewegungssystem(-apparat)

LB 130–138

1. Unser Bewegungsapparat hat passive und aktive Anteile. Benennen Sie:

a) passive Anteile	b) aktive Anteile

Der passive Bewegungsapparat

LB 130

2. Nennen Sie die beiden Hauptgewebe des passiven Bewegungsapparates.

-
-

LB 131

3. Benennen und zeichnen Sie die Knochenformen. Schreiben Sie auf, wo welche Formen vorkommen.

Knochenform	Zeichnung	Vorkommen

4. Ein Knochen hat folgende Aufgaben:

-
-
-
-
-
-

LB 131

5. Beschriften Sie den Röhrenknochen mit folgenden Anteilen: Markhöhle mit gelbem Fettmark, kompakte Knochenmasse, Gelenkknorpel, Knochenenden mit rotem Blut bildendem Knochenmark (Bälkchenknochen), Knochenhaut, verknöcherte Wachstumslinie, Nerv und Blutgefäße.

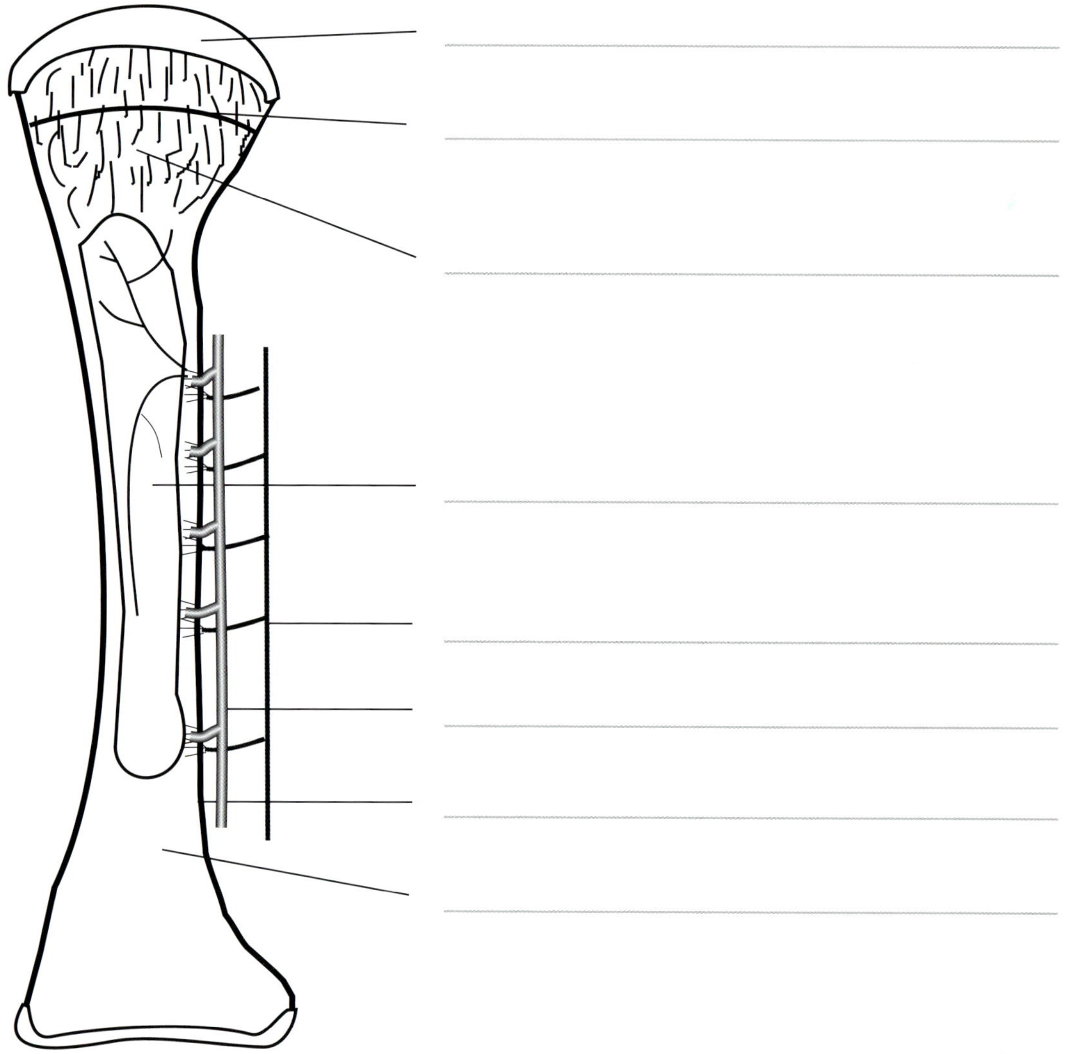

Das Knochenmark

LB 131

6. Ergänzen Sie folgenden Lückentext mit den Begriffen: in wenigen, Markhöhlen, Kindern, Röhrenknochen.

Rotes, blutbildendes Knochenmark finden wir bei ______________________ bis zur Vollendung der Wachstumsperiode in allen Knochen; bei Erwachsenen ist es nur noch ______________ (platten und unregelmäßigen) Knochen (Beckenknochen, Brust bein, Schädelknochen, Rippen) und an den Enden der ______________________ (Knochenbälkchen) vorhanden. In den ______________________ der Knochen des Erwachsenen befindet sich hauptsächlich gelbes Fettmark.

Das Skelett

7. Beschriften Sie das Anatomie-Schema.

LB 133

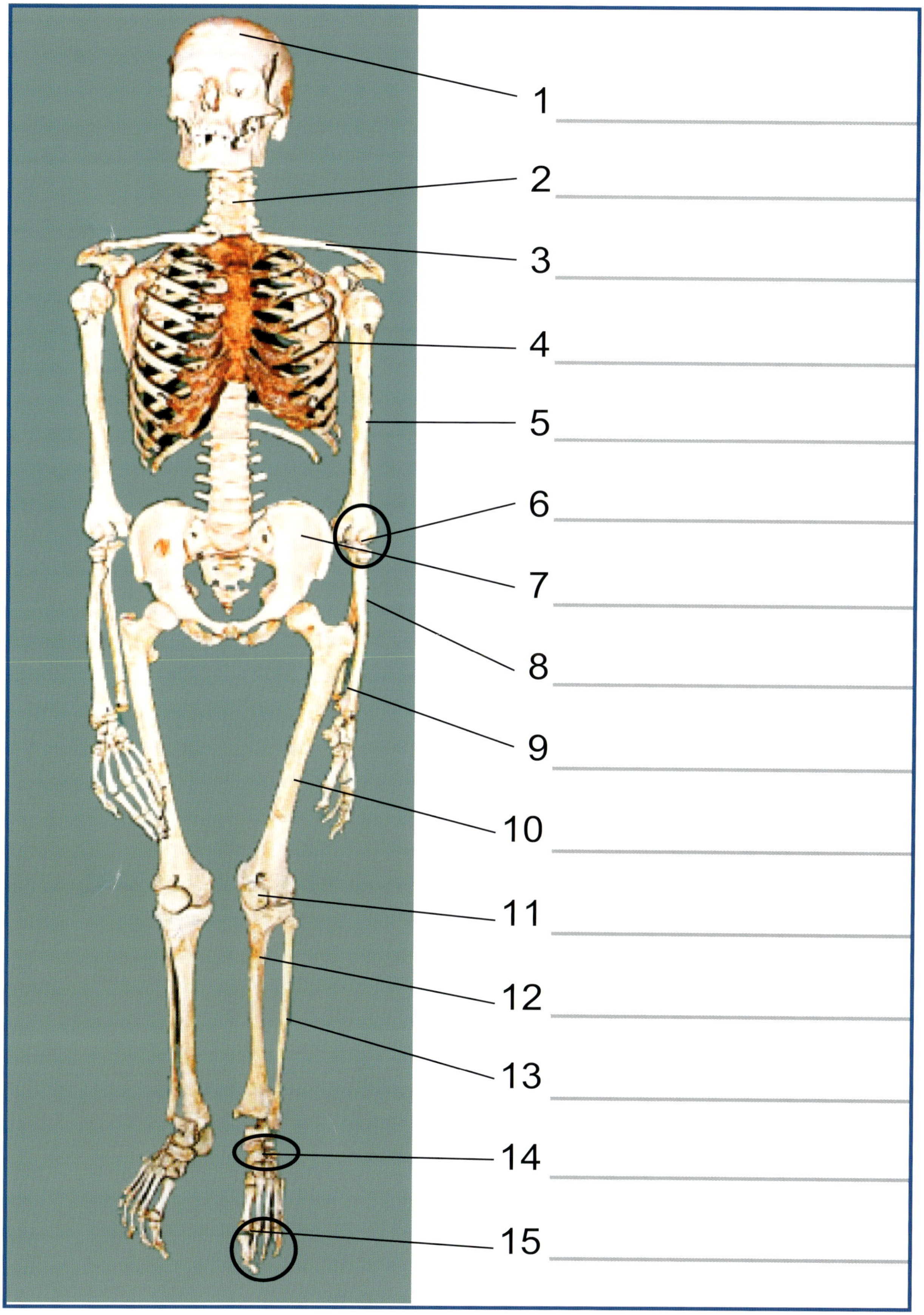

Knochenverbindungen

LB 132

8. Was ist ein unechtes Gelenk?

LB 134

9. Was ist ein echtes Gelenk?

10. Beschriften Sie das Anatomieschema mit folgenden Begriffen: Gelenkkopf, Gelenkpfanne, Sehnenscheide, Gelenkkapsel, Gelenkspalt, Gelenkflüssigkeit, Gelenkknorpel, Sehne und Gelenkbänder.

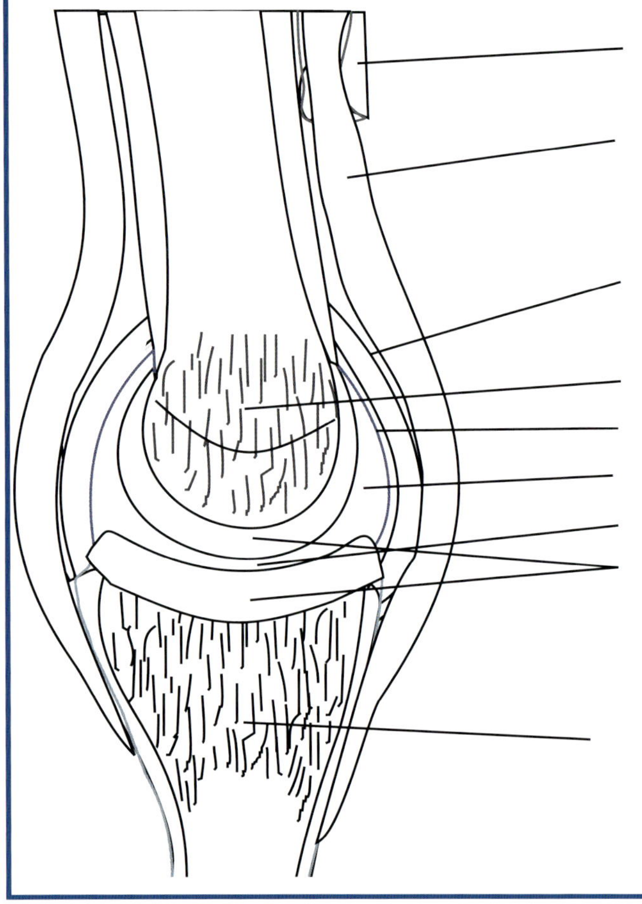

LB 134

11. Betrachten Sie die Abbildungen der Gelenke und spüren Sie Ihre Gelenkigkeit.

Kugelgelenk (z. B. Schultergelenk, Hüftgelenk)	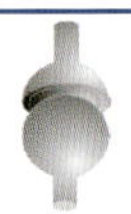	Bewegen Sie Ihren Arm oder Ihr Bein ringsum
Scharniergelenk (z. B. Kniegelenk)	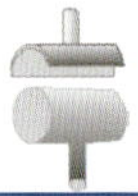	Beugen und strecken Sie Ihr Knie
Drehgelenk (z. B. Speichen- und Ellengelenk)	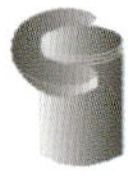	Drehen Sie Ihre Hand

Der aktive Bewegungsapparat

Das Muskelgewebe

LB 135

12. Lesen Sie den Text im Lehrbuch und kreuzen Sie die richtigen Antworten an:

- ☐ Die Muskeln des aktiven Bewegungsapparates sind quergestreift.
- ☐ Die Muskeln des aktiven Bewegungsapparates sind unserem Willen nicht unterworfen (unwillkürlich).
- ☐ Muskelzellen und Bindegewebszellen zusammen bilden das Muskelgewebe.
- ☐ Das Muskelgewebe kann sich rasch und kräftig zusammenziehen und ausdehnen.

13. Ein Muskel hat folgende Aufgaben:

- ______________________
- ______________________
- ______________________
- ______________________

14. Beschriften Sie die Anatomie-Schemen.

LB 137

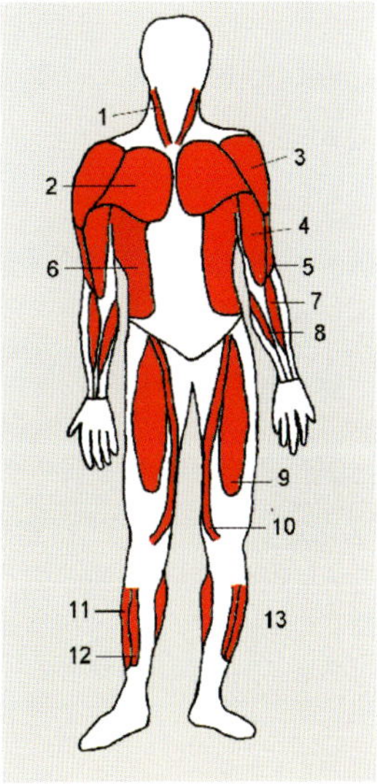

Vorderseite

1. ______________________
2. ______________________
3. ______________________
4. ______________________
5. ______________________
6. ______________________
7. ______________________
8. ______________________
9. ______________________
10. ______________________
11. ______________________
12. ______________________
13. ______________________

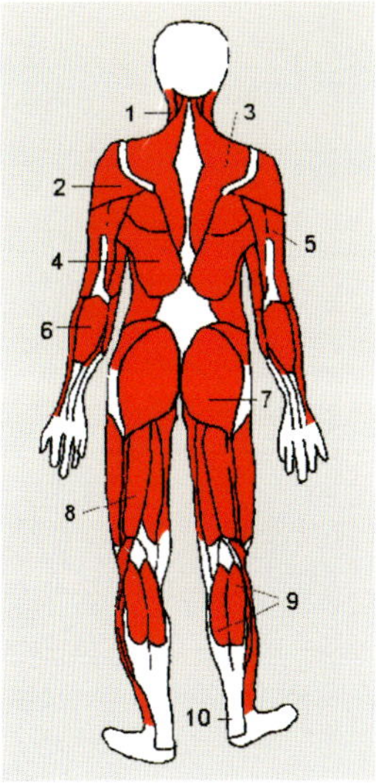

Rückseite

1. ______________________
2. ______________________
3. ______________________
4. ______________________
5. ______________________
6. ______________________
7. ______________________
8. ______________________
9. ______________________
10. ______________________

Lagerungen

Reflexion

1. Schauen Sie mit Hilfe Ihrer oder der Uhr im Schulzimmer, wie lange Sie ohne sich zu bewegen auf Ihrem Stuhl sitzen können. ____________

2. Wie fühlen Sie sich dabei?

3. Besprechen Sie das Resultat mit Ihrer Kollegin und überlegen Sie zusammen, warum Sie sich nach einer gewissen Zeit wieder bewegen müssen.

Lagerung des Klienten

LB 144

4. Lesen Sie im Lehrbuch (Lagerung des Klienten) und beantworten Sie folgende Fragen:
   a) Welche Klienten müssen gelagert werden?

   b) Welche Ziele verfolgt man durch das Lagern von Klienten?

Lagerungshilfsmittel

5. Welche Hilfsmittel brauchen Sie auf Ihrer Abteilung zum Lagern?

6. Welche Spezialmatratzen werden gebraucht?

Lagerungsarten

7. Überlegen Sie, welche Lagerungen Sie auf der Abteilung in welcher Situation anwenden und wie Sie dabei vorgehen.

LB 146

Lagerungsarten	In welcher Situation (Indikation)	Vorgehen
Normallage		
Mikrolagerung (mit Handtüchern oder kleinen Kissen)		
Flache Rückenlagerung		
Oberkörperhochlagerung		
Seitenlagerung		
Hochlagerung der Beine		
Andere?		

8. Besprechen Sie die Grundsätze mit Ihrer Kollegin und kreuzen Sie die zutreffenden Antworten an.

LB 145

Grundsätzliches zur Lagerung

(nach P. Bindschedler 1998)

Grundsätze	Weiß ich	Werde ich mir merken
Je weicher ein Klienten gelagert wird, desto immobiler wird er.	☐	☐
Je mehr Lagerungshilfsmittel eingebettet werden, desto eingeschränkter ist der Klienten in seinen Bewegungen. Bei der Lagerung sollten immer die verbleibenden Ressourcen des Klienten berücksichtigt werden.	☐	☐
Je mehr Körperoberfläche des Klienten aufliegt, desto geringer wird der Auflagedruck der Haut. (Ein Bleistiftabsatz hat z. B. viel mehr Auflagedruck als ein Elefant, der auf einem Fuß steht.)	☐	☐
Straff gespannte Leintücher, Gummi- und andere Unterlagen (auch Moltex usw.) erhöhen das Dekubitusrisiko; der Auflagedruck wird dabei um ein Vielfaches erhöht. Deshalb darauf achten, dass: • das Leintuch nur lose über weiche und superweiche Matratzen gelegt wird • nur das Leintuch und sonst gar nichts zwischen der Matratze und dem Klienten liegt.	☐	☐
Felle bieten keine Weichlagerung und können deshalb nicht für die Dekubitusprophylaxe benutzt werden. Die einzige Wirkung der Felle ist die Reduktion der Scherkräfte. (Felle bieten Schutz vor Verletzungen, wirken polsternd und halten z. B. die Füße der Klienten warm.)	☐	☐
Langes Weichlagern vermindert die Wahrnehmung des Körperschemas: Durch kontinuierliche Reize auf unsere Körpersensoren erhalten wir ein Schema unseres Körpers. Bei der Weichlagerung fehlen diese Reize und der Klienten verliert das Gefühl für seinen Körper. (Wenn wir z. B. 1 Std. auf einem harten Stuhl sitzen, spüren wir unser Gesäß, auf einem weichen Kissen nicht.) Wir müssen deshalb abschätzen, welche Bedeutung die Weichlagerung hat. Wenn möglich, lagern wir den Klienten abwechslungsweise weich und hart.	☐	☐
Wünsche und Äußerungen des Klienten sollten in die Wahl der passenden Lagerungsform mit einbezogen werden. Es nützt nichts, wenn der Klienten zwar keinen Dekubitus hat, aber wegen zu häufiger Störungen durch Umlagern nicht mehr schlafen kann.	☐	☐
Scherkräfte tragen erheblich zur Entstehung eines Dekubitus bei. Wir reduzieren sie durch: • Abheben des Klienten, wenn wir ihn verschieben (z. B. beim Höherheben im Stuhl). • Den Einsatz eines Fells (minimal). • den Einsatz spezieller Kissen (z. B. solche, die das Herunterrutschen im Rollstuhl verhindern).	 ☐ ☐ ☐	 ☐ ☐ ☐

Mobilisation des Klienten

LB
149–155

Typische Situation

Hans Jakobi unterstützt Frau Grau bei «sich an den Bettrand setzen» und hilft ihr anschließend sich in den Rollstuhl zu setzen.

Reflexion

1. Überlegen Sie genau, wie Sie am Morgen aufstehen. Springen Sie mit einem Satz auf? Drehen Sie sich (vielleicht unbewusst) zuerst auf die Seite und lassen die Füße dann auf den Boden gleiten? Oder? Vollziehen Sie das Aufstehen in Gedanken nach.

2. Welche Möglichkeiten haben Sie, Frau Grau beim Aufstehen zu unterstützen. Wo hilft sie selbst mit?

3. Haben Sie auf der Abteilung schon ähnliche Situationen erlebt; überlegen Sie, wie Sie da vorgegangen sind.

Vorbereitung überbetrieblicher Kurs 1a (ÜK 1a)

Arbeitsaufträge für den ÜK 1a

- **Klientin im Bett hochschaukeln, -rutschen, -heben**
- **Klientin auf die Seite drehen**
- **Klientin an den Bettrand setzen**
- **Klientin in den Rollstuhl mobilisieren**

Planungen für den ÜK vorbereiten

- Lesen Sie die jeweiligen Abschnitte im Lehrbuch.
- Bearbeiten Sie die Kapitel zur Mobilisation im Arbeitsbuch.
- Machen Sie **für jeden Arbeitsauftrag eine Planung**: Vorbereitung, Durchführung, Nachbereitung, Auswertung, Besonderes (s. Beispiele in den Kap. 1.3, 3.2 und 5.1 oder eine eigene Kreation), die Sie bei der praktischen Arbeit (im ÜK oder auf Ihrer Abteilung) als «Spickzettel» benutzen können.
- Planen Sie verschiedene Varianten, wie Sie vorgehen könnten und welche Sie im ÜK üben können (auf der Tabelle unten). Sie können dazu auch im Buch (s. unten) lesen.
- Lesen Sie in Kap. 3.3, den Abschnitt über die «rückenschonende Arbeitsweise» und arbeiten Sie danach (rückenschonend).

AB
50, 354 ff.,
449

- Bereiten Sie das Formular für den ÜK vor.

		Vorbereitung	Hilfsmittel/ Besonderes	Durchführung (verschiedene Möglichkeiten)
LB 149–150	**Klientin im Bett hochschaukeln, -rutschen, -heben**			
LB 150	**Klientin seitlich verschieben**			
LB 151 f.	**Klientin an den Bettrand setzen**			
LB 151 f.	**Klientin in den Rollstuhl mobilisieren**			

ÜK

Überbetrieblicher Kurs 1a (ÜK 1a)

Selbsterfahrung 1

- Legen Sie sich auf das Bett auf den Rücken und zwar ziemlich weit nach unten. Schaukeln sie sich hoch, bis der Oberkörper gut auf dem oberen Teil des Bettes liegt.

Aufträge zur Mobilisation

- Richten Sie Ihre Arbeitsplätze ein und erfüllen Sie in Gruppen die vorbereiteten Aufträge.
- Arbeiten Sie nach Ihrer Planung.
- Jede Gruppe und jede Lernende muss jeden Arbeitsauftrag ausgeführt haben.

Arbeitsaufträge ÜK 1a

Auftrag 1

Klientin im Bett hochschaukeln, -rutschen, -heben

- Üben Sie zu zweit oder zu dritt die verschiedenen Methoden, eine Klientin im Bett «nach oben» zu bringen.

Auftrag 2

Klientin seitlich verschieben und auf die Seite drehen

- Üben Sie zu zweit oder zu dritt, eine Klientin auf die Seite zu drehen. Legen Sie sie zuerst gut in die Mitte des Bettes.

Selbsterfahrung 2

Probieren Sie folgende Arten, sich an den Bettrand zu setzen und aufzustehen, selbst aus:

- Von der flachen Rückenlage aus (die Beine seitlich herunter baumeln lassen und aufsitzen.
- Sich zuerst auf die Seite drehen, dann die Beine über den Bettrand schieben und den Oberkörper mit Unterstützung der Hände aufrichten.
- Auf dem Rücken liegend das Oberteil des Bettes hochstellen (zuerst gut hinauf «ranggen»*) und aus fast sitzender Position aufstehen.

Welche Art finden Sie angenehm, welche weniger. Warum?

* Ranggen bedeutet, sein Gericht nach rechts und links zu verlagern und sich dabei jedes Mal ein bisschen noch oben zu bewegen.

Auftrag 3

Klientin an den Bettrand setzen

Führen Sie das Aufsetzen an den Bettrand mit Ihrer Kollegin/Ihrem Kollegen (in den verschiedenen Varianten) durch. Jede/r ist einmal Klient/in und jede/r einmal Pflegende/r.

Auftrag 4

Mobilisieren in den Rollstuhl (s. Vorbereiten des Rollstuhls)

Führen Sie das Mobilisieren in den Rollstuhl nach Plan durch; probieren Sie verschiedene Varianten aus. Setzen Sie Hilfsmittel wie Rutschbrett und Drehscheibe ein.

Beachten Sie bei allen Übungen die «rückenschonende Arbeitsweise».

Reflexion und Auswertung

1. Werten Sie in der Gruppe und zusammen mit Ihrer Lehrperson aus.

Was war gut und angenehm als Klienten?	Was weniger?

Was ist gut gelungen als Pflegende?	Was weniger?

2. Was werden Sie bei der Mobilisation Bett-Rollstuhl auf Ihrer Abteilung zukünftig anders machen?

Vorbereitung überbetrieblicher Kurs 1b (ÜK 1b)

Umgang mit dem Rollstuhl (s. auch Kap. 5.3)

LB 153 f.

- Bringen Sie von Ihrer Abteilung eine Gebrauchsanweisung von einem Ihrer Rollstühle mit.
- Wenn Sie keine haben, können Sie sie oder eine ähnliche vom Internet herunterladen: «Gebrauchsanweisung Rollstuhl».
- Laden Sie ebenso den Prospekt «Rollstuhl schieben leicht gemacht» vom Internet herunter.
- Sie können den Prospekt auch beim Schweizerischen Roten Kreuz (SRK) bestellen; er kostet 13 Fr. pro Stück.

1. Lesen Sie im Lehrbuch die folgenden Abschnitte und machen Sie sich Notizen für den ÜK.

Rollstuhl falten und entfalten

Arm- und Beinstützen entfernen und einsetzen

Bremsen

Reifendruck

2. Beschriften Sie die Abbildung (s. auch Kapitel 5.3 «Der Rollstuhl»).

LB 574

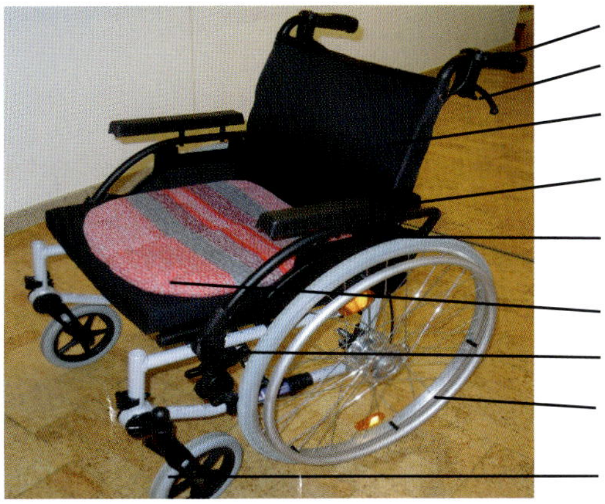

Vorbereiten des Rollstuhls

3. Ihre Klientin liegt noch im Bett, sie soll in den Rollstuhl mobilisiert werden. Sie haben den Rollstuhl geholt.
   a) Wie stellen Sie den Rollstuhl hin?

LB 153 f.

   b) Worauf achten Sie vor jeder Benutzung des Rollstuhls?

4. Besprechen Sie die Grundsätze mit Ihrer Kollegin und füllen Sie die Tabelle aus.

Grundsätze	Weiß ich	Werde ich mir merken
Armlehnen und Bein-/Fußstützen kann man entfernen; Rollstuhl nie daran hochheben.	☐	☐
Rollstuhl immer, wenn er steht, arretieren.	☐	☐
Sicherheitsgurte anlegen verhindert das Herausfallen.	☐	☐
Bei elektrischen Rollstühlen die Batterie regelmäßig aufladen; sie am besten jede Nacht ans Ladegerät hängen.	☐	☐
immer die Gebrauchsanweisung des jeweiligen Rollstuhls lesen und beachten.	☐	☐
Die Fußstützen müssen sich in einigen Zentimetern Entfernung vom Fußboden befinden und – vor allem an Toilettenstühlen – vor dem Aufstehen des Klienten unbedingt hochgeklappt werden. Bei vielen Modellen kommt es sonst aufgrund der Schwerpunktverlagerung zum Vorüberkippen des Stuhles und somit zum Sturz des Klienten.	☐	☐

Überbetrieblicher Kurs 1b (ÜK 1b)

Arbeitsaufträge ÜK 1b

Auftrag 1

Fahren im Rollstuhl allein

Üben Sie das Fahren mit dem Rollstuhl möglichst draußen. Stellen Sie die Beine auf die Fußraster, bewegen und lenken Sie den Rollstuhl nur mit den Händen.

Auftrag 2

Bilden Sie dreier Gruppen

Schieben einer Person im Rollstuhl (unter Aufsicht der verantwortlichen Lehrperson): normales Schieben/Bewältigen von Hindernissen

Schieben Sie Ihre Kollegin, wenn möglich auch steile Straßen hinauf und hinunter. Üben Sie das Bewältigen der Treppe.

Achtung: Ziehen Sie für beide Übungen gute, rutschfeste Schuhe an.

Reflexion und Auswertung

1. Werten Sie in der Gruppe und zusammen mit Ihrer Lehrperson aus.

Was war gut und angenehm als Klient?	Was weniger?

Was ist gut gelungen als Pflegende?	Was weniger?

2. Worauf werden Sie besonders achten, wenn Sie Frau Grau das nächste Mal im Rollstuhl fahren.

Vorbereitung überbetrieblicher Kurs 1c (ÜK 1c)

Arbeitsaufträge für den ÜK 1c

- **Klientin mit dem Patientenheber auf den Rollstuhl mobilisieren**
- **Klienten mit Hilfe des Patientenhebers vom Boden aufheben**

Umgang mit dem Patientenheber

1. Gibt es auf ihrer Abteilung einen Patientenheber?
2. Wenn ja, diskutieren Sie mit Ihren Kolleginnen zusammen, ob und für welche Situationen der Patientenheber gebraucht wird.

Arbeitsaufträge

3. Machen Sie sich Notizen für den Umgang mit dem Patientenheber für den ÜK.

LB 154 f.

Vorbereitung

Vorgehen

Pflege des Gerätes

Überbetrieblicher Kurs 1c (ÜK 1c)

ÜK

- Arbeiten Sie mindestens zu dritt (Klientin, 2 AGS, evtl. 1 Beobachterin)

Auftrag 1

Klientin mit dem Patientenheber vom Bett auf den Rollstuhl mobilisieren

- Führen Sie das Mobilisieren mit dem Patientenheber vom Bett in den Rollstuhl nach Plan durch.

Auftrag 2

Klientin vom Rollstuhl zurück ins Bett transferieren

- Führen Sie das Mobilisieren mit dem Patientenheber vom Rollstuhl ins Bett nach Plan durch.

Auftrag 3

Klienten mit dem Patientenheber vom Boden aufnehmen und aufs Bett legen

- Führen Sie das Mobilisieren mit dem Patientenheber vom Boden ins Bett nach Plan durch.

Auswertung

1. Werten Sie in der Gruppe und zusammen mit Ihrer Lehrperson aus.

Was war gut und angenehm als Klient?	Was weniger?

Was ist gut gelungen als Pflegende?	Was weniger?

2. Was werden Sie künftig beim Klienten beachten?

Immobilität

Reflexion

- Welche Auswirkungen kann Immobilität auf die einzelnen Lebensaktivitäten haben?
- Überlegen Sie sich, bei welchen Lebensaktivitäten (LA) Frau Grau eingeschränkt ist und was Sie (wenn möglich mit der Klientin zusammen) dagegen tun können.
- Füllen Sie die Tabelle aus.

LB 142 f.

Lebensaktivitäten (LA)	Probleme im Zusammenhang mit den LA	Mögliche Unterstützung
Für eine sichere Umgebung sorgen		
Kommunizieren		
Atmen		
Essen und trinken		
Ausscheiden		
Sich sauber halten und kleiden		

Körpertemperatur regulieren		
Sich bewegen		
Arbeiten und spielen		
Seine Geschlechtlichkeit leben		
Schlafen		

Anatomie/Physiologie: Nervensystem, Gehirn

LB 157–163

Gliederung des Nervensystems

1. Kreuzen Sie die Anteile an, die zum zentralen Nervensystem (ZNS) gehören.

   ☐ Rückenmark ☐ Rückenmarksnerven ☐ Hirnnerven ☐ Gehirn

2. Wie heissen die Nervenbahnen:

   a) die Meldungen von z.B. der Haut zum Rückenmark oder Gehirn leiten?

   ____

   b) die «Befehle» vom Gehirn oder dem Rückenmark z. B. zu den Muskeln leiten?

   ____

3. Nennen Sie die Aufgaben des Nervensystems.

LB 158

   ____

   ____

   ____

Das Nervengewebe

LB 158

4. Vervollständigen Sie:

   a) Die Nervenzellen dienen der ______________ und ______________ ______________.

   b) Die Gliazellen ______________ und ______________ die Nervenzellen.

LB 158

Die Nervenzelle

5. Beschriften Sie das Anatomie-Schema.

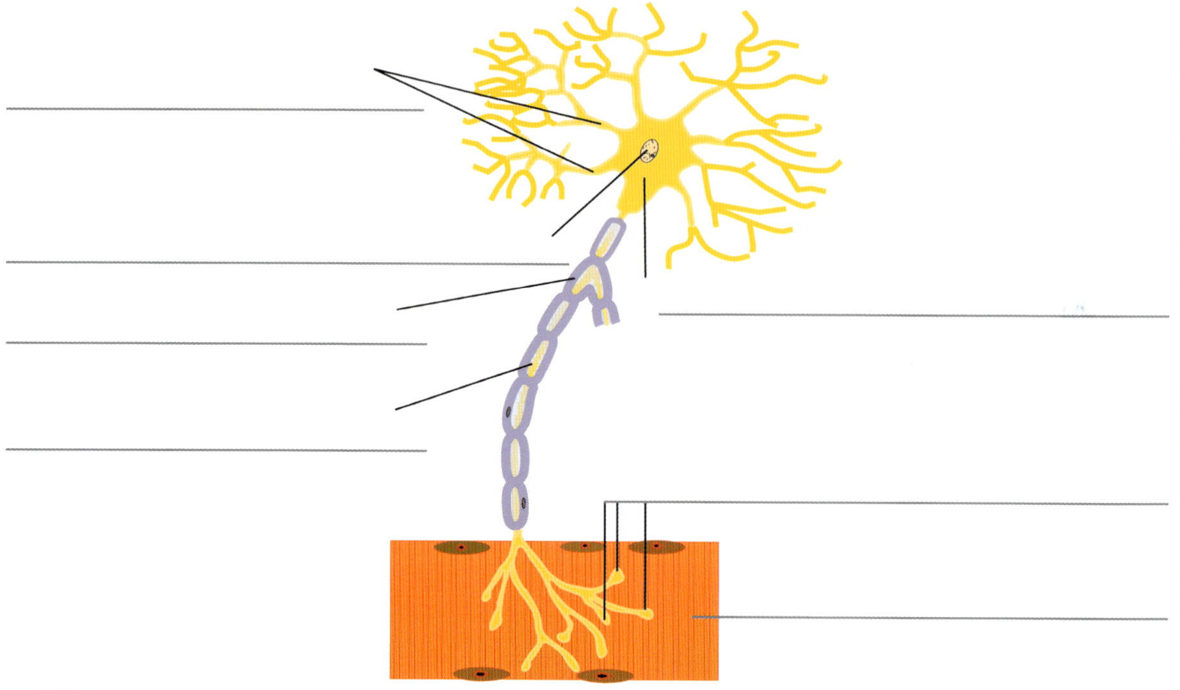

LB 159

Das Zentrale Nervensystem

Das Gehirn

6. Vervollständigen Sie den Text.

Das Gehirn ist die ______________________ des Körpers und ist das komplizierteste lebende Gebilde, das es gibt. Es ist ca. __________ schwer und besteht aus über zehn Milliarden ______________________; jede von ihnen ist mit bis zu 10000 andere Nervenzellen verbunden. So werden auf Billionen von Verbindungswegen Nachrichten übermittelt.

7. Schreiben Sie die Nummern an die richtige Stelle im Anatomieschema.

1. Großhirn
2. Balken
3. Thalamus
4. Hypothalamus
5. Hypophyse
6. Mittelhirn
7. Brücke
8. verlängertes Mark
9. Kleinhirn
10. Zirbeldrüse

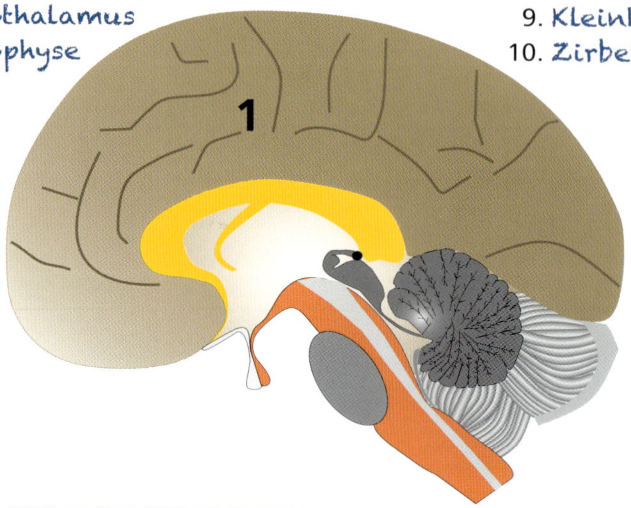

Das Großhirn

LB 160

8. Das Großhirn hat zwei ______________________________,
die durch ______________________ miteinander verbunden sind. Außen am
Großhirn befindet sich die ______________________________, innen ist das ______
______________________________.

Rindenfelder

9. Die Großhirnrinde ist in verschiedene Felder, die man Rindenfelder nennt, eingeteilt. Jedes Rindenfeld hat eine besondere Bedeutung. Ordnen Sie die Erklärungen (mit Pfeilen) dem richtigen Rindenfeld zu.

Rindenfelder	Erklärung
Rindenfelder der Sinnesorgane	Von hier gehen die Befehle zur Steuerung bewusster Bewegungen aus.
Motorisches Rindenfeld	Erhält Informationen über Empfindungen von der Peripherie (der Haut, den Muskeln, den Gelenken, den inneren Organen), verarbeitet Sinneseindrücke.
Sensorisches Rindenfeld	Die Empfindungen aus den großen Sinnesorganen (Sehen, Hören, Riechen, Schmecken) gelangen zu speziellen Rindenfeldern.

Das Zwischenhirn

LB 160

10. Beschreiben Sie stichwortartig die Aufgaben:
    a) des Thalamus

____

____

    b) des Hypothalamus

____

____

Der Hirnstamm

LB 161

11. Aus welchen Teilen besteht der Hirnstamm?

    a) ____________________, b) ____________________, c) ____________________

12. Welche wichtigen Zentren befinden sich im verlängerten Mark?

____

____

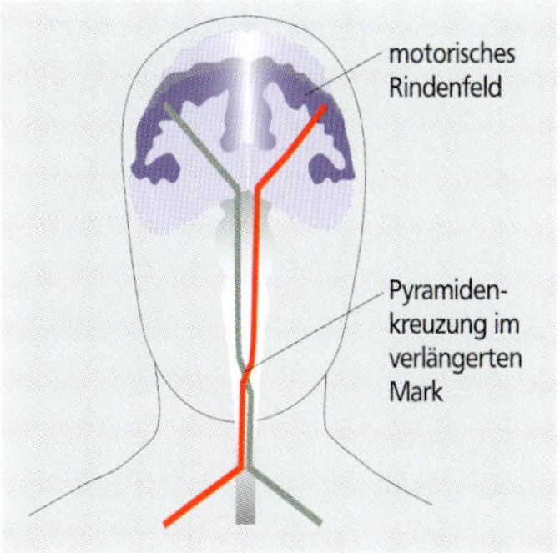

13. Erklären Sie mit Hilfe der Abbildung (Pyramidenbahnen), warum Herr Moser auf der linken Seite gelähmt ist, obwohl er eine Hirnblutung in der rechten Hirnhälfte hatte.

____

____

____

____

LB 161

Das Kleinhirn

14. Das Kleinhirn ist zuständig für ____________________

Das Rückenmark

15. Wo liegt das Rückenmark? ____________________

16. Was kann passieren, wenn es z. B. in der Höhe der Lendenwirbelsäule verletzt wird?

____

Die Hirnhäute

17. Von welchen drei Hirnhäuten wird das Gehirn umgeben?

a) ____________, b) ____________, c) ____________.

LB 161 f.

Das periphere Nervensystem

18. Das periphere Nervensystem besteht aus 12 Paar ____________________

und aus 31 Paar ____________________.

19. Lesen Sie im Lehrbuch und erklären Sie in eigenen Worten, was ein Reflex ist.

____

____

LB 163

Das vegetative Nervensystem

20. Welche Aufgabe hat das vegetative Nervensystem?

____

____

21. Wie heißen die zwei Arten von Nervenfasern des vegetativen Nervensystems?

a) ____________________ b) ____________________

LB 163–165

Morbus Parkinson

Fallbeispiel

Herr Eng leidet seit einigen Jahren an Morbus Parkinson. Er wohnt mit seiner Frau zusammen bei Ihnen auf der Abteilung. Herr Eng kann oft nicht mehr selbst essen, weil seine Hände zittern und er das Besteck nicht mehr halten kann. Manchmal kann der Klient gut gehen, dann wieder bleibt er ruckartig stehen und es geht keinen Schritt mehr weiter. Es sieht oft gefährlich aus und man hat Angst, dass Herr Eng stürzt. Der Klient hat oft auch Mühe beim Sprechen; es dauert manchmal eine ganze Weile, bis er sagen kann, was er möchte.

____

____

____

____

____

Aufgaben

1. Führen Sie das Fallbeispiel noch weiter aus. Falls nicht alle von Ihnen schon Klienten mit Morbus Parkinson betreut haben, ist es vielleicht möglich, dass eine oder zwei pro Gruppe Bescheid wissen und den andern von Problemen und deren Bewältigung erzählen können.

2. Schreiben Sie die Probleme, die Herr Eng (und Ihr Klient) bei der Bewältigung der Lebensaktivitäten haben und Möglichkeiten, sie zu unterstützen, auf.

Problem	Mögliche Unterstützung (Pflegemaßnahmen)

3. Nennen Sie weitere Maßnahmen, die bei der Pflege eines Klienten mit Morbus Parkinson wichtig sein können.

LB 164

Der Schlaganfall (Apoplexie)

LB 165–170

1. Beschreiben Sie den Unterschied zwischen Hirninfarkt und Hirnblutung.

2. Was passiert dabei mit dem Hirngewebe?

Erhöhte Hirnschlagrisiken

LB 166

3. Kreuzen Sie die richtigen Antworten an.
   - ☐ Zu hoher Blutdruck/ Zu große Blutdruckschwankungen
   - ☐ Zu viel Bewegung
   - ☐ Flüssigkeitsmangel
   - ☐ Herzerkrankungen
   - ☐ Stress
   - ☐ Rauchen und Einnahme der Antibabypille
   - ☐ Cholesterinspiegel erhöht
   - ☐ Diabetes
   - ☐ Zu niedriges Gewicht

LB 167

4. Betrachten Sie das Schema im Lehrbuch (S. 176) und überlegen Sie, welche Unterschiede es ausmacht, ob der Schlaganfall in der rechten oder in der linken Gehirnhälfte stattgefunden hat. Schreiben Sie auf, welche Symptome sich zeigen .

Schlaganfall links	Schlaganfall rechts

LB 169

5. Wie können Sie einen Klienten mit einer Halbseitenlähmung in seinen Lebensaktivitäten (LA) unterstützen?

Lebensaktivitäten (LA)	Probleme im Zusammenhang mit den LA	Mögliche Unterstützung
Sich sauber halten und kleiden		
Für eine sichere Umgebung sorgen		
Ausscheiden		

Sich bewegen		
Essen und trinken		
Kommunizieren		

Was ich noch wissen wollte:

Fragen an die Praxis	Antworten

Fragen für den ÜK	Antworten

Fragen für den Unterricht	Antworten

Fragen für den ABU	Antworten

1.6 Führt die Gewichts- und Größenkontrolle sowie die Kontrolle von Vitalzeichen durch

Typische Situation

Die Assistentin Gesundheit und Soziales EBA Anna Bur arbeitet auf der Rehabilitation und erhält den Auftrag, den übergewichtigen Herrn Pfeifer zu wägen. Herr Pfeifer weiß, dass er heute gewogen wird, und wartet schon gespannt auf das Ergebnis. Er hofft, dass er abgenommen hat.

Anna Bur entnimmt der Pflegedokumentation, dass Herr Pfeifer wöchentlich mit der Sitzwaage der Station gewogen wird. Das Wägen findet vor dem Frühstück, nur mit dem Pyjama bekleidet und ohne Schuhe statt.

Anna Bur überprüft, ob die Waage korrekt eingestellt und der Akku geladen ist, und bringt sie ins Zimmer. Sie achtet darauf, dass die Waage korrekt aufgestellt und arretiert ist. Sie unterstützt Herrn Pfeifer beim Absitzen und beim Ausziehen der Schuhe. Nach dem Wägen liest Anna Bur das Ergebnis ab und darf dieses dem Klienten mitteilen. Herr Pfeifer freut sich, dass er ein Kilo abgenommen hat.

Anna Bur notiert das Ergebnis mit Namen und Zimmernummer sofort. Anschließend bringt sie die Waage an ihren Standort zurück, reinigt und desinfiziert sie vorschriftsgemäß und schließt den Akku an. Zum Schluss desinfiziert Anna Bur ihre Hände.

Anna Bur meldet das Resultat der verantwortlichen Pflegefachfrau.

Situationskreis

Gewicht, Größe und Puls-, Blutdruck- und Temperaturmessungen

Berufskunde

- Gewichtskontrolle
- Größenkontrolle
- Standards zur Vitalzeichenkontrolle
- Messgeräte (Fieberthermometer, Pulsuhr, Blutdruckgerät)
- *Handlungsleitende Kenntnisse der Anatomie und Physiologie von Blut, Herz und Kreislauf (s. Kap. 1.4)*

ÜK

- Misst Gewicht, Blutdruck, Puls und Temperatur
- Kennt, handhabt und reinigt die zugehörigen Geräte

Fähigkeiten in der Praxis

- Beherrscht die Messtechniken
- Handhabt und reinigt die Messgeräte
- Erkennt und vermeidet Messfehler
- Trägt die Werte in das Dokumentationssystem ein
- Meldet die gemessenen Werte unmittelbar der zuständigen Fachperson

Die typische Situation

AB 153

Lesen Sie die typische Situation.

- Haben Sie alles verstanden? den Inhalt? die einzelne Wörter?
- Notieren Sie, was Sie nicht verstanden haben, fragen Sie oder schauen Sie Wörter usw. z. B. im Glossar nach, schreiben Sie die Erklärung auf.

Fragen zum Inhalt	Erklärung
Einzelne Wörter	**Erklärung**

Gewichtskontrolle

Reflexion

- Wägen Sie sich von Zeit zu Zeit?
- Wie oft und wann? Begründen Sie Ihre Antwort.
- Welche Waage benutzen Sie?
- Welche Arten von Waagen kennen Sie?

Klienten wägen

LB 172

1. Welche Klienten werden gewogen? Wann?

- __________
- __________
- __________
- __________
- __________
- __________
- __________

2. Lesen Sie die Gebrauchsanweisung Ihrer Sitzwaage. Erklären Sie Ihren Kolleginnen die Funktion und den Gebrauch der Sitzwaage.

3. Notieren Sie stichwortartig:

- Welche **Informationen** hat Anna Bur bezüglich des Wägens von Herrn Pfeifer?
- Woher hat sie die Informationen?
- Welche **Vorbereitungen** trifft die AGS vor dem Wägen eines Klienten, worauf achtet sie?

- Wie geht A. Bur vor? (**Durchführung**)
- Was tut sie nach dem Wägen? (**Nachbereitung**)

4. Darf Frau Bur Herrn Pfeifer sein Gewicht mitteilen? ____________

Vorbereitung überbetrieblicher Kurs (ÜK)

Arbeitsaufträge für den ÜK

- **Körpergewicht messen**
- **Körpergröße messen**
- **Körpertemperatur messen**
- **Atemzüge zählen**
- **Puls zählen**
- **Blutdruck messen**
- **Kennen, handhaben und reinigen der zugehörigen Geräte**

Planungen für den ÜK vorbereiten

- Lesen Sie die jeweiligen Abschnitte im Lehrbuch.
- Bearbeiten Sie die jeweiligen Kapitel im Arbeitsbuch.
- Machen Sie **für jeden Arbeitsauftrag eine Planung**: Vorbereitung, Durchführung, Nachbereitung, Auswertung, Besonderes (s. Beispiele in den Kap. 1.3, 3.2 und 5.1 oder eine eigene Kreation), die Sie bei der praktischen Arbeit (im ÜK oder auf Ihrer Abteilung) als «Spickzettel» benutzen können.
- Führen Sie jeden Auftrag genau nach Planung durch.

AB 50, 354 ff., 449

Körpergewicht messen (wägen)

LB 172

1. Sie werden am nächsten Montag Ihre Klientin Frau Küng wägen. Bereiten Sie die Planung vor.

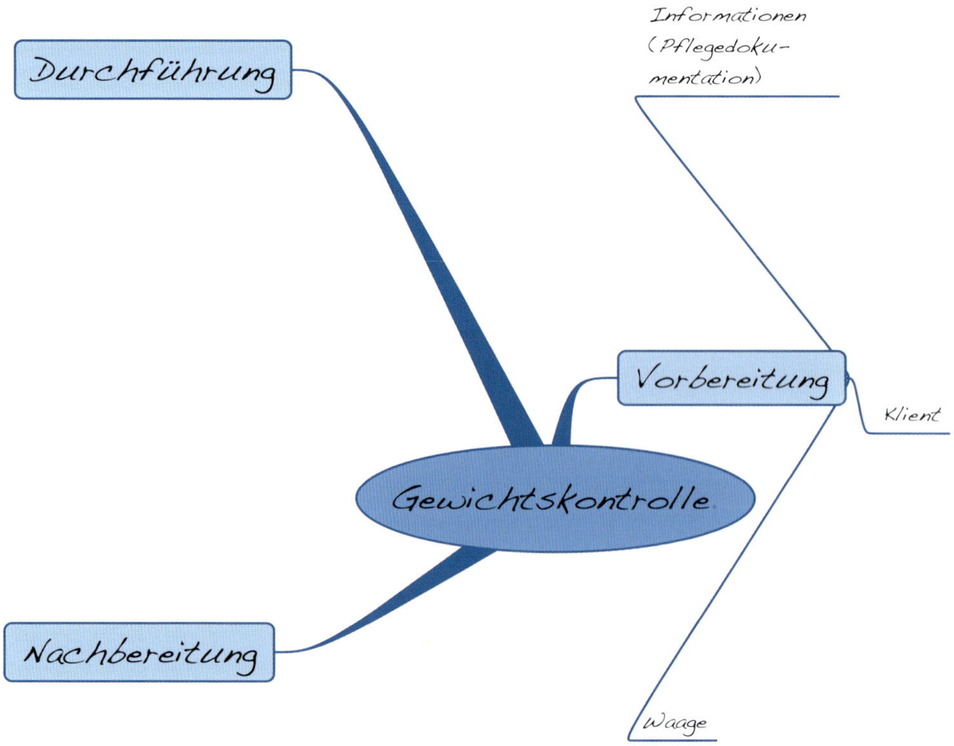

LB 472 ff.

2. Reinigen und warten Sie die Waage (s. Kap. 5.3).

Körpergröße messen

LB 172 f.

3. Aus welchem Grund wird oft beim Eintritt eines Klienten ins Spital/Heim die Körpergröße bestimmt?

4. Erklären Sie (in Stichworten) den Vorgang.

➲

➲

➲

➲

Vitalzeichen messen

LB 173–183

1. Was heißt Vitalzeichen?

2. Was gehört zu den Vitalzeichen?

3. Warum muss man sie messen?

Körpertemperatur messen

LB 173

4. Schreiben Sie die Unterschiede bei der Messdauer und die Vor- und Nachteile der verschiedenen Messarten auf.

Messart	Messdauer	Vorteil/Nachteil	Ergebnis
in der Axelhöhle (axillär) in der Leiste (inguinal)			
im Enddarm (rektal)			
in der Mundhöhle (oral), unter der Zunge (sublingual)			
im Ohr (otal)			

5. Diskutieren Sie zu zweit:
   a) An welcher Stelle wird auf Ihrer Abteilung die Temperatur häufig gemessen?

b) Wo wird sie bei Kindern gern gemessen? Begründen Sie Ihre Aussage.

c) Wo bei sehr mageren unruhigen Klienten? Begründen Sie Ihre Aussage.

Thermometerarten

LB 173 f.

6. In den Institutionen wird die Temperatur in der Regel mit dem Digital- oder dem Ohrthermometer gemessen. Klienten zuhause haben oft noch Maximalthermometer.
   a) Schreiben Sie in die Tabelle auf der vorherigen Seite zu den verschiedenen Messarten, welches Thermometer Sie für welche Messart benutzen würden.
   b) Welche Thermometer brauchen Sie auf Ihrer Abteilung?

   c) Beschreiben Sie die Anwendung eines Digitalthermometers.

➲
➲
➲
➲
➲

   d) Beschreiben Sie kurz die Funktion des Infrarot-Ohrthermometers.

Messmethoden

LB 173 f.

7. Notieren Sie (auf der Tabelle, in einem Mindmap oder auf einem Stück Papier) stichwortartig

	axilläre Messung	rektale Messung	sublinguale Messung	otale Messung
Vorbereitung				
Vorgehen				
Besonderes				

8. Wie gehen Sie mit den gebrauchten Thermometern um?

➲ ______________________________

➲ ______________________________

➲ ______________________________

9. Lesen Sie die Grundsätze, kreuzen Sie das Zutreffende an.

LB 175

Grundsätze	Weiß ich	Werde ich mir merken
Beim Einführen in den Enddarm das Thermometer schützen, anfeuchten und vorsichtig mit sanftem Druck einführen, dabei immer auf Hämorrhoiden (außen und innen) achten!	☐	☐
Klienten während der Rektalmessung zudecken, damit er nicht friert und um die Intimsphäre zu schützen.	☐	☐
Bei unruhigen Personen das Thermometer immer festhalten!	☐	☐
Um eine Verschleppung von Krankheitskeimen zu vermeiden, sollte jeder Kranke sein eigenes Fieberthermometer haben, andernfalls ist das Thermometer nach jedem Gebrauch zu desinfizieren.	☐	☐
Gemessene Werte sofort aufschreiben, zu hohe oder zu tiefe Werte der Vorgesetzten melden.	☐	☐
Wenn ein Maximalthermometer zerbricht, das Quecksilber sofort aufwischen (nicht berühren!), in ein luftdicht verschließbares Gefäß geben und in die Apotheke bringen. Quecksilber verdunstet bei Zimmertemperatur; die Dämpfe werden eingeatmet und können zu schweren Vergiftungen führen.	☐	☐

Atemzüge zählen

LB 175 f.

10. Was sagen Sie dem Klienten, wenn Sie seine Atemzüge zählen sollen?

____

11. Wie gehen Sie vor?

➲ ______________________________

➲ ______________________________

➲ ______________________________

➲ ______________________________

➲ ______________________________

Puls und Pulskontrolle

LB 176 f.

12. Setzen Sie die Wörter an die richtigen Stellen im Lückentext.

Aorta, Systole, die Pulswelle, der Anschlag einer Blutwelle in den Gefäßen, 65 bis 85, linken, Arterien.

Der Puls ist ______________________________, hauptsächlich in den Arterien. Jedesmal, wenn sich die Herzkammern zusammenziehen = ____________, werden aus der ____________ Kammer 70 bis 100 ml Blut in die ____________ gedrückt. Von der

Aorta gelangt das Blut in alle ______________ unseres Körpers. Da die Gefäße elastisch sind, dehnen sie sich jedesmal aus, wenn ein Blutstoß kommt, und ziehen sich gleich wieder zusammen, ________ bis ________ Mal pro Minute. Das ergibt eine nie endende fortlaufende Blutwelle in unseren Blutgefäßen. So läuft eine wellenförmige Bewegung vom Herzen bis in die kleinsten Arterien: ______________________ .

13. Wo können Sie den Puls allgemein fühlen?

____

LB 177

14. Wie heißen die Arterien, bei denen Sie den Puls beim Klienten (oder bei sich selbst) gut fühlen können? Beschriften Sie das Schema.

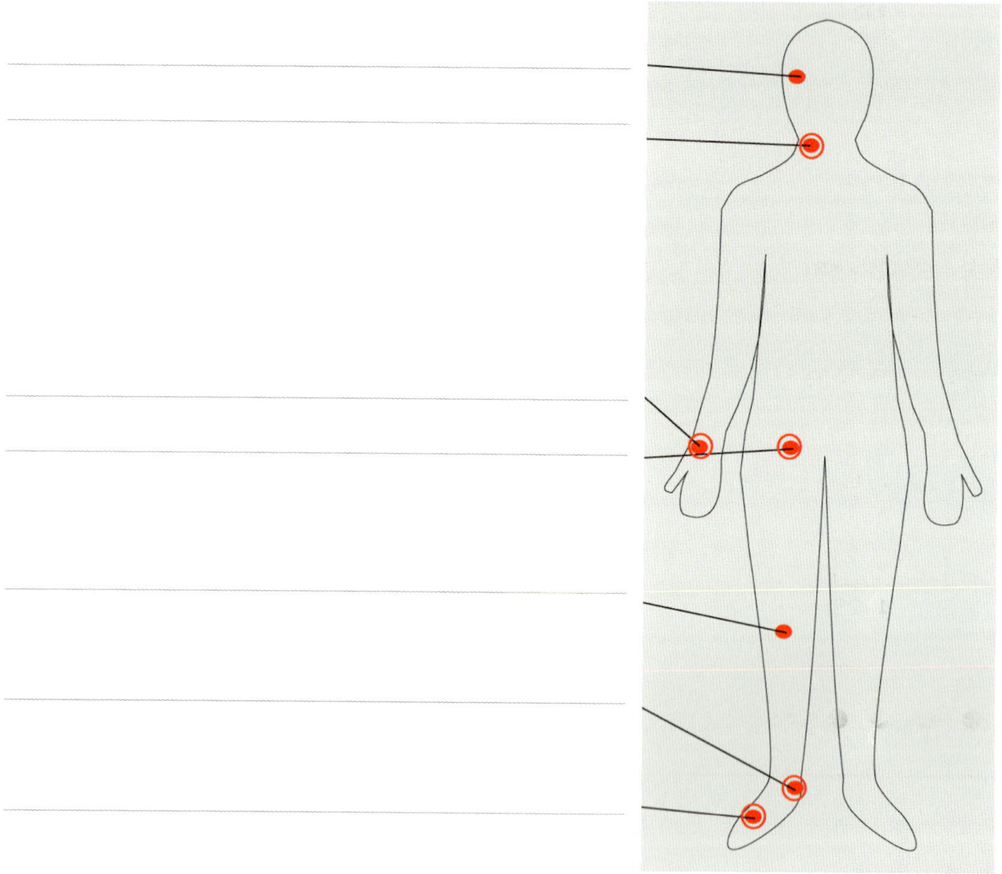

Pulsfrequenz

LB 178

15. Erklären Sie das Wort Frequenz.

____

____

16. Was heißt Pulsfrequenz?

____

____

17. Wie oft schlägt der Puls eines

a) Erwachsenen ________________, b) eines alten Menschen ________________ (Normalwerte)?

18. Bezeichnen Sie die Abweichungen und ihre Ursachen:

Tachykardie heißt ________________	**Ursachen (physiologisch)**	**Ursachen (pathologisch)**
mehr als ________ Pulsschläge/ Minute		
Bradykardie heißt ________________	**Ursachen (physiologisch)**	**Ursachen (pathologisch)**
weniger als ________ Pulsschläge/ Minute		

Pulsrhythmus

19. Was heißt Pulsrhythmus?

____

20. Was ist eine Arrhythmie?

____

21. Benennen Sie den Pulsrhythmus und die Arrhythmien auf der Abbildung.

LB 179

15 Sekunden

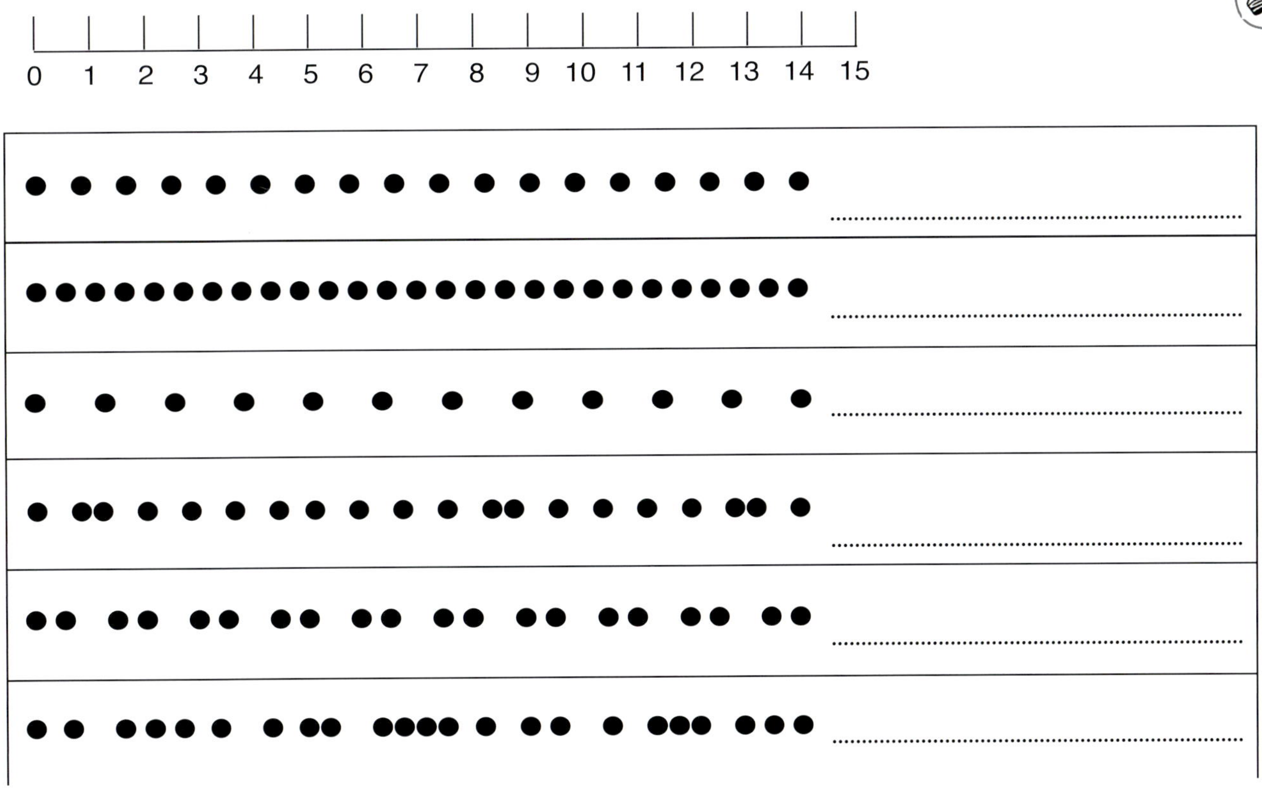

LB 178 f.

Pulsqualität

22. Wie ist die Pulsqualität beim gesunden Menschen?

____

____

23. Nennen Sie drei pathologische Abweichungen und ihre Ursachen.

Abweichung	Ursachen

LB 180 ff.

Blutdruck und Blutdruckkontrolle

Der Blutdruck

24. Lesen Sie den Abschnitt «Der Blutdruck» und vervollständigen Sie den Text.

Der Blutdruck ist während der ______________ am höchsten, man nennt ihn deshalb den ______________________________. Er ist während der ______________ am tiefsten und man nennt ihn den ______________________________.

Weil die Gefäßwände in der Regel ______________ herrscht immer Druck.

25. Was heißt mm Hg? ______________________________?

26. Ihr unterer Blutdruck beträgt 80, der obere 115. Schreiben Sie die beiden Werte richtig auf:

______________.

LB 180 f.

Messen des Blutdrucks

Reflexion

27. Haben Sie bei sich selbst oder bei Klienten schon den Blutdruck gemessen? Wenn ja, haben Sie die Töne gut gehört? Hatten Sie Probleme damit? Welche?

____

____

28. Welche Blutdruckgeräte kennen Sie?

____

____

29. Welche werden bei Ihnen in der Institution verwendet?

____

30. Lesen Sie die Gebrauchsanweisung der Geräte, die Sie verwenden. Schreiben Sie stichwortartig auf, worauf Sie bei Ihrem Gerät achten müssen.

Gebrauch

Reinigung

Wartung

31. Füllen Sie das Arbeitsblatt «Beschreiben Sie das Vorgehen beim Blutdruck messen» aus.

AB 164

32. Wann darf der Blutdruck an einem Arm nicht gemessen werden?

-
-
-

33. Nennen Sie Fehlerquellen beim Messen des Blutdrucks.

LB 181

-
-
-
-
-
-
-

34. Machen Sie eine Planung für das Messen des Blutdrucks.

LB 182

Vorgehen beim Blutdruck messen

Vorgehen

Sie legen die Manschette an;

wie? ______________________________

____

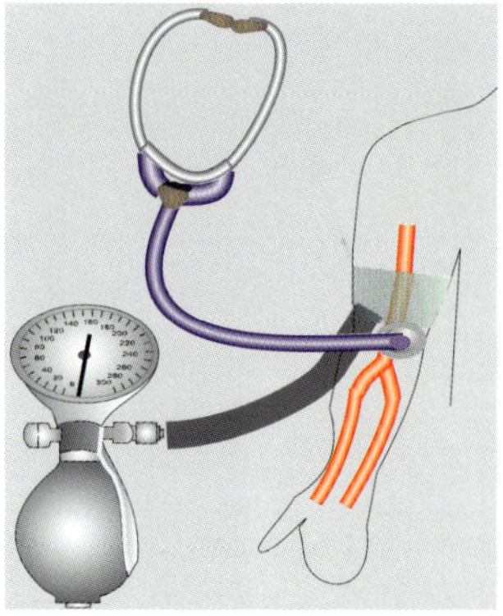

Sie hören kein Geräusch, warum?

Sie schließen das Ventil und pumpen die Manschetten auf.

Wie hoch, wenn der zu erwartende Wert z. B. 130 mm Hg beträgt?

__________ Warum so hoch?

Was tun Sie, wenn Sie den Blutdruckwert nicht kennen:

____

____

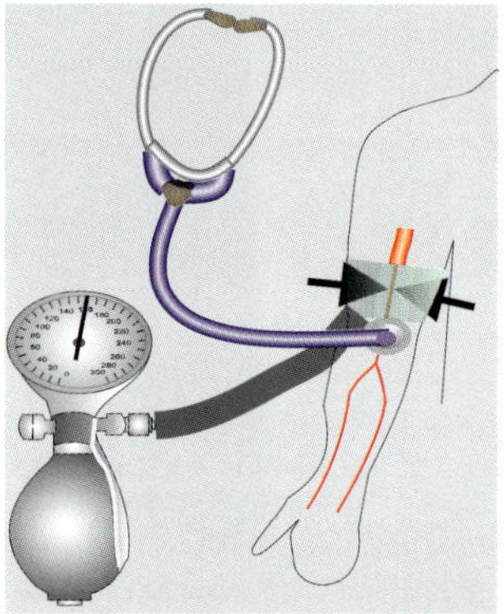

Warum hören Sie hier kein Geräusch?

Was tun sie mit dem Stethoskop?

-

-

Was mit dem Ventil?

-

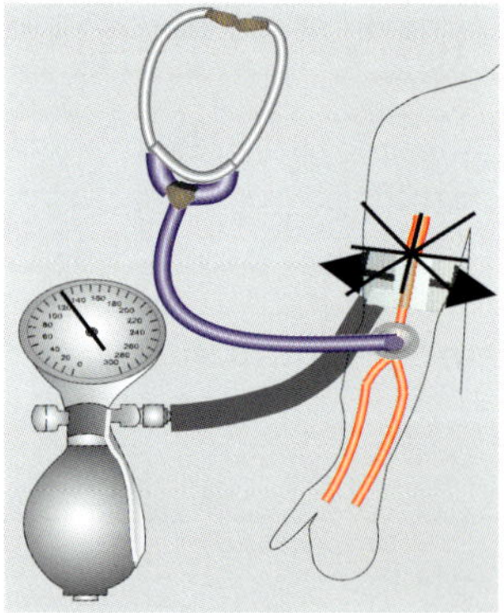

Was ist der systolische Druck?

Wie geht es weiter?

-

-

-

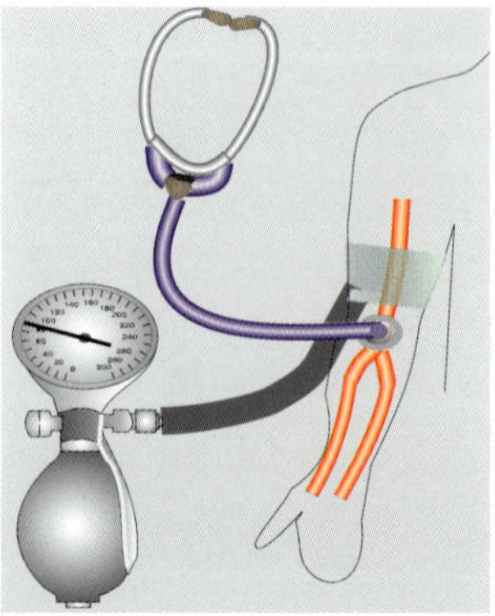

Was ist der diastolische Druck?

Blutdruckwerte

LB 181

35. Wie hoch ist Ihr Blutdruck? ____________ / ____________

36. Wie hoch sollte er sein? ____________ / ____________

37. Welche Grenzen sollte der Blutdruck beim Erwachsenen nicht übersteigen?

____________ / ____________

38. Warum haben ältere Menschen oft einen zu hohen Blutdruck?

LB 183

39. Schreiben Sie in die Tabelle abweichende Blutdruckwerte und ihre Ursachen.

Hypertonie heißt: ____________	**Ursachen** (physiologisch)	**Ursachen** (pathologisch)
Der Wert ist höher als ________ / ________ mm Hg		

Hypotonie heißt: ____________	**Ursachen** (physiologisch)	**Ursachen** (pathologisch)
Der Wert ist tiefer als ________ / ________ mm Hg		

40. Sie haben bei Frau Meili einen Blutdruck von 190/110 gemessen. Sie haben in der Patientendokumentation gelesen, dass der systolische Druck nicht mehr als 160 sein soll. Was tun Sie (der Reihe nach)?

➲ ____________

➲ ____________

➲ ____________

ÜK

Überbetrieblicher Kurs (ÜK)

Aufträge (Posten) zur Kontrolle von Gewicht, Größe und Vitalzeichen

- Richten Sie verschiedene Arbeitsplätze (Posten) ein und erfüllen Sie in Gruppen die untenstehenden Aufträge.
- Richten Sie jeweils das Material.
- Arbeiten Sie nach den Anleitungen Ihrer Planung.
- Besorgen Sie sich das Dokument, das auf Ihrer Abteilung gebraucht wird, um Messwerte des Klienten einzutragen oder brauchen Sie das Blatt aus der Pflegedokumentation (auf der nächsten Seite) im Arbeitsbuch. Tragen Sie alle gemessenen Werte korrekt ein.
- Reinigen und desinfizieren Sie jeweils die gebrauchten Messgeräte nach Vorschrift.
- Jede Gruppe und jede Lernende muss jeden Arbeitsauftrag ausgeführt haben.
- Geben Sie sich gegenseitig ein Feedback zur Durchführung der Messungen (siehe Regeln Feedback).

LB
358 f.

Auftrag 1

Körpergewicht messen

- Wägen Sie sich gegenseitig. Nehmen Sie Ihre Notizen oder das Buch zu Hilfe. Schreiben Sie das Gewicht nach dem Wägen sofort in Ihre Pflegedokumentation «Kardex» ein.
- Werten Sie mit Hilfe Ihrer Notizen aus, ob der Ablauf des Wägens korrekt war, ob Sie nichts vergessen haben, ob das Gewicht stimmt, ob der «Klient» und Sie zufrieden sind.
- Am nächsten Mittwoch dürfen Sie drei Klienten wägen. Machen Sie Notizen, wie Sie vorgehen wollen und überlegen Sie, mit wem Sie anschließend Ihre Arbeit auswerten können.

Auftrag 2

Körpergröße messen

- Messen Sie gegenseitig Ihre Körpergröße und tragen Sie sie in Ihre Pflegedokumentation, z. B. oberhalb des Blutdrucks ein.

Auftrag 3

Körpertemperatur messen

- Führen Sie an einer Kollegin/einem Kollegen eine axilläre und eine otale (im Ohr) Temperaturmessung durch.
- Tragen Sie die ermittelten (unterschiedlichen?) Werte in der Dokumentation korrekt ein.
- Üben Sie das Eintragen in die Fieberkurve (falls noch in Gebrauch).

Auftrag 4

Puls zählen

- Zählen Sie bei einer Kollegin/einem Kollegen die Pulsschläge am Handgelenk
  a) während 1 Minute
  b) wärend 15 Sekunden, rechnen Sie mal 4. Tragen Sie die Werte ein.
- Wie ist
  a) die Pulsfrequenz:

  b) der Rhythmus:

  c) die Qualität:

Patient	Patienten-Nr.	Klasse	Zimmer-Nr.	Eintritt	Allergien:	Blatt ___
	Geburtsdatum	Zivilstand	Abteilung	Austritt		

Datum	Az	Untersuchungen / Konsilien	Stop	Dat.	Monat / Tag

Spital - Opstag

P	T
150	40 °
130	39 °
110	38 °
90	37 °
70	36 °
50	35 °

Gewicht
Trinkmenge
Infusionsmenge
Urin – Menge / DK
Diabetesblatt
Magensonde
Erbrechen
Redon
Drain
Blut-ung
Stuhl
Bilanz
AK – Quick
Kost
Blut-druck

▲ Laboruntersuchungen
▼ Medikamente per os u. rektal – Mo | Mi | Ab | X
▲ Medikamente parenteral
▼ Reservemedikament
▲ Therapien

Abbildung: Pflegedokumentation Solothurner Spitäler

Auftrag 6

Blutdruck messen

- Messen Sie Ihrer Kollegin/Ihrem Kollegen den Blutdruck:
  a) mit einem Manometer, einer Blutdruckmanschette und einem Stethoskop
  b) mit einem digitalen Messgerät
- Tragen Sie die Werte in die Pflegedokumentation ein.

Auswertung

1. Tauschen Sie Ihre Eindrücke und Empfindungen aus.

Was war gut und angenehm als Klient?	Was weniger?
Was ist gut gelungen als Pflegende?	**Was weniger?**

- Was werde ich zukünftig beim Klienten beachten?
- Gab es Schwierigkeiten oder Störungen im Ablauf?
- Welche Fragen sind während der Durchführung entstanden?

2. Halten Sie Fragen und Unklarheiten schriftlich fest.

Koronare Herzkrankheit (KHK)

LB 183–186

1. Was ist eine koronare Herzkrankheit?

2. Haben Sie schon einen Klienten mit einer koronaren Herzkrankheit erlebt? Wenn ja:
   a) Welche Symptome hatte er?

   b) Was musste man tun?

▸▸

▸▸

▸▸

   c) Wenn nicht, lesen Sie im Lehrbuch nach und beantworten Sie die folgenden Fragen.

LB 184

3. Was ist das Hauptsymptom?

4. Was passiert bei der koronaren Herzkrankheit im Herzmuskel?

5. Welches sind Risikofaktoren für eine KHK? Kreuzen Sie die richtigen Antworten an.

- ☐ Hypotonie
- ☐ Hohe Blutfettwerte (v.a. Cholesterin)
- ☐ Untergewicht
- ☐ Viel Bewegung
- ☐ Rauchen
- ☐ Diabetes mellitus
- ☐ Andauernder Stress

6. Welche Gefahr besteht?

Herzinfarkt

LB 184

1. Die Symptome beim Herzinfarkt sind wie bei der KHK; welche kommen noch dazu?

2. Wenn ein Klient über Schmerzen in der Herzgegend klagt müssen Sie das sofort weiter melden. Was müssen Sie dem Arzt oder der Vorgesetzten genau berichten?

-
-
-
-
-
-

Was ich noch wissen wollte:

Fragen an die Praxis	Antworten

Fragen für den ÜK	Antworten

Fragen für den Unterricht	Antworten

Fragen für den ABU	Antworten

Erkennt außerordentliche Situationen und holt Hilfe

1.7

Typische Situation

Die Assistentin Gesundheit und Soziales EBA Lisa Mai badet Frau Kamber mit Hilfe des Badelifts. Lisa Mai Frau wäscht den rechten Fuß von Frau Kamber und fragt diese, ob es kitzelt. Frau Kamber gibt keine Antwort. Lisa Mai schaut auf und sieht, dass Frau Kambers Gesicht ganz blass und ihre Stirne mit Schweißperlen bedeckt ist. Auch scheint ihr die Klientin sehr schläfrig und nicht ansprechbar.
Lisa Mai überlegt nicht lange und löst den Alarm aus. Sie zieht den Stöpsel, um das Wasser aus der Wanne zu lassen. Sie stützt den Kopf der Klientin, damit dieser nicht unter Wasser geraten kann. Jetzt kommen die Kolleginnen. Gemeinsam können sie Frau Kamber aus der Wanne heben und die nötigen Hilfsmaßnahmen ergreifen.

Situationskreis

Außerordentliche Situationen und Notfallsituationen sowie die entsprechenden Maßnahmen

Berufskunde

- Typische Notfallsituationen und die entsprechenden Maßnahmen
- Zeichen von lebensbedrohlichen Komplikationen und Störungen

ÜK

- Führt Erste Hilfe durch und wendet den Defibrillator an

Fähigkeiten in der Praxis

- Beobachtet
- Nimmt Notfallsituationen wahr, löst Alarm aus und reagiert situationsgerecht
- Bewahrt Ruhe und Übersicht
- Kennt die Standorte von Notfallwagen und Geräten
- Bedient die Patientenrufanlage und die Notrufsysteme

Die typische Situation

AB 171

Lesen Sie die typische Situation.

- Haben Sie alles verstanden? den Inhalt? die einzelne Wörter?
- Notieren Sie, was Sie nicht verstanden haben, fragen Sie oder schauen Sie Wörter usw. z. B. im Glossar nach, schreiben Sie die Erklärung auf.

Fragen zum Inhalt	Erklärung

Einzelne Wörter	Erklärung

Vorbereitung überbetrieblicher Kurs 1 (ÜK 1)

Notsituationen und Unfälle

LB 188 ff.

1. Erklären Sie Ihrer Kollegin die Bedeutung der Rettungskette.

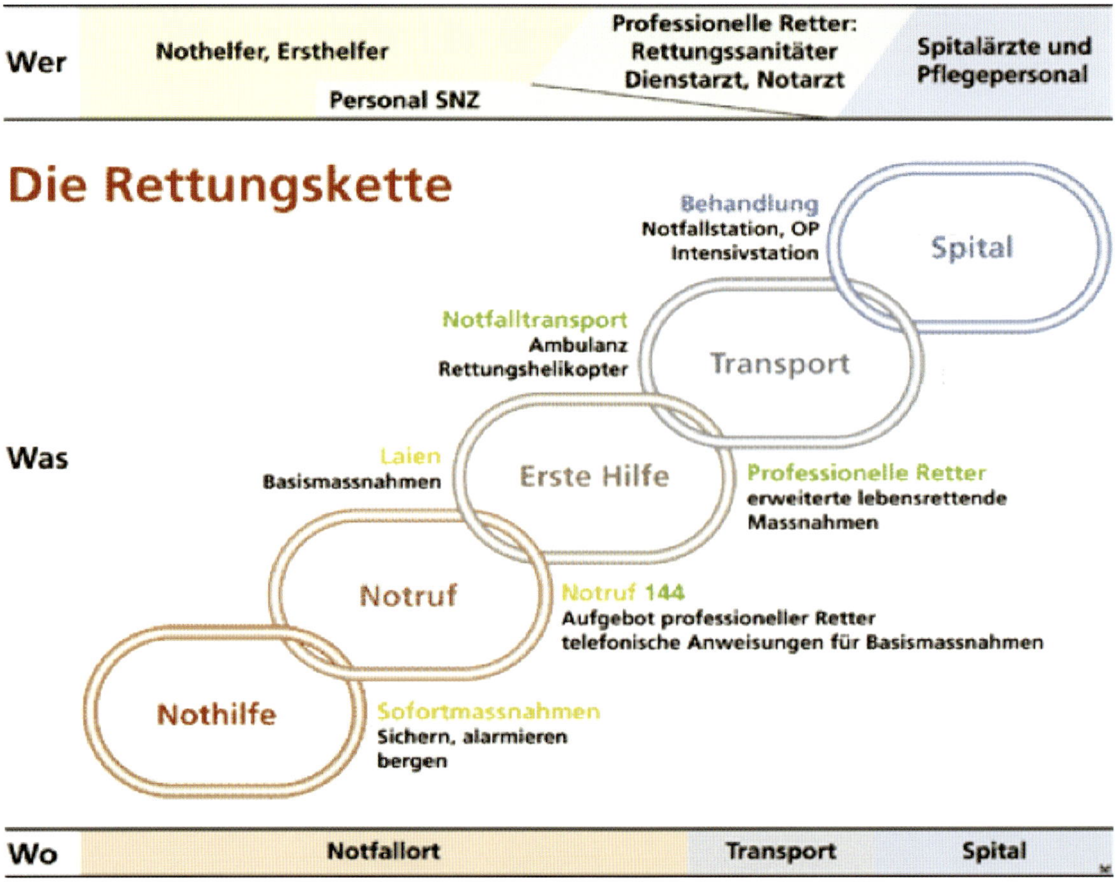

Quelle: IVR Interverband für Rettungswesen/ http://gappisch.ch/de/rettung/rettungskette.html

2. Wann sind Sie verpflichtet, Nothilfe zu leisten?

LB 189 f.

Notrufsysteme

3. In der Schweiz sind die wichtigsten Notrufnummern in allen Kantonen identisch. Notieren Sie die wichtigsten.

   Rettungssanität

   Polizei

   Feuerwehr

   Toxikologisches Zentrum

   REGA

4. Das rasche Alarmieren ist die wichtigste Maßnahme bei einer Notsituation. Nicht immer sind die oben aufgeführten Nummern an erster Stelle zu wählen. Zu Hause kann es z. B. der Hausarzt sein. In den verschiedenen Institutionen wie Spitälern, Alters- und Pflegeheimen müssen zuerst die intern vorgeschriebenen Notfallnummern gewählt werden. Sie sind in der Regel nicht identisch mit den allgemeingültigen Notfallnummern.

Notruf

5. Schreiben Sie die Telefonnummern auf, die Sie anrufen müssen, wenn sich ein Notfall ereignet.

	Nummer	**Teilnehmer**
Zuhause		
Arbeitsplatz		
Berufsschule		
ÜK		
Auf der Straße		
Andere		

Situationsbeschreibung
Sie stehen am Straßenrand und betrachten die Lichtsignale. Diese stehen für die Fußgänger auf Rot. Plötzlich überquert eine ältere Frau die Straße, ohne auf die Lichtsignale zu achten. Ein Auto erfasst sie und schleudert sie auf die andere Straßenseite. Die Frau jammert und kann sich nicht mehr bewegen. Der Autofahrer steigt aus und zittert am ganzen Körper.

Sie leisten **Nothilfe.**

6. Welches sind die Sofortmaßnahmen und wie organisieren Sie sich?

7. Wie sichern Sie die Straße?

➲ ______
➲ ______
➲ ______
➲ ______
➲ ______
➲ ______

8. Welche Maßnahmen ergreifen Sie bei der älteren Frau?

➲ ______
➲ ______
➲ ______
➲ ______

9. Welche Maßnahmen wenden Sie beim Autofahrer an?

➲ ______

10. Bitten Sie Passanten um Unterstützung?

➲ ______

11. Rufen Sie um Hilfe. Der Notruf besteht aus leicht einzuprägenden Merksätzen, die alle mit einem „W" beginnen: Üben Sie den Notruf mit ihrer Kollegin zusammen und schreiben Sie sich die Merksätze auf.

Meldevorgang:

Wer?	
Was?	
Wann?	
Wo?	
Wie viele?	
Weiteres?	

Sehen Sie dazu auch den Film «Aus heiterem Himmel». Basismaßnahmen der Ersten Hilfe. Kann beim Interverband für Rettungswesen (IVR) bezogen werden.

ÜK

Überbetrieblicher Kurs 1 (ÜK 1)

- **Führen Sie die Alarmierung bei einer Notsituation durch.**
- **Wiederholen Sie die Anweisungen der professionellen Dienststelle.**
- **Erkundigen Sie sich in Ihrem Betrieb, welche Nummern Sie im Notfall wählen müssen; wie lauten diese?**
- **Zeigen Sie auf, wo am Arbeitsplatz sich der Defibrillator befindet.**
- **Bedienen Sie den AED-Apparat.**
- **Zeigen Sie eine korrekte Herzmassage.**
- **Besuchen Sie alle zwei Jahre einen zertifizierten BLS- und AED-Kurs.**

Kreislaufstillstand/Schock

LB 191

Situationsbeschreibung
Die Assistentin Gesundheit und Soziales EBA Elisabeth Köhli hat heute die Aufgabe, Frau Müller zu betreuen. Da es ein angenehmer Tag ist geht sie mit Frau Müller im Garten spazieren. Frau Müller hat am Tag zuvor viel erbrochen und wirkt heute noch sehr müde. Sie möchte sich deshalb auf eine Bank setzen. Doch plötzlich hat sie Mühe zu atmen und fällt um. Elisabeth Köhli erschrickt und versucht als erstes Frau Müller wieder auf die Beine helfen. Sie sieht jedoch, dass Frau Müller bewusstlos ist. Elisabeth Köhli ist nicht sicher, ob Frau Müller noch atmet. Sie sucht als Erstes nach dem Puls, kann ihn aber nicht fühlen. Zwei Tage zuvor hat Elisabeth Köhli die Basismaßnahmen der Ersten Hilfe mit ihren Kolleginnen in der Schule geübt. Sie gerät nicht in Panik, sondern reagiert angemessen!

Aufgaben

- Welche Schritte unternimmt Elisabeth Köhli? Beschriften Sie das Diagramm und zeichnen Sie mit Pfeilen die richtige Reihenfolge ein.

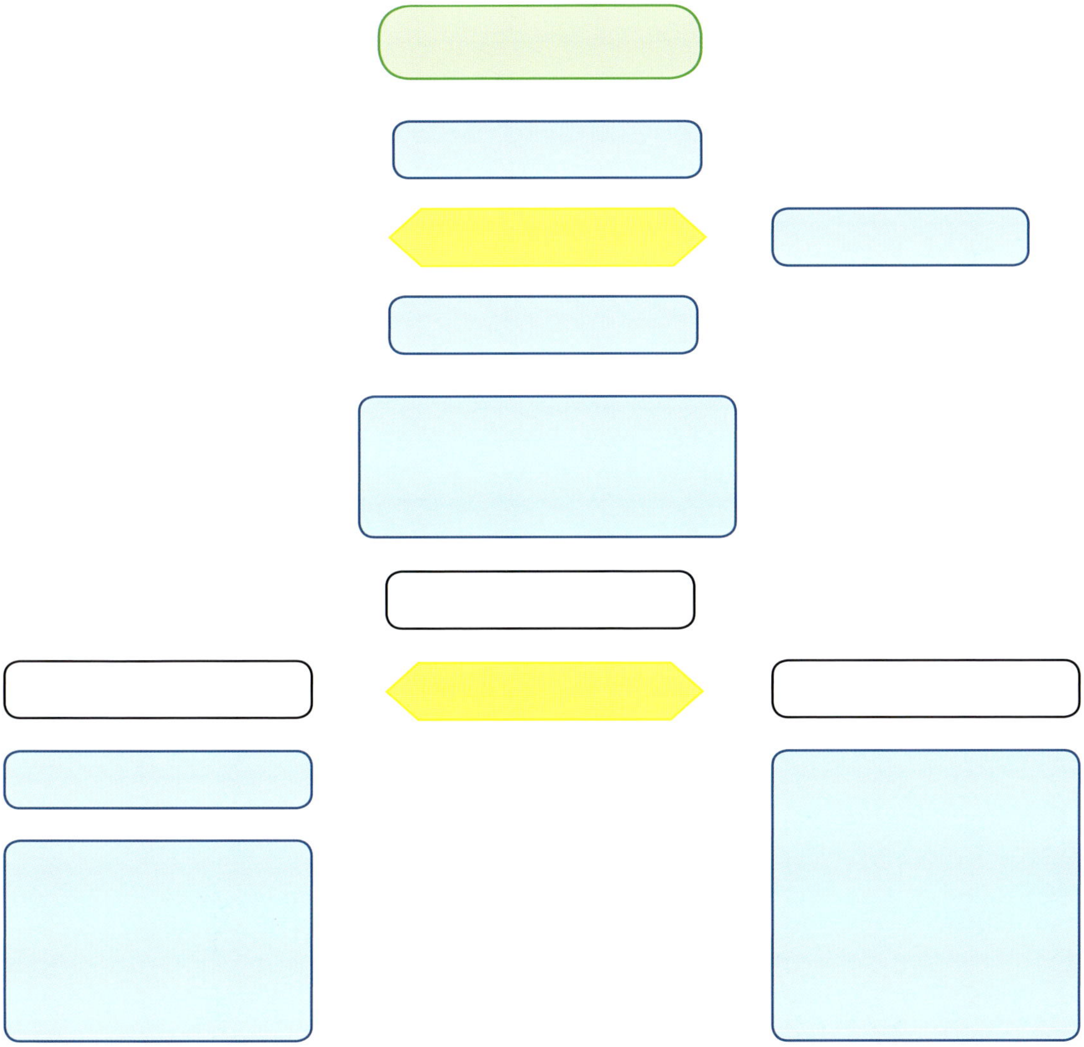

ÜK

Überbetrieblicher Kurs 2 (ÜK 2)

Führen Sie im Team die Basismaßnahmen der Ersten Hilfe aus
Gehen Sie dabei gemäß den Reanimationsrichtlinien (BLS/AED) vor.

LB 195 f.

Fragen

1. Welche Schock-Arten kennen Sie?

2. Wann tritt ein anaphylaktischer Schock auf?

3. Welche Schock-Zeichen kennen Sie?

4. Wie zeigt sich ein Kreislaufstillstand?

LB 197 ff.

Atemnot

Situationsbeschreibung
Heute ist ein sehr heißer Tag. Die Assistentin Gesundheit und Soziales EBA Irene Klenzi hat im Seniorenheim Nachmittagsdienst. Um 14.00 Uhr schaut sie nach Frau Schneider. Die sonst rüstige Dame hat sich bereits beim Mittagessen nicht wohl gefühlt und hat immer wieder gehustet. Als Irene Klenzi das Zimmer betritt, sieht sie, dass Frau Schneider rasch atmet und nach Luft ringt. Ihre Lippen zeigen eine bläuliche Färbung auf. Frau Schneider hat Angst und will nicht mehr alleine sein.

Aufgaben

1. Beschreiben Sie, wie Sie die ersten Notfallmaßnahmen ausführen.

➲ ____________________

➲ ____________________

➲ ____________________

2. Dokumentieren Sie Ihre Beobachtungen und Handlungen.
3. Rapportieren Sie anschließend Ihre Beobachtungen und Handlungen der diplomierten Pflegefachfrau.
4. Sie konnten schon einmal eine Person mit Atemnot beobachten, z. B. an Ihrem Arbeitsplatz oder in Ihrer Freizeit. Beschreiben Sie die Situation. Schreiben Sie die Maßnahmen auf, welche unternommen wurden, um zu helfen.

Situation:

Maßnahmen:

5. Welche Maßnahmen können Sie an Ihrem Arbeitsplatz als Assistentin Gesundheit und Soziales EBA selbstständig übernehmen?

____

____

____

____

6. Was ist Atemnot?

____

____

____

____

LB 198

7. Klassifizieren Sie die Atemnot.

Klassifikation	Schweregrad	Beschreibung
0		
1		
2		
3		
4		

LB 199 f.

Herzinfarkt

Situationsbeschreibung

Irene Keller ist Assistentin Gesundheit und Soziales EBA. Sie besucht regelmäßig ihre Großeltern im Nachbardorf. Auch heute, an ihrem freien Arbeitstag, besucht sie bereits am frühen Morgen die Großeltern. Bei ihrem Eintreffen findet sie eine ganz aufgeregte Großmutter vor. Diese teilt ihr mit, dass sich der Großvater bereits in der Nacht über Brustschmerzen beklagte. Sie hat ihm, wie der Arzt vor ein paar Tagen verordnet hat, vor einer Stunde ein Nitroglyzerin verabreicht. Doch nun klagt er über heftige Schmerzen in der Herzgegend. Als Irene Keller ins Zimmer tritt, wirkt der Großvater sehr ängstlich und sagt, dass er mittlerweile auch Schmerzen im Rücken und in der Schulter spüre. Und die Schmerzen strahlten in den ganzen linken Arm aus und seien kaum auszuhalten. Irene Keller weiß, dass ihr Großvater an Angina pectoris leidet. Doch dieses Mal scheinen die Schmerzen sehr stark zu sein.
Irene Keller benachrichtigt sofort den Hausarzt und ruft auch den Rettungsdienst. Sie lagert den Großvater mit leicht erhöhtem Oberkörper, so dass er besser atmen kann. Zudem versucht sie die Großmutter und den Großvater zu beruhigen. Sie zählt die Pulsschläge und überwacht die Atmung und das Bewusstsein. Die Angaben schreibt sie auf, damit sie diese dem Arzt respektive dem Rettungsdienst wahrheitsgetreu mitteilen kann.

Aufgaben

Notieren Sie in der Tabelle unten chronologisch:

LB 200

1. Die Schritte, welche Irene Keller zu Hause eingeleitet hat, z. B. 1. Situation überprüfen, 2. Alarmieren (wenn/welche Nr. wird gewählt), 3. Lagern (wie) und 4. Überwachen (was).
2. Die Schritte, welche Sie einleiten, wenn Sie am Arbeitsplatz, auf der Straße oder im Einkaufszentrum eine ähnliche Situation antreffen.

Ort/Aufgaben	Hilfe rufen	Situation überprüfen	Alarmieren	Lagern	Herzmassage	Überwachen
Zuhause bei Irene		1	2	3		4
Am Arbeitsplatz						

Auf der Straße						
Im Einkaufs-zentrum						

3. Notieren Sie die Schritte, welche Sie bereits bei einer ähnlichen Situation angewendet haben und beurteilen Sie den Vorgang. Überlegen Sie sich, was Sie nach den heutigen Kenntnissen anders machen würden.
4. Nun üben Sie die Reanimationsrichtlinien.
5. Überwachen Sie das Bewusstsein, die Atmung und den Kreislauf.
6. Informieren Sie die diplomierte Pflegefachfrau über die Beobachtungen, welche Irene bei ihrem Großvater gemacht hat.

Fragen

7. Welche Symptome konnte Irene beim Großvater feststellen?

- ___
- ___
- ___
- ___
- ___

8. Wie entsteht der Schmerz bei einem Herzinfarkt?

___

9. Welche Auswirkungen kann ein Herzinfarkt haben?

___

10. Welche grundsätzlichen Maßnahmen müssen Sie bei einem Herzinfarkt sofort ergreifen?

➲ ___
➲ ___
➲ ___
➲ ___
➲ ___
➲ ___
➲ ___
➲ ___
➲ ___

LB 200 ff.

Allergien

Situationsbeschreibung

Es ist heute ein angenehmer Herbsttag. Frau Imhof möchte deshalb auf dem Balkon etwas ausruhen. Sie legt sich auf den Lehnstuhl. Die Assistentin Gesundheit und Soziales EBA Myriam Freudiger legt ihr noch eine Decke auf die Beine und befestigt die Glocke an der Armlehne des Liegestuhls.

Nach einer Weile läutet Frau Imhof. Als Myriam Freudiger zu ihr kommt, weint Frau Imhof und zeigt auf ihre Hand. Der Rücken der Hand ist bereits stark gerötet und geschwollen. Frau Imhof sagt, dass sie allergisch auf Wespenstiche sei und dass die Hand stark schmerze.

Frau Imhof ist plötzlich sehr ängstlich und wird unruhig.

Aufgaben

1. Erzählen Sie was sich bei Frau Imhof ereignet hat.
2. Welche Schritte muss Myriam Freudiger unternehmen (Notfallmaßnahmen)?

LB 201

3. Wie führen Sie die einfachen Notfallmaßnahmen bei Insektenstichen aus?

4. Warum ist Frau Imhof ängstlich und wird unruhig? Zählen Sie dazu die Symptome einer Allergie auf.

LB 200 f.

5. Ist eine allergische Reaktion gefährlich und wenn ja, warum?

6. Welches sind die Ursachen einer allergischen Reaktion?

7. Wo wird an Ihrem Arbeitsplatz die allergischen Reaktionen der Bewohner vermerkt?

8. Was muss man griffbereit haben, wenn man allergisch ist auf Insektenstiche?

Hautverletzungen

LB 202 f.

Situationsbeschreibung
Herr Müller liebt Tiere. Er geht deshalb auch sehr gerne in den nahegelegenen Tierpark spazieren. Hier hat er die Gelegenheit verschiedene Tiere zu beobachten. Eine Katze setzt sich häufig zu ihm auf die Bank. Wie üblich streichelt er sie. Plötzlich erschrickt die Katze und beisst Herrn Müller in den Vorderarm. Er blutet stark und die Bisswunde schmerzt ihn.
Mit der blutender Wunde kommt er zu Ihnen auf die Station und meint lakonisch: «Es ist doch nur ein Katzenbiss»!

Aufgaben

1. Was tun Sie bei starken Blutungen als blutstillende Maßnahmen?

2. Wie reinigen Sie die Wunde?

3. Schauen Sie im Duden nach was eine Blutvergiftung ist und wie es dazu kommt.

Fragen

4. Warum sind Tierbisse gefährlich?

5. Was ist Tetanus?

6. Was ist Tollwut?

7. Was tun Sie zu Hause oder in der Freizeit z.B. im Wald oder auf dem Sportplatz, wenn jemand von einem Tier gebissen wird?

8. Welche Maßnahmen kennen Sie, um Infektionskrankheiten bei Hautverletzungen vorzubeugen?

Lagerungen

LB 203 f.

Situationsbeschreibung 1
Sie kommen ins Zimmer Nr. 110. Frau Müller liegt auf dem Rücken, sie beklagt sich, dass es ihr nicht gut geht. Plötzlich fängt sie an zu erbrechen. Frau Müller kann sich nicht selbstständig umlagern.

Aufgaben

1. Wie lagern Sie Frau Müller?

2. Führen Sie die korrekte Lagerung mit einer Kollegin aus.

3. Welche weiteren Hilfeleistungen geben Sie Frau Müller?

Situationsbeschreibung 2
Frau Müller hat immer wieder erbrochen und hat auch Durchfall. Sie liegt stabil in der Seitenlage. Nun bemerken Sie, dass Frau Müller sehr blass ist und vor Kälte zittert, ihr Puls ist beschleunigt.

Aufgaben

4. Welche Lagerung führen Sie jetzt durch?

5. Führen Sie die korrekte Lagerung mit einer Kollegin aus.

Situationsbeschreibung
Sie sind im Lebensmittelgeschäft. Dort beobachten Sie wie sich ein älterer Herr an die Wand lehnt und offenbar nach Luft ringt.

Aufgaben

6. Wie können Sie diesem Herrn helfen?

7. Wie können Sie Ihn in eine bequeme Lage bringen?

8. Führen Sie die korrekte Lagerung aus.
9. Welche weiteren Schritte unternehmen Sie?

Überbetrieblicher Kurs 3 (ÜK 3)

- Führen Sie die Lagerungen durch (s. auch Kap. 1.5)

- **Seitenlagerung**
- **Schocklagerung**
- **Hochlagerung des Oberkörpers**

Was ich noch wissen wollte:

Fragen an die Praxis	Antworten

Fragen für den ÜK	Antworten

Fragen für den Unterricht	Antworten

Fragen für den ABU	Antworten

2

Begleiten und Unterstützen von Klientinnen und Klienten im Alltag

2.1

Wirkt bei der Umsetzung der Tagesstruktur der Klientinnen und Klienten mit

Jolanda Lüthi

Typische Situation

Sepp Forster, Assistent Gesundheit und Soziales EBA, ist heute Nachmittag für einen Spaziergang eingeteilt, an dem drei betreute Menschen teilnehmen. Verantwortlich ist Frau Geiger, Fachmitarbeiterin. Sie betreut zwei Klienten, einen davon im Rollstuhl.
Sepp Forster bekommt den Auftrag, die Klientin Frau Sommer zu betreuen. Sepp Forster und Frau Sommer bereiten sich rechtzeitig auf den Spaziergang vor. Dabei achtet Sepp Forster darauf, dass Frau Sommer eine Regenjacke und feste Schuhe anzieht. Beim Binden der Schuhe muss er ihr helfen. Er lobt sie für das selbstständige Anziehen der Jacke.
Auf dem Spaziergang geht Frau Sommer ziemlich schnell, so dass die anderen zurückbleiben. Frau Geiger will aber, dass die Gruppe beisammenbleibt. Sepp Forster bemerkt, dass die anderen zurückbleiben. «Schauen Sie mal, hier gibt es viele Blumen. Sollen wir einige Blumen pflücken und mitnehmen? »
«Ja!», sagt Frau Sommer, bleibt stehen und beginnt einige Blumen zu holen. Der Blumenstrauß gefällt ihr und sie freut sich über die Komplimente der anderen Teilnehmer.
Gemeinsam gehen sie wieder zurück. Der Strauß von Frau Sommer wird mitten auf den Esszimmertisch gestellt.

Situationskreis

Alle Situationen im Zusammenhang mit der Umsetzung der Tagesstruktur der Klienten und Klientinnen

Berufskunde

- Handlungsleitende Kenntnisse über Behinderung
- Handlungsleitende Kenntnisse für den Umgang mit Menschen mit einer Behinderung
  - körperliche Behinderung
  - geistige Behinderung
  - psychische Behinderung
  - Funktionelle Gesundheit
- Normalitätsprinzip in der Tagesstruktur
- Kenntnisse über Veränderungsprozesse (Alter, Krankheit, Traumatisierung, Empowerment)

ÜK

- Wendet Hilfsmittel der unterstützten Kommunikation an
- Übt lösungsorientiert:
  - Negatives zu Positivem umzudeuten
  - Ressourcen zu erkennen
  - die Klientinnen und Klienten als kompetente Partner zu erfahren
  - nonverbale Signale zu erkennen
- Beschreibt Zusammenhänge zwischen Lebenssituation und Wohlbefinden
- Leitet Klientinnen und Klienten bei der Tagesstruktur an und unterstützt sie bei der Durchführung
- Berücksichtigt die Lebensgewohnheiten der Klientinnen und Klienten in der Alltagsgestaltung
- Vertritt Bedürfnisse der Klientinnen und Klienten gegenüber Dritten
- Wendet Grundsätze des agogischen Handelns (Wollen, Wissen, Können) an
- Unterstützt Klientinnen und Klienten in der Freizeitgestaltung
- Kennt Möglichkeiten der Freizeitgestaltung
- Kann Ideen kreativ umsetzen

Fähigkeiten in der Praxis

- Kommuniziert professionell
- Informiert sich über interne Tagesstrukturen
- Begleitet Klientinnen und Klienten während Aktivitäten
- Fördert die Eigenständigkeit der Klientinnen und Klienten
- Berücksichtigt die Lebensgewohnheiten der Klientinnen und Klienten
- Beobachtet Klientinnen und Klienten, erfasst körperliche und psychische Veränderungen und meldet diese weiter

Behinderung

Jolanda Lüthi

Einleitung

- Erklären Sie Ihrer Nachbarin/Ihrem Nachbar, was mit «Behinderung ist nur ein Merkmal, welches Menschen mit Behinderung gemeinsam haben» gemeint ist.

Begriff «Behinderung»

LB 210 f.

1. Lesen Sie den Text zum Begriff «Behinderung» nochmals durch. Was haben Sie verstanden, was nicht? Schreiben Sie auf, was Sie nicht verstanden haben. Fragen Sie danach eine Mitschülerin/einen Mitschüler.

Nicht verstanden	Erklärung

2. Wenn man den Menschen «ganzheitlich» betrachtet, so schaut man die drei Bereiche körperliche, personale und soziale Ebene an. Stellen Sie sich einen Klienten oder eine Klientin vor. Schreiben Sie zu den drei Bereichen je ein Beispiel der Behinderung Ihres Klienten auf.

	Beispiele
Körperliche Ebene Schädigung	
Personale Ebene Beeinträchtigung der Aktivitäten	
Soziale Ebene Gesellschaft, Umfeld	

Formen von Behinderung

LB 211

3. Überlegen Sie, welche Behinderungen sie bereits kennen. Schreiben Sie diese in die Tabelle.
4. Ordnen Sie diese Behinderungen den verschiedenen Behinderungsformen zu.

Behinderungsformen	Behinderungen, die ich schon kenne
Körperliche Behinderung	
Geistige Behinderung	
Psychische Störung	
Sinnesbehinderung	
Autismus	

Körperbehinderungen

LB 211 f.

5. Zeichnen Sie eine Wirbelsäule, schauen Sie dazu im Lehrmittel oder einem Anatomiebuch nach.
   a) Zeichnen Sie ein, wo sich die Schädigung befindet, wenn man von einer Paraplegie spricht.
   b) Zeichnen Sie ein, wo sich die Schädigung befindet, wenn es eine Tetraplegie ist.

Wirbelsäule

6. Machen Sie eine Liste mit Dingen, die Sie nicht mehr tun könnten, wenn Sie eine Paraplegie oder Tetraplegie hätten. Denken Sie dabei auch an alltägliche Dinge wie ein Blatt Papier vom Boden aufheben.

Das könnte ich nicht mehr tun:

7. Ein Klient hat aufgrund eines Schlaganfalls eine zerebrale Bewegungsstörung. Nennen Sie vier Dinge, bei denen der Klient Unterstützung braucht.

Geistige Behinderung

LB 212 ff.

Begriff «geistige Behinderung»

8. Vielleicht hatten Sie schon Kontakt mit Menschen mit einer geistigen Behinderung. Wie ist es Ihnen dabei ergangen? Was für Gefühle hatten Sie dabei? Was war Ihr Eindruck von der Person mit einer geistigen Behinderung? Was war neu für Sie im Kontakt mit der Person? Was für Fragen haben sich für Sie aus dem Kontakt ergeben?

9. Lesen Sie den Text nochmals durch und überlegen Sie sich zu zweit, was für Menschen mit einer geistigen Behinderung im Alltag schwierig sein könnte.

10. Lesen Sie den Text von der Gruppe «People First» (Menschen mit einer geistigen Behinderung) durch. Überlegen Sie, was diese dazu meinen, dass sie nicht mehr «Menschen mit einer geistigen Behinderung» genannt werden möchten. Schreiben Sie anschließend in 2 – 3 Sätzen eine Antwort für «People first».

Antwort für «People first»

Psychische Behinderung

11. Überlegen Sie sich, ob Sie einen Menschen (oder eine Figur aus dem Fernsehen) kennen, der/die eine psychische Störung hat. Beschreiben Sie diese Person Ihrer Nachbarin bzw. Ihrem Nachbarn.
    - Woran erkennt man, dass die Person eine psychische Behinderung hat?
    - Was tut oder erlebt die betroffene Person, was nicht «normal» ist?
    - Welche Folgen hat das für die betroffene Person?
    - Welche Folgen hat das für die Familie der betroffenen Person?

12. Suchen Sie zu jedem Buchstaben ein Wort, das zum Thema «psychische Behinderung» gehört.

A
B
C
D
E

F
G
H
I
J
K
L
M
N
PsychOtherapie
P
Q
R
S
T
U
V
W
Z

Prinzipien der Begleitung von Menschen mit Behinderung

LB 216 f.

Einleitung

1. Erklären Sie Ihrer Nachbarin/Ihrem Nachbar, was mit «Der Mensch, der begleitet wird, steht im Zentrum» gemeint ist.

Blick auf die Stärken

2. Schreiben Sie einige Ihrer Ressourcen (persönliche Stärken, Interessen und Fähigkeiten) auf.

- __________
- __________
- __________
- __________

3. Erklären Sie einem Kollegen/einer Kollegin, weshalb Sie es angenehmer finden, wenn man auf Ihre Ressourcen schaut als auf das, was Sie nicht können.

4. Welche Ressourcen hat Frau Sommer in der «typischen Situation»?

AB 187

Ressourcen von Frau Sommer

5. Schließen Sie die Augen und stellen Sie sich einen Klienten/eine Klientin vor. Überlegen Sie, welche Ressourcen diese Person hat.

Selbstbestimmung

LB 217 ff.

6. Schreiben Sie in der linken Spalte 10 Dinge auf, die Sie in Ihrem Leben selbst bestimmen dürfen.

Darf ich selbst bestimmen (Selbstbestimmung)	Dürfen Klientinnen/Klienten auf Ihrer Abteilung auch selbst bestimmen?	
	ja	nein
	☐	☐
	☐	☐
	☐	☐
	☐	☐
	☐	☐
	☐	☐
	☐	☐
	☐	☐
	☐	☐
	☐	☐

7. Dürfen die Klientinnen und Klienten bei Ihnen auf der Gruppe/Station dies auch selbst bestimmen? Kreuzen Sie Ja oder Nein in der rechten Spalte an.

8. Tauschen Sie sich zu zweit über die Tabelle aus. Und diskutieren Sie darüber, wie Sie das Ergebnis finden.

Missverständnisse

LB 219 f.

9. Selbstbestimmung wird häufig mit Selbstständigkeit verwechselt, obwohl es eigentlich zwei sehr verschiedene Dinge sind.

Z. B. beim Wunsch, ein Haus zu bauen. Ich kann selbst bestimmen wie das Haus aussieht, wie groß das Badezimmer ist und ob ich eine große oder eine kleine Küche will. Das ist Selbstbestimmung. Das Haus aber selbst bauen können die meisten Menschen nicht. Das wäre die Selbstständigkeit. Ich kann also das Aussehen meines Hauses selbst bestimmen, aber es nicht selbstständig bauen.
Erklären Sie Ihrem Nachbarn/Ihrer Nachbarin den Unterschied an den Beispielen:

- Einen Veloreifen (Fahrradreifen) flicken
- Ein Hochzeitskleid haben

10. Selbstbestimmung bedeutet nicht, über alles selbst bestimmen zu können. Nennen Sie vier Dinge, die Sie in Ihrem Leben nicht selbst bestimmen können.

- ____________________
- ____________________
- ____________________
- ____________________

11. Gibt es Dinge in Ihrem Leben, die Sie gerne selbst bestimmen würden, dies aber nicht dürfen? Wie geht es Ihnen damit? Welche Gefühle haben Sie dabei?

12. Selbst bestimmen kann man nur, wenn man die Konsequenzen verstehen und tragen kann. Was meinen Sie zu dieser Aussage? Verstehen Sie selbst immer die Folgen (Konsequenzen) Ihres Handelns (z. B. beim Rauchen) und können Sie diese tragen?

Funktionale Gesundheit

LB 220 f.

13. Lesen Sie das Kapitel über Funktionale Gesundheit. Schreiben Sie auf, was Sie verstanden haben und was nicht.

Habe ich verstanden	Habe ich nicht verstanden

14. Stellen Sie sich eine Klientin/einen Klienten vor. Schreiben Sie zu jedem Punkt der Klassifikation etwas über diese Person.

Körperfunktionen Körperstrukturen	Welche Funktionen und Strukturen sind bei der Person beeinträchtigt?
Aktivitäten	Welche Handlungen kann die Person gut verrichten? Welche Handlungen sind bei der Person beeinträchtigt?
Partizipation	Wo kann die Person gut teilnehmen? Wo kann die Person nicht gut teilnehmen?

Umweltfaktoren	Welche Hilfsmittel hat die Person? Welche Hilfsmittel fehlen dieser Person?
Personenbezogene Faktoren	Wie alt ist die Person? Welche Ausbildung hat Sie? Wie ist ihr Lebensstil?

Normalitätsprinzip in der Tagesstruktur

LB 221 f.

Normalisierungsprinzip

1. Lesen Sie die 8 Kernpunkte des Normalisierungsprinzips nochmals durch. Überlegen Sie sich, wie die einzelnen Punkte auf Ihrer Wohngruppe/Ihrer Station umgesetzt sind.

Normalistätsprinzip

2. Beschreiben Sie in eigenen Worten, was das Normalitätsprinzip in der Begleitung von betagten Menschen ist.

Normalitätsprinzip

LB 223

3. Führen Sie in Ihrer Praxis ein Gespräch mit einer älteren Klientin/einem älteren Klienten über seine Biografie. Halten Sie sich dabei an die Punkte im Lehrbuch.

Unterstützte Kommunikation

LB 224 ff.

1. Schreiben Sie in eigenen Worten, was unterstützte Kommunikation ist.

Unterstützte Kommunikation

2. Erklären Sie einer Klassenkameradin/einem Klassenkameraden, weshalb es unterstützte Kommunikation braucht. Sie dürfen dazu aber nicht sprechen oder die Lippen bewegen!

3. Es gibt unterschiedliche Formen der unterstützten Kommunikation. Eine Form sind natürliche Kommunikationsmittel wie Mimik, Gestik, Körperhaltung, Ja-Nein-Zeichen und Handbewegungen.

Übung: Jeder und jede in der Klasse schreibt eine kleine Geschichte, die er/sie in den letzten Wochen erlebt hat, auf ein kleines Blatt auf. Falten Sie anschließend das Blatt ganz klein zusammen und geben es in einen Behälter. Danach ziehen alle ein Blatt aus dem Behälter (nicht Ihr eigenes) und erzählen die Geschichte einer Klassenkameradin/einem Klassenkameraden mit natürlichen Kommunikationsmitteln (ohne Worte). Wiederholen Sie dies mehrmals.
Tauschen Sie sich anschließend zu zweit aus: Was war schwierig dabei? Was war einfach? Wie würden Sie sich fühlen, wenn Sie nur so miteinander kommunizieren könnten?

4. Als nichtelektronische Kommunikationshilfen werden Signalgegenstände, Fotos, Piktogramme und Gebärden bezeichnet. Überlegen Sie sich zu zweit, wie diese für «Kaffee trinken» aussehen könnten:

Signalgegenstand =	
Foto =	
Piktogramm =	
Gebärde =	

5. Heute gibt es für «nicht-sprechende» Menschen sehr viele elektronische Kommunikationshilfsmittel. Suchen Sie im Internet zwei Beispiele für solche elektronische Kommunikationsmittel. Suchen Sie im Internet auch nach einem Film, der zeigt, wie eine Person mit Beeinträchtigung mit einem solchen elektronischen Hilfsmittel kommuniziert.

LB 226

Alter

LB 226 ff.

1. Tauschen Sie sich zu zweit zu folgenden Fragen aus:
- Ab wann ist man alt?
- Woran merkt man, dass ein Mensch alt wird?
- Was haben Sie als Kind gefunden, ist «alt»?
- Was denken Sie würden alte Menschen sagen, ab wann man alt ist?
- Mit welchen Schwierigkeiten haben alte Menschen zu kämpfen?
- Welche Ängste und Sorgen haben alte Menschen?

2. Im Alter verändert sich der Mensch. Welche Veränderungen kennen Sie aus Ihrer Arbeit oder von Ihren Grosseltern? Schreiben Sie diese in Stichworten in die richtigen Kreise.

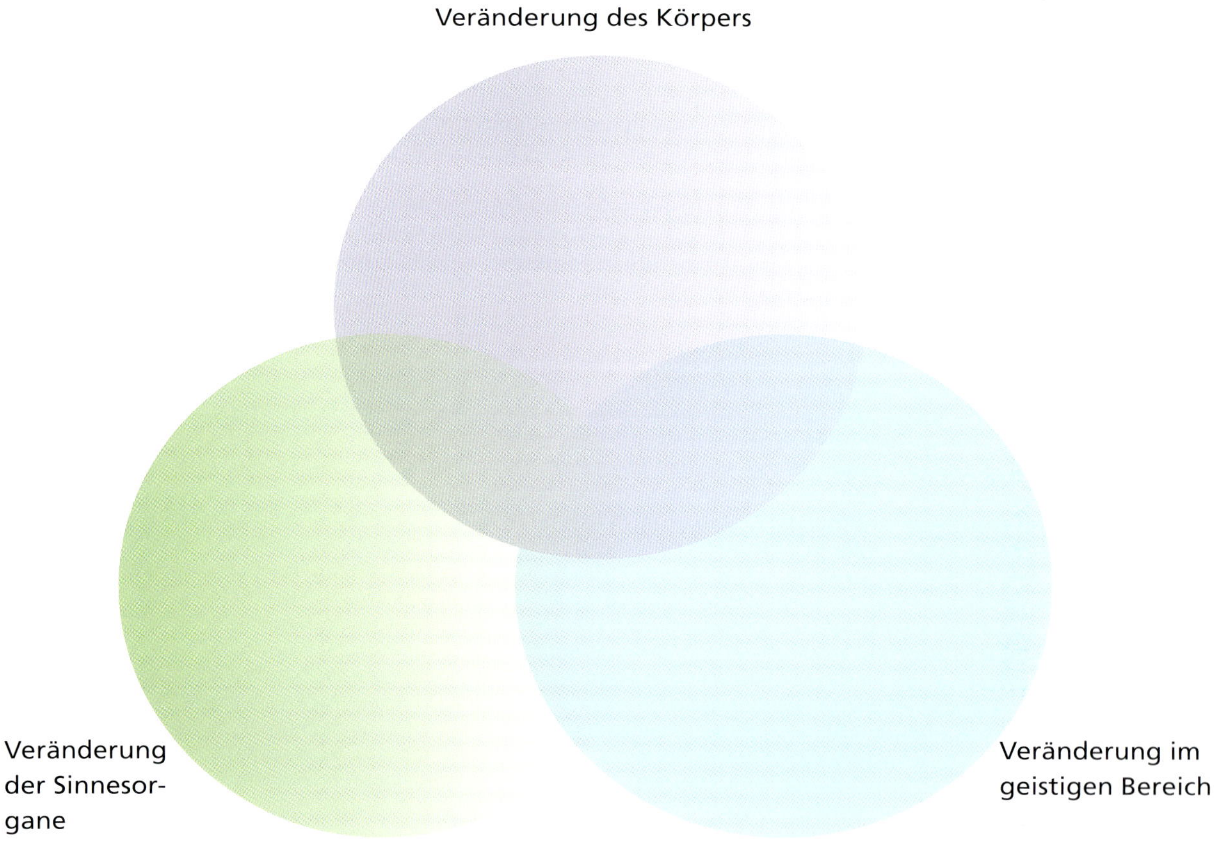

3. Lesen Sie das Kapitel «Begleitung von Klientinnen und Klienten» unter dem Blickwinkel «Alter» nochmals sorgfältig durch. Was würden Sie bei den folgenden Beispielen tun?
- Tauschen Sie sich zu zweit aus und halten Sie in Stichworten fest.

LB 227 ff.

Anpassung an die veränderten körperlichen und geistigen Fähigkeiten
Herr Disteli ist 70 Jahre alt und sieht immer schlechter.

Erhalt größtmöglicher Autonomie

Herr Meier ist 95-jährig und wohnt auf einer Station für Demenzkranke. Er kann sich nicht mehr selbstständig anziehen und braucht dabei Unterstützung.

Erhalt von sozialen Beziehungen

Frau Wittwer, 80-jährig, lebt in einem Pflegeheim. Sie jasst gerne.

Auseinandersetzung mit Sterben und Tod

Herr Inderbizzin lebt in einem Altersheim. Vor einem Jahr ist seine Frau gestorben. Herr Inderbizzin fragt Sie immer wieder, was nach dem Tod kommen wird.

Umgang mit demenzkranken Menschen

LB 228 ff.

Elisabeth Blunier

1. Haben Sie schon demenzkranke Menschen betreut?

2. Wenn ja, wie haben Sie gemerkt, dass Ihr Klient demenzkrank ist? Diskutieren Sie mit Ihrer Kollegin Verhalten, die typisch für demenzkranke Menschen sind. Notieren Sie sie hier stichwortartig.

3. Welche andere, häufig gebrauchte Ausdrücke kennen Sie für «Vergesslichkeit/Demenz»?

4. Haben Sie auch schon erlebt, dass eine Verwirrtheit nur vorübergehend war und Ihr Klient sich nach einigen Tagen erholt hat? Nennen Sie Ursachen für eine vorübergehende Verwirrtheit.

LB 230

Symptome der Demenz

5. Schreiben Sie auf, welche Symptome die folgenden Bereiche der Demenz betreffen können.

Verlust geistiger Fähigkeiten	• ____ • ____ • ____ • ____ • ____ • ____
Veränderungen der Gefühle	• ____ • ____ • ____ • ____
Verlust körperlicher Fähigkeiten	• ____ • ____ • ____

LB 230, 232 ff.

Hinweise zur Unterstützung von verwirrten Menschen in alltäglichen Situationen

Arbeitsauftrag

- Bilden Sie 4-er Gruppen.
- Bearbeiten Sie je eine Situation, die jemand von Ihnen in der Praxis erlebt hat, z. B. während des Aus- oder Ankleidens, des Essens, der Körperpflege, der Kommunikation usw.

Fragestellungen

- Was hat der Klient getan, wie hat er sich verhalten?
- In welcher Umgebung haben Sie sich aufgehalten?
- Was haben Sie getan, um den Klienten zu unterstützen?
- Konnten Sie auf Hilfsmittel, Hilfen, z. B. Kenntnisse aus der Biografie, Gewohnheiten o. ä. zurückgreifen?

6. Halten Sie Ihre Tätigkeiten und Ideen auf dem Flip-Chart fest, um sie dem Plenum vorzustellen.

7. Welche neuen Erkenntnisse haben Sie in der Diskussion mit Ihren Kolleginnen und Kollegen gewonnen? Werden Sie diese mit in die Praxis nehmen?

LB 235 ff.

Traumatisierung

Jolanda Lüthi

Einleitung

1. Überlegen Sie sich, ob Sie selbst schon ein traumatisches Erlebnis erlebt haben. Oder vielleicht ihre Eltern oder Verwandten? Weshalb war das Erlebnis traumatisch?

2. Diskutieren Sie mit KollegInnen, weshalb gewisse Erlebnisse traumatisch sind und andere nicht. Lesen Sie anschließend nochmals in der Einleitung nach.

3. Die Folgen einer Traumatisierung sind unterschiedlich. Repetieren Sie zu zweit mündlich die 5 Folgen.

4. Schreiben Sie in Stichworten einen «Plan» für die Begleitung von traumatisierten Menschen.

1.

2.

3.

4.

Empowerment

LB
238 ff.

- Bilden Sie eine Vierergruppe. Ein Lernender/eine Lernende erzählt von einer Klientin oder einem Klienten (Achtung: Datenschutz beachten). Anschließend stellen sich die anderen drei Mitlernenden in einem Dreieck auf. Jeder übernimmt eine Ebene des Empowerment-Dreiecks und beschreibt, wie die Klientin oder der Klient bei der Selbst-Bemächtigung (Empowerment) unterstützt werden könnte.

Was ich noch wissen wollte:

Fragen an die Praxis	Antworten
Fragen für den ÜK	**Antworten**
Fragen für den Unterricht	**Antworten**
Fragen für den ABU	**Antworten**

2.2

Wirkt bei der Aktivierung von Klientinnen und Klienten mit

Jolanda Lüthi

Typische Situation

Frau Furrer wirkt heute sehr traurig. Ivo Petrovic, Assistent Gesundheit und Soziales EBA, fragt sie, was sie bedrückt. «Jetzt haben wir Ende November, in einem Monat ist Weihnachten und wir haben nicht einmal einen Adventskranz.»
Ivo Petrovic erkundigt sich bei Herrn Bischof, dem Leiter des Werkateliers, ob er heute Nachmittag im Atelier mit Frau Furrer einen Adventskranz binden könne. «Natürlich, das ist eine gute Idee, es gibt auch genug Material im Bastelraum!» sagt Herr Bischof.
Ivo Petrovic informiert Frau Furrer und gemeinsam gehen sie am Nachmittag in den Werkraum. Ivo Batic hat die nötigen Sachen bereits vorbereitet. Da Frau Furrer eine Muskelschwäche in den Armen hat, hilft ihr Ivo Petrovic die Tannenzweige an den Grundkranz zu binden. Frau Furrer wählt Strohsterne aus. Beim Feststecken der Dekoration achtet Ivo Petrovic darauf, dass sich Frau Furrer nicht an den spitzen Metallnadeln sticht.
«Gefällt er Ihnen?» fragt Ivo Petrovic. «Er ist so schön wie die Kränze zu Hause, als ich Kind war», antwortet Frau Furrer. Ivo Petrovic räumt mit Frau Furrer das Werkatelier auf.
Sie stellen den Kranz in der Mitte des Esstisches ihrer Wohneinheit auf. Der Kranz begleitet die Wohngruppe durch den Advent, Frau Furrer erhält von ihren Mitbewohnern viele Komplimente.

Situationskreis

Aktivierung im Wohnbereich, im Atelier, im Arbeits- und im Beschäftigungsbereich

Berufskunde

- Handlungsleitende Kenntnisse der Aktivierung
- Rituale
- Agogische Grundsätze
- Kenntnisse der Sinneswahrnehmungen
- Handlungsleitende Kenntnisse von Wahrnehmungsstörungen, Verhaltensauffälligkeiten
- Gewalt und Missbrauch in Institutionen
- Behinderung und Sexualität
- Handlungsleitende Kenntnisse im Umgang mit schwierigen Situationen
- Aggressionen

ÜK

- Bezieht Ressourcen der Klientinnen und Klienten in die Aktivierung ein
- Entwickeln Ideen für Aktivitäten und setzen diese kreativ um
- Unterstützt Klientinnen und Klienten im Rahmen von Ateliers, Werkstätten
- Animiert mittels Spiel
- Übt kreative Methoden in der agogischen Arbeit
- Bietet unterschiedliche Formen zur Sinneswahrnehmung an
- Führt Übungen zur Beziehungsgestaltung (Nähe, Distanz) durch
- Übt den Umgang mit Situationen, in denen Abhängigkeit, Macht, Missbrauch eine Rolle spielen
- Entwickelt eigene Handlungsstrategien
- Erkennt, versteht und bewältigt Konflikte

Fähigkeiten in der Praxis

- Versteht, plant und führt den Arbeitsauftrag durch
- Bezieht Klientinnen und Klienten mit ein und informiert diese
- Regt Aktivitäten an
- Bietet die notwendige Unterstützung/Hilfe an
- Unterstützt Menschen mit Sinnesbehinderungen
- Unterstützt Menschen mit Wahrnehmungsstörungen

Aktivierung

Jolanda Lüthi

LB 244–248

AB 201

Fragen zur typischen Situation

- Lesen Sie die typische Situation nochmals ganz genau durch. Beurteilen Sie anschließend, ob die folgenden Behauptungen richtig oder falsch sind.

	richtig	falsch
Frau Furrer bittet Herrn Ivo Petrovic mit ihr einen Weihnachtsstern zu binden.		
Frau Furrer und Herr Ivo Petrovic binden den Adventskranz auf der Wohngruppe.		
Frau Furrer hat eine Muskelschwäche.		
Herr Petrovic achtet darauf, dass sich Frau Furrer nicht verletzt.		
Frau Furrer kann nicht beim Aufräumen des Ateliers mithelfen.		

Reflexion

- Beantworten Sie folgende Fragen:

  a) Gab es eine Zeit in Ihrem Leben, bei der Sie nicht mehr aktiv sein konnten, weil Sie zum Beispiel im Bett liegen mussten (z. B. wegen einem Beinbruch oder einer Grippe)?

  b) Wie fühlten Sie sich, als Sie nichts tun konnten?

  c) Wie fühlten Sie sich danach, als Sie wieder aktiv sein konnten?

  d) Was denken Sie, welche Auswirkungen hat Inaktivität (Nicht-aktiv-sein-können) auf den Menschen?

Aktivierung ist das Anbieten und Gestalten von Aktivitäten

1. In Ihrem Berufsalltag bieten Sie viele Aktivitäten für die Klientinnen und Klienten an. Welche Aktivitäten bieten Sie auf Ihrer Gruppe/ Station an? Tauschen Sie sich zu zweit aus.

2. In der typischen Situation hat Herr Ivo Petrovic Assistent Gesundheit und Soziales EBA, die Aktivität (das Gestalten des Adventskranzes) vorbereitet. Wie gehen Sie vor, wenn Sie eine Aktivität mit einer Klientin oder einem Klienten planen? Schreiben Sie in Stichworten auf.

- ______________________ - ______________________
- ______________________ - ______________________
- ______________________ - ______________________
- ______________________ - ______________________
- ______________________ - ______________________
- ______________________ - ______________________

Möglichkeiten der Aktivierung

3. Tauschen Sie sich mit Ihrer Nachbarin/Ihrem Nachbarn aus und halten Sie Antworten auf die folgenden Fragen in Stichworten in der Tabelle fest.

Bei welchen Aktivitäten können Klientinnen und Klienten im Alltag aktiv teilnehmen?	Was könnten die Klientinnen und Klienten dabei tun?	Weshalb ist das für die Klientinnen und Klienten wichtig?
Beispiel: Tisch decken	z. B.: Teller aus dem Schrank holen · Messer aus der Schublade holen · Teller an die richtigen Plätze auf dem Tisch stellen	z. B.: · Fingerbewegungen werden erhalten · Sich erinnern können, wo die Dinge versorgt sind · Sich erinnern können

Ziele der Aktivierung

AB 201

4. Lesen Sie die typische Situation nochmals sorgfältig durch und beantworten Sie die folgenden Fragen:

   a) Welche geistigen Fähigkeiten werden durch die Aktivierung bei Frau Furrer erhalten oder gefördert?

   b) Welche körperlichen Fähigkeiten werden durch die Aktivierung bei Frau Furrer erhalten oder gefördert?

c) Woran sieht man, dass sich Frau Furrer durch die Aktivierung wohl und «gebraucht» fühlt?

Aktivierende Grundhaltung

LB 244

5. Lesen Sie den Spruch zu der aktivierenden Grundhaltung. Haben Sie ihn verstanden? Suchen Sie aus Ihrem Berufsalltag ein Beispiel, das dazu passt.

Beispiel:

6. Schreiben Sie eine SMS an eine Kollegin/einen Kollegen, in dem alle Grundprinzipien der Aktivierung enthalten sind. Die SMS darf nur aus 12 Worten bestehen. Ihre Kollegin/Ihr Kollege muss den Inhalt verstehen, d. h. die SMS sollte nicht zu viele Fachwörter beinhalten.

Rituale

LB 248–250

Reflexion

- Erzählen Sie sich gegenseitig Ihre eigenen Rituale z. B. beim Aufstehen, zu Bett gehen oder beim Essen mit der Familie.
- Weshalb sind diese Rituale für Sie wichtig?
- Erzählen Sie sich gegenseitig auch die Rituale, die in Ihrer Kultur üblich sind (z. B. bei der Begrüßung, bei einer Hochzeit, bei einer Taufe etc.).

Fragen zur typischen Situation

- Lesen Sie die typische Situation nochmals sorgfältig durch. Welche Rituale finden Sie in dieser Situation?

Funktion von Ritualen

AB 201

1. Füllen Sie die untenstehenden Wörter in den Lückentext ein:

LB 249

Rituale sind Handlungen, die nach einem bestimmten __________ durchgeführt werden und einen hohen __________ haben. Umgangssprachlich bezeichnen wir auch __________ als Rituale.

Das sind ______________. Die Taufe und die Hochzeit sind ______________ Rituale. Die Hand geben, «en guete» vor dem Essen sagen sind ______________ Rituale.

Es gibt Rituale, die werden mit anderen Menschen durchgeführt, das sind ______________ Rituale. Es gibt aber auch Rituale, die jeder Mensch alleine durchführt wie zum Beispiel «Zu-Bett-Geh-Rituale», das sind ______________ Rituale.

individuelle | Alltagsrituale | religiöse | Gewohnheiten
weltliche | Ablauf | Symbolgehalt | gemeinschaftliche

Persönliche und gemeinschaftliche Rituale in der Begleitung von Klientinnen

2. Stellen Sie sich eine Klientin/einen Klienten Ihrer Wohngruppe oder Station vor. Halten Sie die folgenden Antworten in Stichworten fest:
   a) Welche persönlichen Rituale hat diese Person (z. B. am Morgen beim Aufstehen, nach dem Mittagessen, am Abend)?

   b) Wie unterstützen bzw. berücksichtigen Sie diese Rituale?

   c) Welche gemeinschaftlichen (gemeinsamen) Rituale haben Sie auf Ihrer Gruppe/Station?

Feste und Bräuche

LB 250 f.

Reflexion

1. Welche Feste und Bräuche sind Ihnen wichtig? Schreiben Sie hier einige auf.

2. Weshalb sind diese Feste und Bräuche für Sie wichtig?

AB 201

Brauch in der typischen Situation

3. Welcher Brauch findet sich in der typischen Situation?

4. Weshalb ist er für Frau Furrer so wichtig?

Feste und Bräuche auf Ihrer Gruppe/Station

5. Welche Feste und Bräuche werden auf Ihrer Gruppe/Station gepflegt? Welche nicht? Erstellen Sie eine Liste.

Feiern wir auf unserer Gruppe/Station	Feiern wir nicht auf unserer Gruppe/Station

6. Was denken Sie: Gäbe es noch andere Feste oder Bräuche, die Ihre Klientinnen und Klienten gerne feiern würden?

LB 251–255

Sinneswahrnehmung

Übung

Setzen Sie sich bequem auf dem Stuhl hin, entspannen Sie sich und schließen Sie die Augen. Was nehmen Sie jetzt alles wahr? Was hören, riechen und spüren Sie?
Tauschen Sie sich anschließend aus, was Sie alles wahrgenommen haben.
Haben Sie auch Ihren eigenen Körper wahrgenommen? Wie ging es Ihren Füßen? Ihrem Rücken? Hatten Sie irgendwo Schmerzen?

Reflexion

Menschen sind sehr unterschiedlich in ihrer Wahrnehmung. Manche Menschen berühren die Dinge gerne: Sie berühren z. B. in einem Kleidergeschäft die Kleider gerne mit den Fingern. Für andere Menschen ist wiederum der Geruch sehr wichtig, sie erinnern sich z. B. gut an Gerüche. Wiederum anderen Menschen ist es wichtig, die Dinge zu sehen.

- Welche Wahrnehmung ist Ihnen wichtig? Tauschen Sie sich aus.

Der Prozess der Wahrnehmung

LB 251 f.

1. Wenn Ihr Natel klingelt, nehmen Sie den Ton wahr. Dabei handelt es sich um einen sehr komplexen Prozess. Rufen Sie sich gegenseitig an und zeichnen Sie den Prozess genau auf.

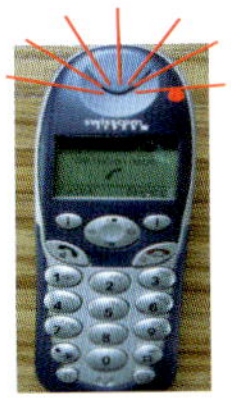

Reiz → Informationen → **Sinnesorgan** → Impulse → **Gehirn** → **Wahrnehmung**

Die Sinnsysteme

AB 201

2. Lesen Sie die typische Situation nochmals unter dem Blickwinkel der Sinnsysteme durch und füllen Sie anschließend folgende Tabelle aus.

Sinn	Welches Sinnesorgan	Welche Information?	Beispiel aus der typischen Situation
Tastsinn			
Hörsinn			
Sehsinn			
Geruchssinn			
Gleichgewichtssinn			
Lage- und Bewegungssinn			

Reflexion: Eigene Sinne

3. Überlegen Sie sich anhand der Tabelle zu den Sinnsystemen, welche Sinne bei Ihnen sehr gut entwickelt sind? Und welche Sinne sind bei Ihnen nicht so gut oder eingeschränkt?

Aktivierung und Förderung der Sinne

LB 253

4. Analysieren Sie die Aktivierung von Frau Furrer in der typischen Situation.
   a) Welche Sinne benutzt sie und welche eher nicht?
   b) Wie könnten die Sinne evtl. noch aktiviert oder gefördert werden?

5. Tragen Sie die Antworten in Stichpunkten in die Tabelle ein.

Sinn	Benutzt Frau Furrer diesen Sinn oder eher nicht?	Wie könnte der Sinn noch aktiviert oder gefördert werden?
Sehsinn		
Hörsinn		
Tastsinn		
Geschmackssinn		
Geruchssinn		
Gleichgewichtssinn		
Lage- und Bewegungssinn		

Basale Stimulation

Elisabeth Blunier

LB 256–259

1. Diskutieren Sie in der Gruppe:
   a) Wird bei Ihnen auf der Abteilung die basale Stimulation durchgeführt?
   b) Wenn ja, bei welchen Klienten?

c) Wenn nein, lesen Sie im Buch "Welche Menschen brauchen ..."
d) Was brauchen diese Menschen?

LB 256

2. Bei der basal stimulierenden Pflege kann Kommunikation durch eine Vielzahl von Anwendungen erreicht werden.
   a) Suchen Sie in Ihrer Gruppe eine KlientIn mit einer Wahrnehmumgsstörung aus. Schreiben Sie auf, was auf Ihrer Abteilung gemacht wird (z. B. mit Blau) und was man machen könnte (z. B. mit Rot).

LB 257 f.

Anwendung	Beispiel aus Ihrem Alltag
Visuell (den Sehsinn betreffend):	
Auditiv (den Gehörsinn betreffend):	
Taktil (die Sinneseindrücke betreffend):	
Vibratorisch:	
Geruchlich:	
Geschmacklich:	
Thermisch:	
Somatisch (die Wahrnehmung der Körpergrenzen über die Berührung der Haut betreffend):	
Oral (die senso-motorische Wahrnehmung des Mundes betreffend):	
Vestibulär (die Wahrnehmung der Lage/Position betreffend):	

LB 259

3. Was beachten Sie bei einer:
   a) beruhigenden Ganzkörperwäsche?

   b) belebenden Ganzkörperwäsche?

LB 259 f.

Beeinträchtigung der Sinneswahrnehmung

Jolanda Lüthi

Beeinträchtigung der Sinneswahrnehmung

1. Wenn Ihr Natel klingelt, nehmen Sie den Ton wahr. Dabei handelt es sich um einen sehr komplexen Prozess, der in verschiedenen Bereichen beeinträchtigt sein kann.

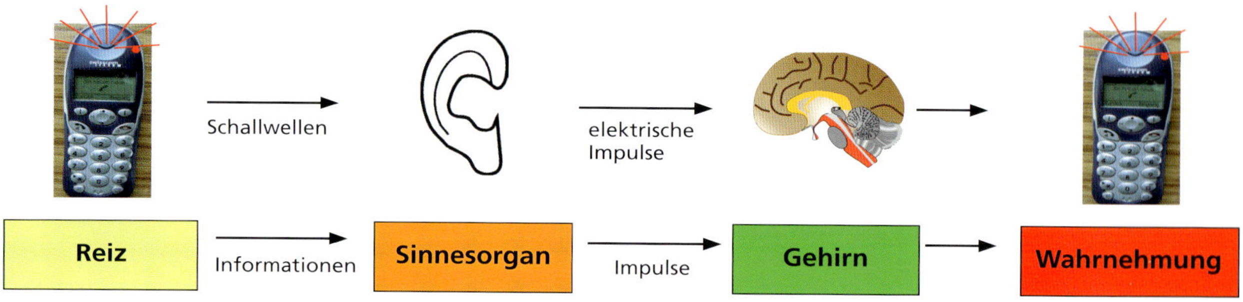

   a) Streichen Sie mit Rot diejenigen Stellen an, bei denen ein Mensch mit einer Hörbehinderung beeinträchtigt ist.

   b) Streichen Sie mit Blau diejenigen Stellen an, bei denen ein Mensch mit einer Wahrnehmungsstörung beeinträchtigt ist.

LB 260–270

Sinnesbehinderungen

Elisabeth Blunier

Der Umgang mit sehbehinderten und blinden Klienten

1. Diskutieren Sie folgende Fragen:

- Kennen Sie Menschen mit einer Sehbehinderung?
- Brauchen diese Menschen Hilfsmittel oder Hilfe?
- Welche Hilfsmittel oder Hilfen brauchen sie?
- Können die Menschen ganz normal leben?
- Können Sie sich vorstellen, sehbehindert oder blind zu sein?

Übungen
Lassen Sie sich (z. B. vom Zentralverein für das Blindenwesen) Brillen schicken, durch deren Gläser man a) nichts, b) nur ganz verschwommen sieht.

LB 262

Aufgabe 1
- Bilden Sie 2-er Gruppen. Lassen Sie sich von Ihrer Kollegin die Augen verbinden oder eine Brille aufsetzen, durch die man gar nichts sieht. Lassen Sie sich von ihr durch das Schulhaus führen.

Aufgabe 2
- Sie gehen einkaufen und bereiten dann das Mittagessen (belegte Brote und Tee oder Mineralwasser) zu.

Vorgehen
➲ Setzen Sie Brillen auf, durch die man nur wenig und verschwommen sieht.
➲ Schreiben Sie (mit der Brille) einen Einkaufszettel.
➲ Gehen Sie ins Warenhaus und kaufen Sie die aufgeschriebenen Waren ein.
➲ Gehen Sie zurück und bereiten Sie zusammen das Mittagessen.
➲ Essen Sie zusammen die belegten Brote und trinken Sie Ihren Tee oder Ihr Mineralwasser.

Auswertung
Diskutieren Sie in der Gruppe:
- Wie ist es Ihnen bei der 1. Übung ergangen? Konnten Sie der Kollegin, die Sie führte voll vertrauen, fühlten Sie sich sicher oder hatten Sie Angst?
- Wie war es, nichts zu sehen, aber zu hören und zu fühlen?

- Wie ist es Ihnen beim Einkaufen ergangen? Konnten Sie die Lebensmittel finden? Konnten Sie lesen, was auf den Verpackungen stand (Preis, Verfalldatum, Inhalt u. a. m.)?
- Haben Sie Hilfe angefordert? Hat man Ihnen Hilfe angeboten? Wie haben die Leute auf Sie reagiert?

2. Überlegen Sie, was ein sehbehinderter oder blinder Mensch nicht mehr oder nicht mehr selbstständig tun kann.

Transfer in die Praxis
Schreiben Sie auf, was Sie nach Ihren kurzen Erfahrungen mit den Brillen in Zukunft im Umgang mit sehbehinderten oder blinden Menschen beachten werden.

3. Notieren Sie, auf welche Merkpunkte Pflegende bei der Betreuung/Pflege von sehbehinderten Klienten achten sollten.

Tätigkeiten	Wie unterstützen?
Beim Eintritt oder Eintreten ins Zimmer	
Beim Führen und Begleiten	
Beim sich hinsetzen	
Beim Essen	
Bei der Körperpflege	
Beim An- und Ausziehen	

4. Ergänzen Sie Ihre Liste mit den Aussagen aus dem Lehrbuch.

LB 260 ff.

Aufgabe

5. Erstellen Sie als Collage auf einem Flip-Chart-Blatt ein Merkblatt für den Umgang mit sehbehinderten oder blinden Menschen.

- Vereinbaren Sie einen Besuch bei einem Verein für das Blindenwesen.
- Lassen Sie sich zeigen, welche Hilfen und Hilfsmittel es für sehbehinderte und blinde Menschen gibt.
- Es gibt auch die Möglichkeit, blinde Menschen mit einem Blindenhund für einen Vortrag zu engagieren.

Anatomie/Physiologie der Sinnesorgane

Elisabeth Blunier

LB 262 f.

1. Welche Aufgabe haben die Sinnesorgane?

Das Sehorgan

2. Nennen sie die 2 Anteile des Sehorgans.

3. Beschriften Sie das Anatomieschema.

LB 263

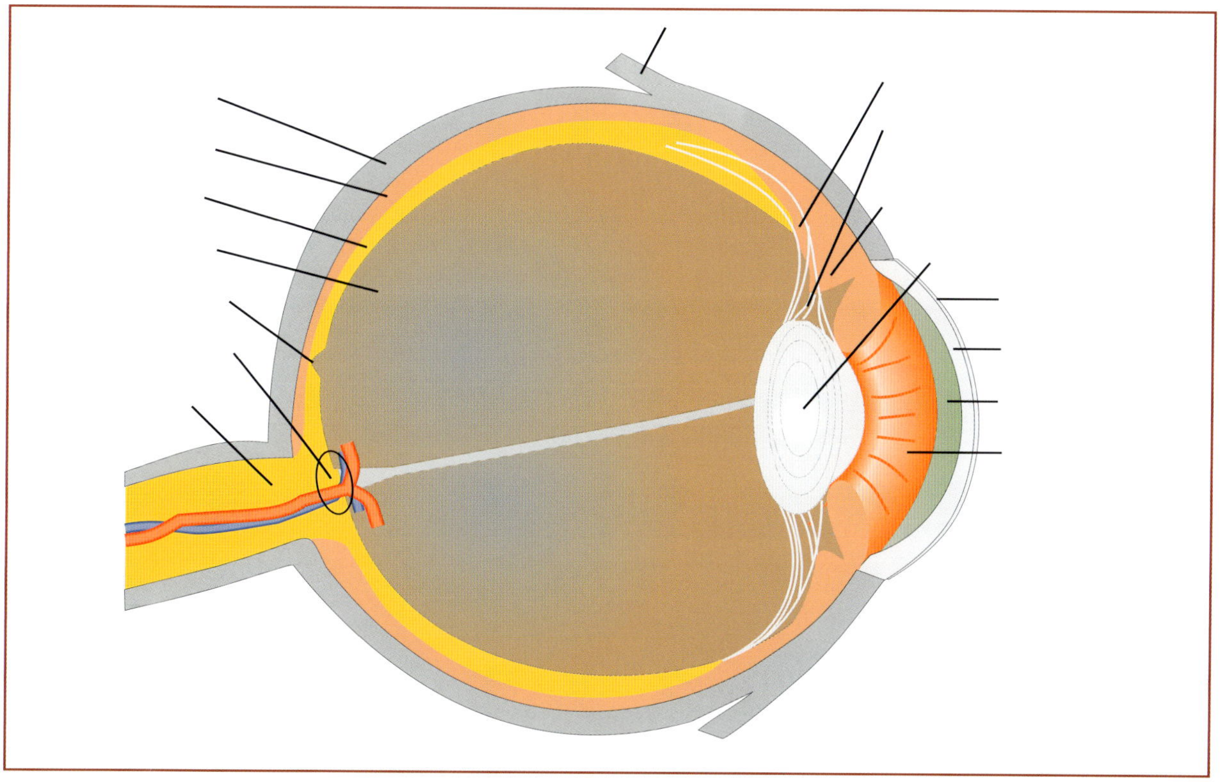

4. Wozu dient das Fettpolster des Augapfels?

5. Setzen Sie die Wörter an die richtigen Stellen im Lückentext.

äußerste Haut, mittlere Haut, innerste Haut, Löcher, Hornhaut über, Strahlenkörper und die Regenbogenhaut (Iris) über, die Farbe, die Linse, das Kammerwasser, Helligkeitsstufen erkennen, Farben wahrnehmen

Die **Lederhaut** ist die ______ und besteht aus festem Bindegewebe. Hinten hat sie ______ für den Durchtritt von Nerven (Sehnerv) und Gefäße. Vorne geht sie in die lichtdurchlässige, gewölbte ______.

Die **Aderhaut** ist die ______________ und besteht aus sehr gut durchblutetem Bindegewebe. Vorne geht sie in den ______________________________. Am Strahlenkörper ist ______________ durch bindegewebige Fasern befestigt. Diese Fasern bilden auch ______________, das die Hornhaut und die Linse ernährt. Der Strahlenkörper enthält den Ziliarmuskel, der die Linse krümmen kann. Die Iris gibt dem Auge ______________ und reguliert den Lichteinfall.

Die **Netzhaut** ist die ______________. Sie ist aus mehreren Schichten aufgebaut, die man grob in Gehirn- und Sinneszellenschicht unterteilen kann. Die Sinneszellenschicht enthält über 100 Millionen Stäbchenzellen, die ______________, und über 5 Millionen Zapfenzellen, die ______________.

Das Sehen

LB 263 f.

6. Was tut die Linse, damit man scharf sieht?

____

7. Wo werden die Signale aus beiden Augen zu einem einzigen Bild verarbeitet?

____

8. Nennen Sie die Schutzvorrichtungen des Auges und ihre Aufgaben.

Schutzvorrichtungen	Aufgaben

Schwerhörigkeit

LB 264 f.

Umgang mit schwerhörenden Menschen

- Lesen Sie im Lehrbuch, oder das Merkblatt des Hörbehindertenvereins: «Umgang mit schwerhörenden Menschen».
- Bilden Sie 4-er Gruppen.
- Diskutieren Sie die Hinweise.
- Erzählen Sie zu den Hinweisen Beispiele aus der Praxis, notieren Sie sie stichwortartig.

Hinweis	Beispiel, das ich erlebt habe
1	
2	

3	
4	
5	
6	
7	Habe gestern Frau Kraus vor dem Baden das Hörgerät herausnehmen lassen; habe vorher mit ihr abgesprochen, dass wir alles wie immer machen und dass ich ihr am Schluss die Haare wasche. Habe mit ihr besprochen, dass, wenn ich ihr etwas sagen möchte, ich mich vor sie hinstelle und mit der Hand deute (z. B. auf die Haare).
8	
9	

Transfer in die Praxis

Notieren Sie stichwortartig, welche Hinweise im Umgang mit hörbehinderten Menschen Sie noch nicht gekannt haben, aber in Zukunft beachten werden.

____

____

____

____

____

____

____

Das Hör- und Gleichgewichtsorgan

LB 268–270

1. Welche Aufgabe hat:
   a) das Hörorgan?

____

   b) das Gleichgewichtsorgan?

____

LB 269

2. Beschriften Sie das Anatomieschema.

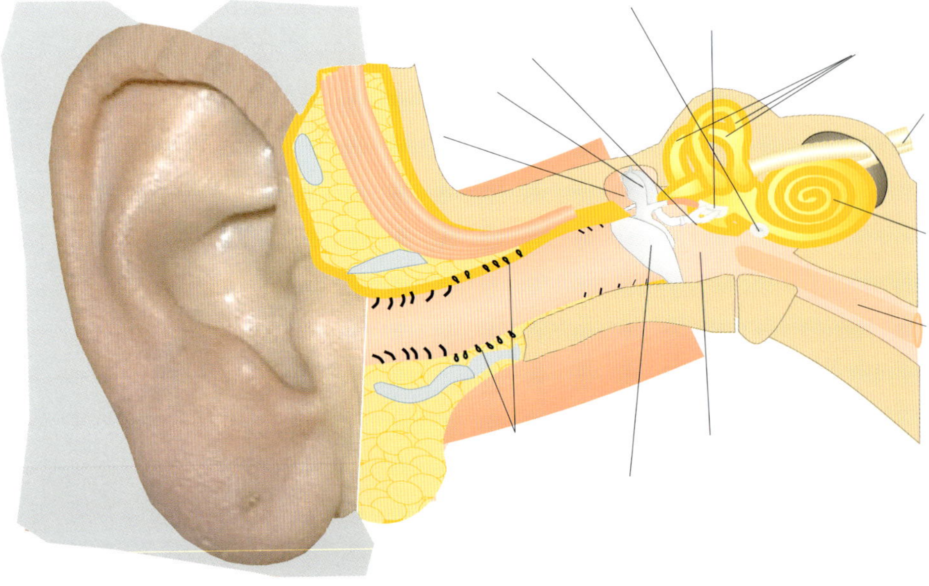

3. Welche Aufgabe hat/haben:

die Ohrmuschel	
die Drüsen des äußeren Gehörgangs	
das Trommelfell	
die Ohrtrompete	

4. Wo liegt das Gleichgewichtsorgan?

Hörvorgang und Schallwellen

Wussten Sie, dass	Weiß ich	Werde ich mir merken
die normale Umgangssprache ca. 45 dB (Dezibel) hat.	☐	☐
eine ständige Belastung von 90 dB zu Schwerhörigkeit und Tinnitus (Ohrenrauschen) (z. B. auch zu häufiges sehr lautes Musikhören, Diskobesuche) führt.	☐	☐
die akute Schmerzgrenze bei 120 dB liegt.	☐	☐

Wahrnehmungsstörungen

LB 271 f.

Jolanda Lüthi

Wahrnehmungsstörung im Bereich des Hörens

1. Stellen Sie sich vor, Sie hätten eine Wahrnehmungsstörung im Bereich des Hörens und säßen jetzt im Unterricht und würden alle Geräusche gleich laut wahrnehmen. Halten Sie einen Moment inne und nehmen Sie die Geräusche um sich herum wahr. Zeichnen Sie anschließend ein, welche Geräusche Sie jetzt alles hören (z. B. Auto das vorbeifährt).

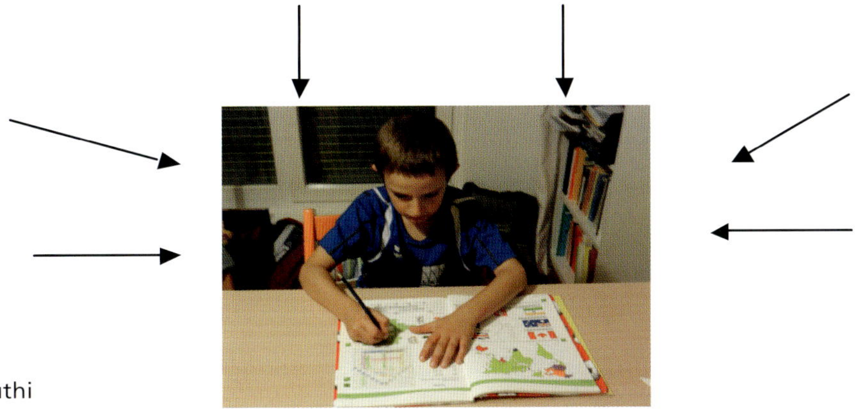

Abbildung: J. Lüthi

2. Wie würde es Ihnen gehen, wenn Sie alles gleich laut wahrnehmen? Tauschen Sie sich mit Ihrer Nachbarin/Ihrem Nachbarn aus.

Wahrnehmungsstörung: Zusammenhänge von Abläufen nicht erkennen

3. Setzen Sie sich zu zweit gegenüber. Jemand zieht sich die Schuhe und die Socken ganz langsam aus. Die andere Person hält die einzelnen Schritte in Stichworten fest. Versuchen Sie möglichst jeden Schritt festzuhalten, auch die kleinen.

4. Tauschen Sie sich anschließend zu den Notizen aus. Was fällt Ihnen dabei auf? Sind alle Schritte festgehalten?
5. Wie macht sich eine Wahrnehmungsstörung beim Schuhe und Socken ausziehen bemerkbar, wenn die Person die Zusammenhänge von Abläufen nicht erkennt?

Behinderung und Sexualität

LB 271–276

Jolanda Lüthi

Reflexion: Sexualität

(vgl. auch Kapitel 1.3: Sexualität)

1. Beantworten Sie in Stichworten folgende Fragen:
   a) Was gehört für Sie alles zur Sexualität?

   b) Mit wem sprechen Sie über das Thema «Sexualität»?

   c) Fällt es Ihnen leicht, über das Thema «Sexualität» zu sprechen?

   d) Sprechen Sie in Ihrer Familie über das Thema? Weshalb ja oder nein?

   e) Ist die Sexualität von Klientinnen und Klienten an Ihrem Arbeitsort ein Thema? Wie und wann wird darüber gesprochen?

   f) Sich als «Frau oder Mann fühlen» gehört auch zur Sexualität. Was tun Sie alles, um sich als «Frau oder Mann» zu fühlen?

Was ist mit Sexualität gemeint

LB 271 f.

2. Betrachten Sie die Grafik zu den 3 Bereichen der Sexualität nach Sporken. Kennen Sie alle Begriffe und verstehen Sie diese?

3. Beschreiben Sie anschließend in eigenen Worten die drei Bereiche:

äußerer Bereich	
mittlerer Bereich	
innerer Bereich	

4. Über welchen Bereich/welche Bereiche fällt es Ihnen einfach zu sprechen? Über welche eher nicht?

«Frau sein» und «Mann sein»

LB 272

5. Stellen Sie sich einen Klienten oder eine Klientin vor. Halten Sie anschließend die Aspekte fest, welche die Person zum Mann oder zu Frau macht

Biologisches Geschlecht («sex»)	Soziales und psychologisches Geschlecht («gender»)

Jeder Mensch lebt die Sexualität auf seine individuelle Art und Weise

Prägung der eigenen Sexualität

6. Wer und was haben Ihre Vorstellungen von Sexualität geprägt? Halten Sie Ihre Gedanken in Stichworten fest.

Prägung der Sexualität der Klientinnen und Klienten

7. Überlegen Sie sich, wer und was die Sexualität der Klientinnen und Klienten geprägt hat. Halten Sie Ihre Gedanken in Stichworten fest.

Sexuelle Orientierung

LB 273

8. Erklären Sie Ihrem Nachbarn/Ihrer Nachbarin, was mit «sexueller Orientierung» gemeint ist und erklären Sie die 3 Begriffe «Heterosexualität», «Homosexualität» und «Bisexualität».

Umgang mit der Sexualität der Klientinnen und Klienten

9. Tauschen Sie sich in einer Kleingruppe über die folgenden Punkte aus. Suchen Sie dabei auch Beispiele aus Ihrer Wohngruppe/Institution.

- Die Klientinnen und Klienten werden teilweise wie Kinder behandelt, auch wenn Sie erwachsen sind.
- Die Klientinnen und Klienten haben keinen Rückzugsort, um mit einem Partner/einer Partnerin alleine zu sein.
- Die Klientinnen und Klienten dürfen nicht mit einem Partner/einer Partnerin zusammen sein.
- Die Klientinnen und Klienten werden aufgeklärt.
- Man schaut weg beim Thema «Sexualität» der Klientinnen und Klienten.
- Man hat Angst davor, dass Klientinnen schwanger werden könnten.
- Klientinnen und Klienten dürfen zu einem Call-Boy oder einer Prostituierten gehen.

Begleitung von Menschen mit Behinderung in ihrer Sexualität

LB 274 f.

10. Suchen Sie zu jedem der Punkte ein konkretes Beispiel, um die Klientinnen und Klienten bei Ihrer Sexualität zu unterstützen:

a) Unterstützung bei der Körperwahrnehmung

____

____

b) Beratung und Begleitung beim «Frau sein» oder «Mann sein»

____

____

c) Unterstützung bei Kontakten zu anderen Menschen

____

____

d) Unterstützung bei der Beziehungsaufnahme oder beim Pflegen von Beziehungen

____

____

e) Unterstützung beim Thema «Nähe und Distanz» in Beziehungen

____

____

f) Unterstützung beim Benennen von Gefühlen

____

____

Gewalt und Missbrauch in Institutionen

LB 276–280

Reflexion zum Thema «Gewalt und Missbrauch»

1. Welche Erfahrungen haben Sie selbst mit Gewalt und Missbrauch? Und was löst das Thema bei Ihnen aus? Schließen Sie ein paar Minuten die Augen und denken sie darüber nach.

Vorwissen zum Thema «Gewalt und Missbrauch»

2. Welche Formen und Arten von Gewalt und Missbrauch kennen Sie? Schreiben Sie die einzelnen Formen auf Moderationskarten. Sortieren Sie anschließend die Karten zu Gruppen und kleben Sie diese auf ein Papier. Geben Sie den Gruppen einen Namen.

Subtile Formen von Gewalt

3. Viele Formen von Gewalt und Missbrauch finden subtil, d. h. im Kleinen und Versteckten statt. Es kann sein, dass die Klientin bei der Pflege unsanft angefasst wird oder ein Klient in seiner nassen Einlage liegengelassen wird. Kennen Sie solche subtilen Formen von Gewalt aus Ihrer Berufspraxis?

Gewaltkonzepte in Institutionen

4. Die meisten Institutionen haben heute ein Gewaltkonzept. Kennen Sie das Gewaltkonzept Ihrer Institution? Lesen Sie es durch. Haben Sie es verstanden? Wenn nicht, fragen Sie in Ihrem Betrieb nach, was die einzelnen Punkte bedeuten. Wird auf Ihrer Gruppe/Station nach diesem Konzept gearbeitet?

Gewalt und Missbrauch in Institutionen

5. Beenden Sie folgende Satzanfänge schriftlich.

Über Gewalt und Missbrauch wird in unserem Team ______________________________

____

Wenn auf unserer Gruppe jemand Beschimpfungen ______________________________

____

Ignorieren von Klientinnen und Klienten ______________________________

____

Bestrafungen von Klientinnen und Klienten ______________________________

____

Bei Überforderung des Personals ______________________________

____

Wenn Betreuungspersonen wütend oder verärgert sind ______________________________

____

Sexuelle Sprüche ______________________________

____

Betreuungspersonen küssen Klientinnen und Klienten ______________________________

____

Umgang mit Gewalt und Missbrauch

6. Überlegen Sie in der Gruppe 4 Schritte, die Sie tun, wenn Sie bemerken, dass eine Kollegin oder ein Kollege in der Betreuung der KlientInnen Gewalt anwendet.

Was ich tue, wenn ich Gewalt bemerke:

1.

2.

3.

4.

7. Schreiben Sie sich anschließend die Schritte auf einen kleinen farbigen Zettel und legen Sie diesen in Ihr Portemonnaie, damit Sie ihn immer dabei haben.

Gewalt durch Klientinnen und Klienten

LB 279 f.

8. Auch als Betreuungsperson sind Sie möglicherweise Gewalt durch Klientinnen und Klienten ausgesetzt. Tauschen Sie sich zu zweit über folgende Punkte aus:

- Welche Gewalt erleben Sie durch Klientinnen und Klienten?
- Wie fühlen Sie sich dabei?
- Was tun Sie, wenn eine Klientin oder ein Klient gewalttätig ist?
- Gäbe es noch andere Möglichkeiten zu reagieren?

Auffälliges Verhalten

LB 280–284

Reflexion zum Thema «auffälliges Verhalten»

1. Diskutieren Sie zu zweit was Ihre Lehrperson tun müsste, damit Sie sagen würden, dass sie sich «auffällig» verhält (z. B. den Handstand machen). Wäre es auch «auffällig» wenn Ihre Lehrperson dies in der Freizeit machen würde?
2. Suchen Sie möglichst viele verschiedene Beispiele und halten Sie diese in Stichworten fest.

Beispiele:

Meine Erfahrungen mit auffälligem Verhalten.

3. In Ihrer Arbeit mit den Klientinnen und Klienten erleben Sie sicherlich auch «auffälliges» Verhalten. Welche Formen erleben Sie? Wie geht es Ihnen damit?

Funktion und Sinn von auffälligem Verhalten

4. Überlegen Sie sich, weshalb die Klientin/der Klient das Verhalten zeigen könnte.

Auffälliges Verhalten der Klientin/des Klienten	Weshalb könnte sie/er dies tun?
Frau Meier liegt am Morgen im Bett und wartet auf die Betreuungsperson, da sie nicht allein aufstehen kann. Sie bewegt den Kopf auf dem Kopfkissen immer wieder von einer Seite auf die andere und das ziemlich schnell.	
Herr Kaufmann sitzt am Frühstückstisch und isst sein Gonfibrot. Herr Müller, ein anderer Klient erzählt der Betreuungsperson von seinem Ausflug zu seiner Familie. Herr Meier beginnt sich mit der Faust an den Kopf zu schlagen.	
Frau Ponte ist mit der Betreuungsperson beim Einkaufen. Als die beiden sich der Rolltreppe nähern, beginnt Frau Ponte sich in die Hand zu beißen.	
Herr Mandic zieht sich immer mehr in sein Zimmer zurück und kommt nur noch zum Essen in den Gemeinschaftsraum.	
Wenn Frau Zbinden auf einem Stuhl sitzt, schaukelt sie mit dem Oberkörper hin und her.	

Umgang mit schwierigen Situationen

LB 283 f.

Reflexion

1. Als Assistentin Gesundheit und Soziales EBA erleben Sie in Ihrem Berufsalltag Situationen mit den Klientinnen und Klienten, die schwierig sind. Tauschen Sie sich aus.
- Welche Situationen sind für Sie ganz persönlich schwierig?

2. Jeder Mensch, aber auch jedes Team geht unterschiedlich mit solchen Situationen um.
- Was tun Sie selbst in diesen schwierigen Situationen?
- Wie gehen andere Teammitglieder mit den schwierigen Situationen um?
- Haben Sie Regeln im Team, wie man mit schwierigen Situationen umgeht?

Umgang mit schwierigen Situationen

3. Überlegen Sie in Kleingruppen welche schwierigen Betreuungssituationen Sie bereits erlebt haben. Halten Sie diese in Stichworten im linken Kästchen fest. Was war hilfreich in dieser Situation? Was sollte man in dieser Situation nicht tun?

AB 222

(Falls Ihnen keine eigenen schwierigen Betreuungssituationen in den Sinn kommen, nehmen Sie die Situationen von der Vorseite «auffälliges Verhalten».)

Schwierige Betreuungssituation	Was war hilfreich?	Was sollte man nicht tun in dieser Situation?
Beispiel: Sie sind mit Frau Ponte beim Einkaufen. Als sie sich der Rolltreppe nähern, beginnt Frau Ponte sich in die Hand zu beißen.	Sie gehen von der Rolltreppe weg und suchen einen Lift oder eine Treppe. Frau Ponte beruhigt sich sobald Sie sich von der Rolltreppe entfernen.	Frau Ponte mit Worten tadeln, sie solle nicht so blöd tun. Frau Ponte zwingen, die Rolltreppe zu benutzen.

Was ich noch wissen wollte:

Fragen an die Praxis	Antworten
Fragen für den ÜK	Antworten
Fragen für den Unterricht	Antworten
Fragen für den ABU	Antworten

2.3 Begleitet Klientinnen und Klienten zu Terminen

Jolanda Lüthi

Typische Situation

Herr Bürki ist körperbehindert und sitzt im Handrollstuhl. Er hat einen Termin in der Physiotherapie-Praxis in der Stadt. Es ist Winter, es schneit und es ist kalt. Marianne Stuck, Assistentin Gesundheit und Soziales EBA, hat darum gemäß Auftrag fünf Tage vor diesem Termin ein Behindertentaxi organisiert. Sie wird Herrn Bürki in die Therapie begleiten, da der Physiotherapeut Hilfe für den Transfer von Herrn Bürki auf die Therapieliege angefordert hat.
Marianne Stuck geht rechtzeitig zu Herrn Bürki und hilft ihm sich vorzubereiten. Beide machen sich auf den Weg zum Taxi. Beim Hineinschieben ins Taxi und später auch beim Hinausfahren achtet Marianne Stuck darauf, dass der Handrollstuhl in der Mitte der Auffahrrampe steht. Sie hilft dem Fahrer des Taxis beim Anschnallen des Rollstuhls.
Marianne Stuck begleitet Herrn Bürki in die Praxis. Dort hilft sie ihm Jacke und Schuhe auszuziehen und transferiert ihn gemeinsam mit dem Physiotherapeuten auf die Therapieliege. Sie hilft anschließend, Herrn Bürki bequem auf der Liege zu lagern.
Die Therapiestunde vergeht sehr schnell. Nach der Therapie ist Herr Bürki immer sehr müde, der Transfer zurück in den Rollstuhl ist darum anstrengend. Marianne Stuck hilft Herrn Bürki die Jacke und die Schuhe anzuziehen. Gemeinsam machen sie sich mit dem Behindertentaxi auf den Rückweg.

Situationskreis

- Begleitete Klientinnen und Klienten auf internen Wegen
- Begleitet Klientinnen und Klienten mit stabilem Gesundheitszustand auf externen Wegen und zu Besuchen
- Organisiert die nötigen Transportmittel

Berufskunde

- Umgang mit Menschen außerhalb der Institution, Wohngruppe, Station
- Partizipation
- Interdisziplinäre Zusammenarbeit

Fähigkeiten in der Praxis

- Organisiert nach Auftrag das geeignete Transportmittel
- Tritt professionell gegen außen auf
- Kommuniziert professionell
- Informiert die Klientinnen und Klienten
- Bietet die notwendige Unterstützung und Hilfe an
- Wendet die Grundsätze der rückenschonenden und sicheren Arbeitsweise an
- Fördert die Eigenständigkeit der Klientinnen und Klienten
- Beobachtet Klientinnen und Klienten, erfasst körperliche und psychische Veränderungen und meldet diese weiter
- Plant die Arbeit

Fragen zur typischen Situation

Jolanda Lüthi

AB 227

1. Lesen Sie die typische Situation nochmals ganz genau durch. Beurteilen Sie anschließend, ob die folgenden Behauptungen richtig oder falsch sind.

	richtig	falsch
Marianne Stuck, AGS EBA organisiert ein Behindertentaxi für die Fahrt zum Physiotherapeuten einen Tag vor dem Termin.		
Marianne Stuck, AGS EBA geht rechtzeitig vor der Abfahrt zu Herrn Bürki und sagt ihm, er solle sich selbst für den Ausflug vorbereiten.		
Marianne Stuck, AGS EBA unterstützt den Physiotherapeuten, Herrn Bürki auf der Therapieliege zu lagern.		
Obwohl Herr Bürki nach der Physiotherapie müde ist, muss er seine Jacke selbst anziehen.		

Reflexion

2. Beantworten Sie folgende Fragen:

   a) Wie treten Sie in der Öffentlichkeit auf, wenn Sie Klienten und Klientinnen begleiten?

   b) Wurden Sie beim Beginn Ihrer Ausbildung darüber informiert, wem Sie Informationen über die Klienten und Klientinnen weitergeben dürfen.

   c) Haben Sie schon einmal mit einer Person über KlientInnen gesprochen, die nichts mit den KlientInnen zu tun hatte?

   d) Beziehen Sie die Klienten und Klientinnen in Gespräche mit ein, wenn Sie z. B. beim Arzt/der Ärztin oder in der Physiotherapie sind?

   e) Wohin begleiten Sie die Klientinnen und Klienten innerhalb der Institution? Nenne Sie 3 Beispiele.

   f) Wohin begleiten Sie die Klientinnen und Klienten außerhalb der Institution? Nenne Sie 3 Beispiele.

   g) Wie bereiten Sie sich vor, wenn Sie Klienten und Klientinnen ausserhalb der Institution/Station begleiten?

Umgang mit Menschen außerhalb der Institution, Wohngruppe, Station

LB 288 f.

1. Schreiben Sie in Stichworten auf, was mit «professionellem Auftreten» gemeint ist.

2. Professionelle Kommunikation beinhaltet, dass Sie den Datenschutz und die Schweigepflicht einhalten. Kreuzen Sie an, ob folgende Aussagen richtig oder falsch sind.

	richtig	falsch
Ich darf meinen Eltern alles über die Klienten und Klientinnen erzählen.		
Ich darf meinen Freunden von den Klienten und Klientinnen erzählen, auch mit Namen.		
Wenn jemand auf der Gruppe schnuppert, darf die Person beim Duschen von Klienten und Klientinnen zuschauen, da die Person ja wissen muss, wie es geht.		
Wenn ich einer Freundin/einem Freund von den Klienten erzähle, darf ich das nur, wenn ich keine Namen nenne und auch sonst keine intimen Angaben mache.		
Im Zug muss man besonders gut aufpassen, dass man keine Namen und Informationen über Klienten preisgibt.		
Besuch auf der Gruppe darf auch die Akten von Klienten lesen.		

3. Beschreiben Sie in einem Satz, was mit «sachlich» und «korrekt» gemeint ist.

4. Streichen Sie die Wörter durch, die nicht zu einer sachlichen und korrekten Information gehören.

Immer gestern drei Mal häufig manchmal

um 8 Uhr Daumennagel ungefähr

Begleitung von Klientinnen und Klienten auf Wegen

LB 289–293

1. Suchen Sie im folgenden Wortgitter je 4 Begriffe zu internen und zu externen Wegen.

W	E	G	R	I	W	O	N	S	T
P	O	S	T	F	Ä	C	H	E	R
A	P	C	E	I	S	Ö	F	I	I
K	I	O	S	K	C	H	A	F	E
Ü	B	I	S	E	H	E	M	R	B
C	A	F	E	T	E	R	I	A	N
H	I	F	M	S	R	O	G	P	A
E	D	E	A	B	E	I	R	U	L
N	C	U	R	O	I	E	O	S	E
D	H	R	E	I	E	N	S	E	N

Sicherheit

LB 289

2. Sicherheit ist ein wichtiges Bedürfnis des Menschen. Schreiben Sie 3 Gründe auf, weshalb das so ist.

3. Sicherheit bei der Begleitung von KlientInnen bedeutet, dass die Klienten vor Gefahren geschützt sind und sich nicht verletzten. Beschreiben Sie dazu ein Beispiel aus Ihrem Berufsalltag.

4. Sicherheit bei der Begleitung von Klienten bedeutet aber auch, dass sich die Klienten sicher fühlen. Beantworten Sie folgende Fragen:

   a) Weshalb ist es wichtig, dass sich die Klienten sicher fühlen?

   b) Wie merken Sie, dass sich eine Klientin/ein Klient unsicher fühlt?

c) Was tun Sie in Ihrem Berufsalltag, damit sich die Klienten/die Klientinnen sicher fühlen?

Orientierung

LB 290

5. Auch zu wissen was, wann, wo passiert gibt Menschen Sicherheit. Orientierung ist deshalb ein wichtiges Bedürfnis. Orientierung bedeutet, dass die Klienten und Klientinnen informiert werden. Beantworten Sie folgende Fragen:

   a) Weshalb ist es wichtig, dass die KlientInnen informiert werden?

   b) Wie können sich Klienten und Klientinnen fühlen, wenn sie nicht genügend informiert werden?

   c) Wie gehen Sie in Ihrem Berufsalltag vor, wenn Sie KlientInnen informieren?

   d) Was denken Sie, genügen die Informationen, die Sie den KlientInnen jeweils geben, damit sie sich orientieren können?

6. Damit Sie Klienten und Klientinnen auf Wegen gut begleiten können, müssen Sie sich selbst aber auch gut informieren.
   a) Wie gehen Sie vor, wenn Sie mit einem Klienten oder einer Klientin an einen neuen Ort gehen? Wie informieren Sie sich? Halten Sie in Stichworten fest.

Planung von Wegen

LB 290

7. Bei der Begleitung von KlientInnen auf Wegen müssen viele Dinge berücksichtigt und geplant werden. Erstellen Sie mit Hilfe der Angaben im Lehrbuch eine Checkliste für die Begleitung von KlientInnen außerhalb der Institution.

Partizipation

LB
291–293

1. Beschreiben Sie in einem Satz, was mit dem Wort Partizipation gemeint ist.

2. Beispiel: Auf Ihrer Gruppe/Station soll der Wohnbereich/die Stube neu gestaltet werden. Dabei können die KlientInnen in unterschiedlichem Maß teilhaben.

Beschreiben Sie zu jedem Begriff der Partizipation, wie das in der Praxis konkret aussieht.

	Wie sieht das konkret aus?
Mitsprache	
Mitbeteiligung	
Mitbestimmung	
Mitentscheidung	

Partizipation bei Alltagsaktivitäten

LB
292

3. Zur Partizipation bei Alltagsaktivitäten gibt es viele Beispiele. Schreiben Sie eine Liste, bei welchen Tätigkeiten im Alltag die KlientInnen auf Ihrer Gruppe partizipieren können.

4. Schauen Sie sich die Liste oben genau an und diskutieren Sie zu zweit, wo die KlientInnen eher «nur» mitsprechen dürfen und wo die KlientInnen mit entscheiden dürfen.

5. Was denken Sie, wie fühlt sich ein Mensch, wenn er oft mitsprechen, aber selbst nicht mitentscheiden darf?

6. Nennen Sie 3 Gründe, weshalb es für die KlientInnen wichtig ist, dass sie auch mitentscheiden dürfen.

Partizipation an der eigenen Lebenssituation

7. Tauschen Sie sich zu zweit aus, bei welchen Gesprächen über die KlientInnen und Klienten diese anwesend sind und bei welchen nicht.

LB 292

8. Überlegen Sie anschließend, ob die Gründe weshalb eine Klientin/ein Klient bei den Gesprächen nicht anwesend ist fachlich richtig ist, oder ob es auch möglich wäre, dass sie/er bei den Gesprächen anwesend ist.

Partizipation am gesellschaftlichen Leben

9. Suchen Sie zu den Partizipationsmöglichkeiten der Klienten und Klientinnen am gesellschaftlichen Leben möglichst viele konkrete Beispiele. Schreiben Sie diese zu den passenden Bereichen.

LB 292 f.

Kulturelle und religiöse Veranstaltungen

Feierlichkeiten

Öffentliche Freizeitveranstaltungen

10. Schildern Sie zwei konkrete Beispiele aus Ihrer Berufspraxis, bei der Sie die KlientInnen bei der Partizipation am gesellschaftlichen Leben unterstützen. Suchen Sie nach zwei Beispielen, die Sie in Ihrer Berufspraxis noch nicht durchführen.

Beispiel 1

Beispiel 2

LB 293

Auswirkungen mangelnder Partizipation

11. Wenn Menschen in ihrem Alltag und in ihrem Leben nicht partizipieren können, hat das schwerwiegende Auswirkungen. Wie fühlen Sie sich, wenn Sie nicht mitbestimmen können und anderen Menschen ausgeliefert sind?

12. Nennen Sie mindestens drei Folgen von mangelnder Partizipation.

-
-
-
-

13. Kennen Sie eine Klientin/einen Klienten bei dem Sie das Gefühl haben, dass er sich nicht wohl fühlt, weil er zu wenig mitbestimmen kann? Tauschen Sie sich aus.

LB 293 f.

Interdisziplinäre Zusammenarbeit

Zusammenarbeit

Reflexion Zusammenarbeit

1. Die Qualität der Betreuung und Begleitung von Klienten und Klientinnen ist nur gut, wenn das Team gut zusammenarbeitet. Wir würden Sie die Zusammenarbeit in Ihrem Team beschreiben?
   a) Welche Stärken hat Ihr Team, was kann es gut?

   b) Welche Schwächen zeigen sich in Ihrem Team, was kann Ihr Team nicht so gut?

2. Zusammenarbeit bedeutet bewusstes, gemeinsamen Arbeiten um ein gemeinsames Ziel zu erreichen. Denken Sie, dass Ihr Team gemeinsame Ziele hat?
   a) Wenn ja, nennen Sie 3 gemeinsame Ziele Ihres Teams.

b) Haben Sie das Gefühl, dass Ihr Team an den Sitzung jeweils ein gemeinsames Ziel hat, oder dass die einzelnen Teammitglieder unterschiedliche Ziele haben?

3. Suchen Sie zu zweit je 3 Beispiele für Ziele, die sich auf die ganze Gruppe/Station beziehen und Ziele, die sich auf eine bestimmte Situation der KlientInnen beziehen.

Ziele für die ganze Gruppe/Station
Beispiel: Die Klienten und Klientinnen sollen möglichst viel selbst bestimmen können.
Beispiel: Auf der Gruppe begrüßen wir die Klienten und Klientinnen immer mit Händeschütteln.

Ziele für eine bestimmte Situation (der Klienten)
Beispiel: Wir möchten Frau X unterstützen, damit sie möglichst viel Kontakt mit ihrer Schwester hat.
Beispiel: Wir möchten, dass Herr Y zwischen Konfitüre und Honig auswählen kann.

Interdisziplinär

4. Interdisziplinär bedeutet, dass unterschiedliche Fachpersonen und Berufsgruppen zusammenarbeiten.

LB 295

5. Welche der folgenden Zusammensetzungen an Sitzungen sind interdisziplinär und welche nicht? Kreuzen Sie die interdisziplinären Zusammensetzungen an.

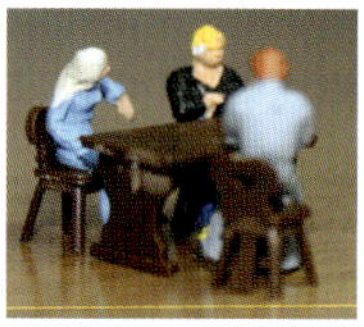

SitzungsteilnehmerInnen:

AGS EBA, Fachangestellte Gesundheit FAGE, Pflegefachfrau

SitzungsteilnehmerInnen:

AGS EBA, Fachangestellte Gesundheit FAGE, Pflegefachfrau, Ergotherapeutin

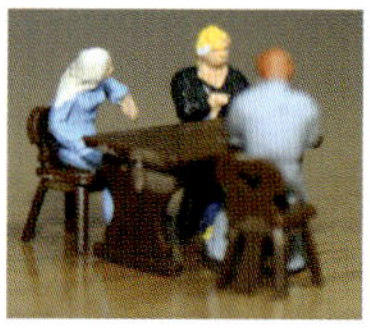

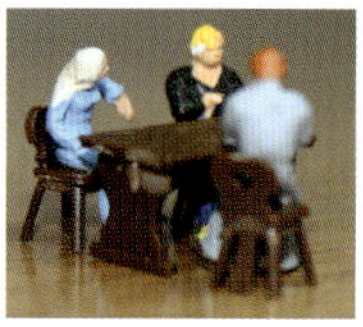

SitzungsteilnehmerInnen:

AGS EBA, Fachperson Betreuung FABE, Sozialpädagogin, Psychiaterin, Eltern, Physiotherapeutin

SitzungsteilnehmerInnen:

Heimleitung, Heimarzt, Physiotherapeutin, AGS EBA, Sozialpädagogin

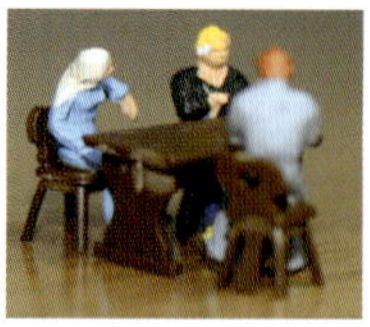

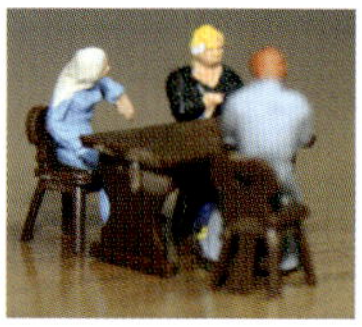

SitzungsteilnehmerInnen:

AGS EBA, Fachperson Betreuung FABE, Sozialpädagogin

6. Ein Klient hat über längere Zeit Schwierigkeiten beim Einschlafen. Um die bestmögliche Begleitung des Klienten zu erreichen, wird eine Sitzung mit dem Klienten, den Angehörigen, dem Heimarzt, der Gruppenleitung der Arbeitsstätte und dem Team einberufen. Alle diese Beteiligten haben unterschiedliche Vorstellungen, was die Lösung des Problems betrifft.

7. Ordnen Sie die folgenden Vorstellungen den SitzungsteilnehmerInnen zu:

Vorstellung	Wer?
Man muss das Problem von allen Seiten betrachten und eine Lösung finden, die auf längere Zeit eine Besserung bringt.	
Weil ich Einschlafschwierigkeiten habe, möchte ich am Morgen länger schlafen.	
Es müssen medizinische Ursachen gefunden und diese behandelt werden.	
Wir möchten einfach, dass es ihm gut geht.	
Wir wünschen uns, dass der Klient am Tag fit ist.	

Was ich noch wissen wollte:

Fragen an die Praxis	Antworten
Fragen für den ÜK	**Antworten**
Fragen für den Unterricht	**Antworten**
Fragen für den ABU	**Antworten**

2.4

Unterstützt Klientinnen und Klienten beim Essen und Trinken

Elisabeth Blunier

Typische Situation

In der Wohngruppe wird das Mittagessen gemeinsam eingenommen. Heute übernimmt Sonja Diem, Assistentin Gesundheit und Soziales EBA, die Betreuung von Frau Haag. Frau Haag kann wegen ihres starken Zitterns die Speisen nicht klein schneiden. Da sie sehr schlecht sieht, kann sie ihr Trinkgefäß kaum erkennen.
Sonja Diem hat eine spezielle Antirutsch-Unterlage unter den Teller gelegt. Frau Haag hat auch ein spezielles Besteck und einen Tellerring. Zum Trinken benutzt sie eine Schnabeltasse.
Sonja Diem schneidet Fleisch und Kartoffeln in mundgerechte Stücke. Sie erklärt Frau Haag, wo sich auf dem Teller das Gemüse, die Beilagen und das Fleisch befinden. Sie nutzt dazu das Beispiel der Uhr. Mit dieser Hilfestellung kann die Klientin nun selbstständig essen.
Während der Mahlzeit erkundigt sich Herr Hasler, der Vorgesetzte von Sonja Diem, wie das Nachmittagsprogramm aussehen soll. Sonja Diem schlägt vor, das schöne Wetter für einen Spaziergang zu nutzen. Die Gemeinschaft findet diesen Vorschlag sehr gut. Dieses Gespräch unterstützt die entspannte Atmosphäre.
Nach dem Essen überreicht Herr Hasler Sonja Diem die Medikamente von Frau Haag und gibt ihr die nötigen Anweisungen. Sonja Diem unterstützt Frau Haag bei der Einnahme der Medikamente. Sie beachtet dabei die erhaltenen Anweisungen.
Zurzeit wird bei Frau Haag die tägliche Trinkmenge kontrolliert. Am Ende des Mittagessens notiert Sonja Diem die genaue Trinkmenge von Frau Haag auf einem speziellen Formular.

Situationskreis

Essen und Trinken mit und ohne Hilfsmittel

Berufskunde

- Handlungsleitende Kenntnisse der Anatomie, Physiologie und Pathologie des Verdauungssystems
- Standards zu Essen und Trinken
- Psychische, soziale und kulturelle Aspekte des Essens, Rituale
- Regeln der ausgewogenen Ernährung (Ernährungslehre)
- Normalgewicht und Abweichungen des Körpergewichts (Über- und Untergewicht, Anorexie, Bulimie, Diabetes)
- Prinzipien der Medikamentenverabreichung

ÜK

- Servieren
- Essen eingeben
- Hilfsmittel anwenden

Fähigkeiten in der Praxis

- Berücksichtigt die Wichtigkeit einer gemeinsamen Mahlzeit und von Ritualen
- Fördert die Eigenständigkeit der Klientinnen und Klienten
- Berücksichtigt Ess- und Trinkgewohnheiten von Klientinnen und Klienten
- Nimmt Bedürfnisse der Klientinnen und Klienten wahr und geht darauf ein
- Beobachtet das Ess- und Trinkverhalten und leitet die Beobachtungen weiter
- Führt die Trinkbilanz und leitet die Resultate weiter
- Berücksichtigt die Wichtigkeit einer entspannten Atmosphäre
- Hält sich an die Anordnung der Medikamentenabgabe

LB 298–303

Anatomie/Physiologie: Verdauungssystem

1. Beschreiben Sie stichwortartig die Aufgabe des Verdauungssystems.

2. Schreiben Sie die richtigen Nummern zu den Bezeichnungen rechts.

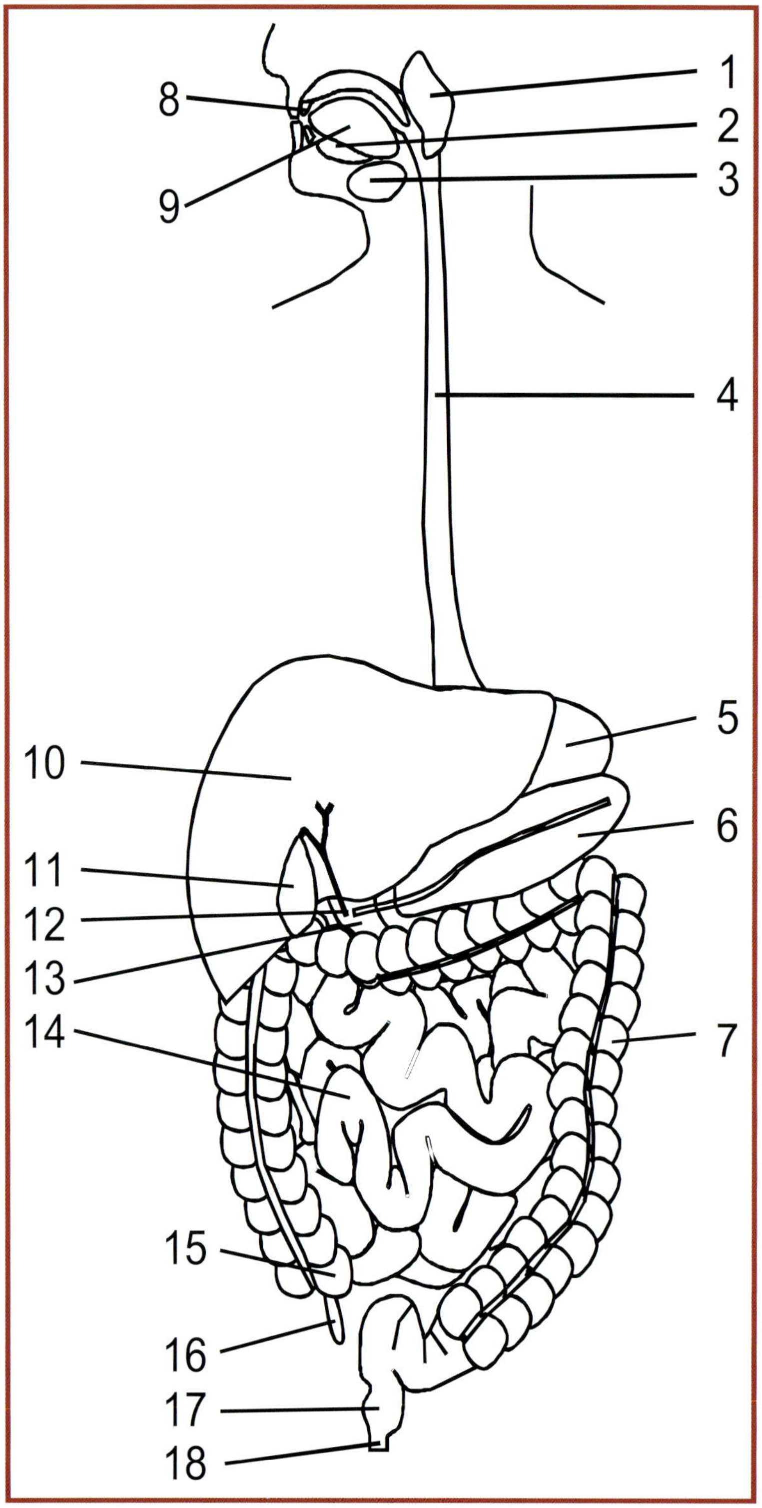

	After
	Bauchspeicheldrüse
	Blinddarm
	Dickdarm
	Dünndarm
	Gallenblase
	Leber
	Magen
	Mastdarm
	Mündungsstelle Gallengang/ Bauchspeicheldrüsengang
	Ohrspeicheldrüse
	Speiseröhre
	Unterkieferdrüse
	Unterzungendrüse
	Wurmfortsatz
	Zähne (Mund)
	Zunge
	Zwölffingerdarm

Die Mundhöhle

LB 299 f.

3. Lesen Sie den Abschnitt «die Mundhöhle» im Buch und tragen Sie die fehlenden Wörter ein.

In der Mundhöhle wird die Nahrung ______________________________

und mit ______________ vermischt, damit sie gleitfähig wird. An den Rändern der Zunge und

auf dem Zungenrücken befinden sich die ______________. Durch sie spüren wir, ob das, was

wir essen oder trinken ____________, ____________, __________ oder __________ ist.

Durch das Bewegen der Zunge drücken wir die Speise in den Rachen; so wird ______________

ausgelöst (d. h. ______________________).

Der Rachen

LB 300

4. Lesen Sie den Abschnitt «der Rachen» im Buch und tragen Sie die fehlenden Wörter ein.

Beim Schlucken legt sich der Kehldeckel über den ______________________, damit die

Nahrung nicht in die ____________________ gelangen kann. Das Halszäpfchen verschließt

den Zugang zur ______________________________.

5. Beschriften Sie das Schema.
6. Zeichnen Sie den Weg der Nahrung (rot) und den Weg der Atemluft (blau) ein.
7. Zeichnen Sie den Kehldeckel und das Halszäpfchen ein.

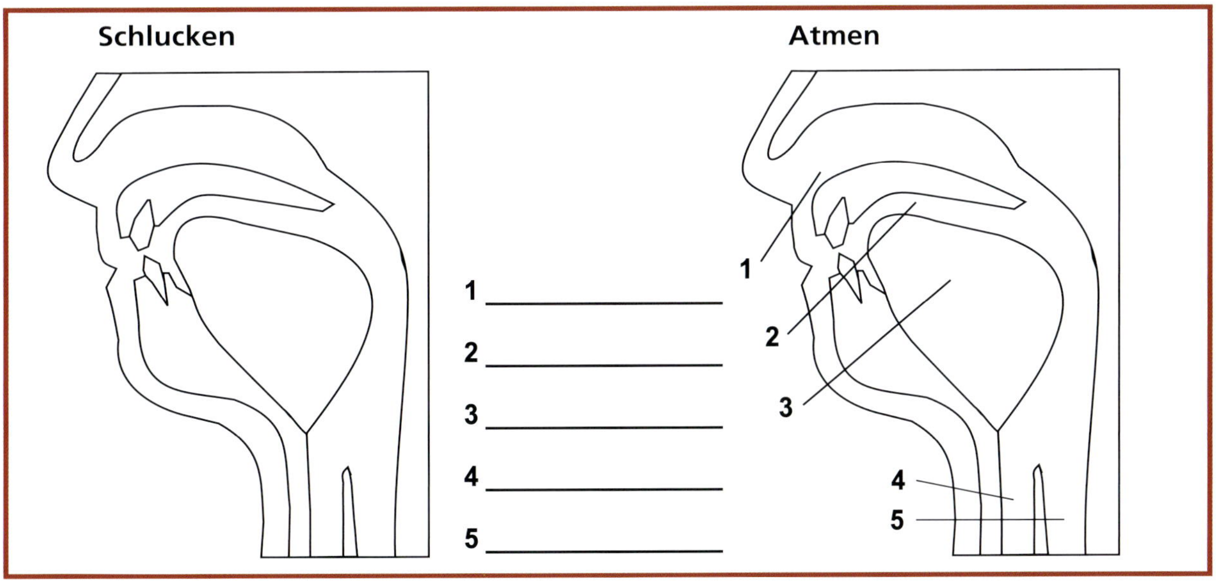

Die Speiseröhre

LB 300 f.

8. Schauen Sie in den Spiegel oder bei Ihrer Kollegin und schätzen Sie die Länge Ihrer Speiseröhre.
9. Schauen Sie im Buch nach, ob die geschätzte Länge in etwa stimmen kann.
10. Wie heißen die Bewegungen, die im ganzen Magen-Darm-Kanal durch abwechselndes Zusammenziehen der Ring- und Längsmuskulatur zum Weiterschieben der Nahrung stattfinden?

____

LB 301

11. Beschriften Sie das Schema.

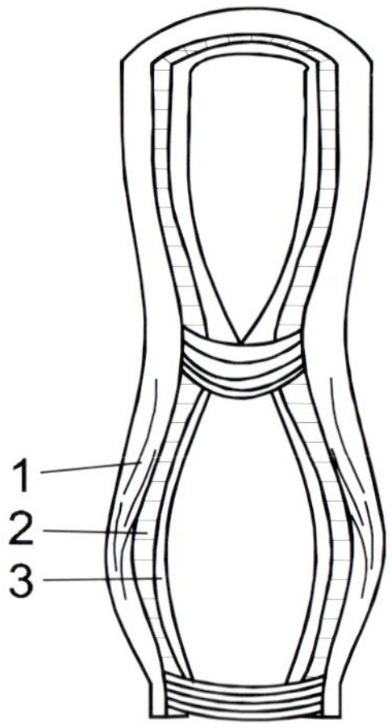

1 ______________________________

2 ______________________________

3 ______________________________

Lückentext Magen
Enzyme zu aktivieren
1–5
Nahrungsbrei
Magensaft
Selbstverdauung
Bakterien abzutöten

Lückentext 12-Fingerdarm
Ausführgang der Bauchspeicheldrüse
12 Finger
Gallengang

Der Magen

12. Der Magen kann bis zu 2 l ______________ fassen und diesen ______ Std. speichern. Im Magen befinden sich ca. 5 Millionen Drüsen, die den ______________ produzieren, u. a. auch Salzsäure und Schleim. Die Salzsäure hat die Aufgabe, ______________ ______________ und ______________

Der Schleim kleidet den Magen aus und schützt ihn so vor der ______________. **Der Zwölffingerdarm** ist so lang, wie ______________ breit sind; in ihn münden ______________ und ______________

Lückentext Bauchspeicheldrüse
Insulin
Blutzuckerspiegel
Bauchspeichel

Die Bauchspeicheldrüse

13. Die Bauchspeicheldrüse sondert als **Verdauungsdrüse** pro Tag 0,5–1 l ______________ ab. Als **Hormondrüse** produziert sie das ______________, das den ______________ ______________ regelt.

Die Leber

14. Welche Funktionen hat die Leber?

-
-
-
-
-
-
-

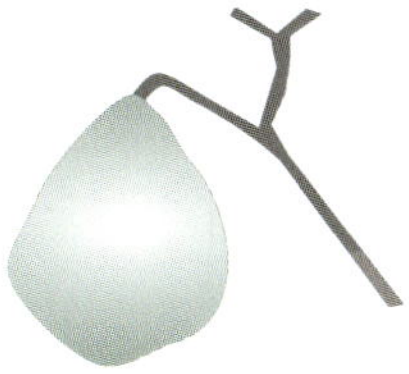

Die Gallenblase

LB 301

15. Beschreiben Sie die Aufgabe der Gallenblase.

____

____

16. Warum kann man ohne Gallenblase leben?

____

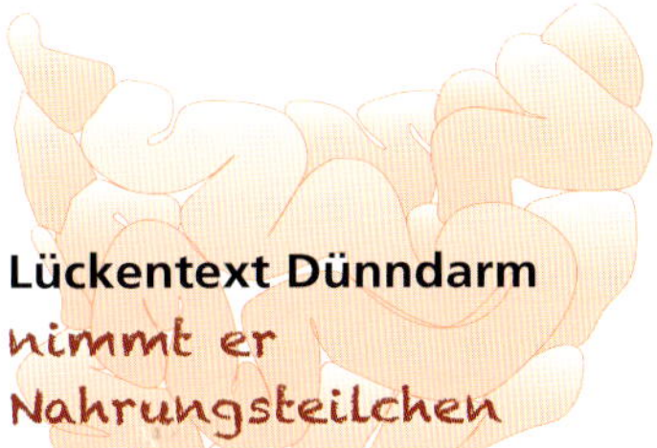

Lückentext Dünndarm
nimmt er
Nahrungsteilchen
sondert er in 24
Stunden ca. 5–15 Liter
Darmsaft ab
2–4 Meter

Der Dünndarm

17. Der Dünndarm ist ____________ lang. Er hat zwei Aufgaben:

Einerseits ________________________________, andererseits

____ auf.

18. Die Dünndarmschleimhaut muss stark vergrößert werden. Das geschieht:

1. ____

2. ____

3. ____

19. So beträgt die gesamte resorbierende Oberfläche des Dünndarms

ca. ______________ Quadratmeter.

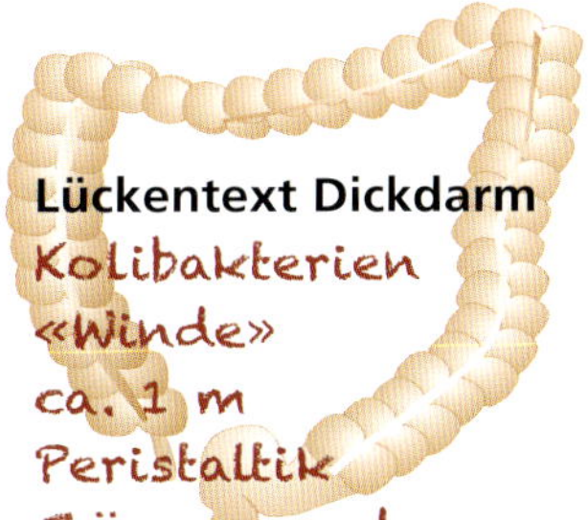

Lückentext Dickdarm
Kolibakterien
«Winde»
ca. 1 m
Peristaltik
Gärung und
Fäulnis
der Stuhl eingedickt

Der Dickdarm

20. Der Dickdarm ist beim erwachsenen Menschen __________ lang. In ihm wird ____________________________. Der Dickdarm ist reichlich mit ________________ besiedelt. Mit ihrer Hilfe kommt es durch __________ ________________ zur Zerstörung der unverdaubaren Nahrungsbestandteile. Es entstehen auch die Darmgase. Diese werden als ________________ ausgeschieden. Durch die ________________ wird der Inhalt des Dickdarms in den Mastdarm befördert, der als Reservoir dient. Von Zeit zu Zeit wird der Stuhl ausgeschieden.

LB 303

Die Verdauung

Kohlehydrat	Eiweiß	Fett	
Chemische Verdauung			Mechanische Verdauung:
			Mund, Speiseröhre
			Magen
			Zwölffingerdarm
Blutkapillare		Lymphkapillare	Dünndarm

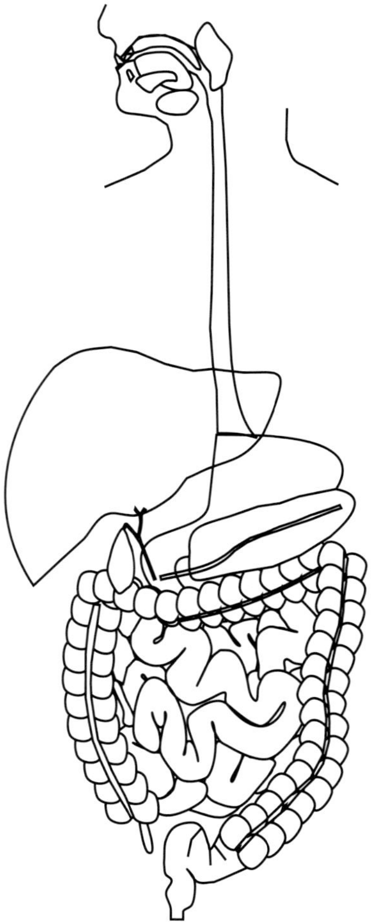

Dickdarm und Mastdarm

Die typische Situation

AB 239

Lesen Sie die typische Situation.

- Haben Sie alles verstanden? den Inhalt? die einzelne Wörter?
- Notieren Sie, was Sie nicht verstanden haben, fragen Sie oder schauen Sie Wörter usw. z. B. im Glossar nach, schreiben Sie die Erklärung auf.

Fragen zum Inhalt	Erklärung

Einzelne Wörter	Erklärung

Essen und Trinken

Reflexion

1. Beantworten Sie folgende Fragen (für sich oder in der Gruppe):
   - Was bedeutet mir Essen/Trinken? Was ist mir dabei wichtig?
   - Welche Gewohnheiten habe ich angenommen?
   - Was davon kann ich beibehalten, wenn ich im Spital bin/im Heim wohne? Was muss ich aufgeben?

Essen im Spital/Heim

2. Was kann «man» im Spital/Heim/in der Spitex tun, damit das Essen ein Vergnügen bleibt?

3. Was müssen Sie von den Gewohnheiten und «Mödeli» des Klienten bzgl. Essen und Trinken wissen?

LB 298

Unterstützung bei der Nahrungsaufnahme

LB 304–307

1. Wo essen die Klienten auf Ihrer Abteilung

   a) das Frühstück? ______

   b) das Mittagessen? ______

   c) am Abend? ______

LB 304

2. Welche KlientInnen essen im Speisesaal?

______

______

3. Welche Vorteile hat das Essen im Speisesaal?

______

______

______

4. Bei welchen Klienten ist das Essen im Speisesaal nicht oder nur teilweise möglich?

______

______

______

5. Sind die Essenszeiten so wie zuhause? ______
   Wenn nein, was ist anders?

______

______

______

Darreichungsarten

LB 304

6. Wie wird Ihren Klienten das Essen gereicht?

- ______
- ______
- ______
- ______
- ______

7. Finden Sie die Darreichungsart in Ihrer Institution gut?

______

______

______

8. Denken Sie, dass Ihre Klienten zufrieden sind?

______

______

______

9. Wenn nicht, was würden Sie ändern?

10. Falls Sie nicht wissen, ob Ihre Klientinnen und Klienten zufrieden sind, fragen Sie sie; diskutieren Sie das Ergebnis in der Klasse.

Flüssigkeitszufuhr

LB 307–309

1. Wie viel Flüssigkeit braucht ein erwachsener Mensch pro Tag? ______

   a) Wie viel davon als Getränk? ______

   b) Wie viel ist ungefähr in der Nahrung enthalten? ______

   c) Wie viel Wasser entsteht durch den Stoffwechsel in den Zellen? ______

LB 308

2. Welche Ursachen für eine zu geringe Flüssigkeitszufuhr kennen Sie?

3. Welche Ursachen für Flüssigkeitsverlust aus dem Körper kennen Sie?

4. Welche davon haben Sie schon selbst erlebt?

   a) zu geringe Flüssigkeitszufuhr:

   b) Flüssigkeitsverlust aus dem Körper:

5. Was können die Folgen von zu wenig Flüssigkeit im Körper sein?

Maßnahmen gegen das Austrocknen

LB 308

6. Nennen Sie Maßnahmen gegen das Austrocknen.

Trinkmenge (TM)-Protokoll

LB 309

7. Warum werden Trinkmenge-Protokolle geführt?

8. Damit Sie wissen, wieviel Sie berechnen müssen, messen Sie die Inhalte der Gefässe auf Ihrer Abteilung und schreiben Sie die Zahlen auf.

Gefäß	Inhalt in Liter (l)/Deziliter (dl)
Thermoskanne	
Suppentasse	
Suppenteller	
Suppenkelle	
Kaffeetasse	
Schnabelbecher	
Wasserglas	
Weinglas	

9. Führen Sie heute für einen ganzen Tag ein TM-Protokoll:
   a) Für sich selbst (im linken Teil). Rechnen Sie am Abend aus, wie viel Sie von was getrunken haben.
   b) Rechnen Sie (im rechten Teil) aus, was Ihr Klient getrunken hat.

LB 309

Name:					
Datum/Zeit	was?	wie viel?	Datum/Zeit	was?	wie viel?
			22.09.201		
			7.15	Kaffee	200 ml
			9.00	Sirup	1.5 dl
			10.15	Tee	0.2 l
			11.30	Suppe	120 ml
			12.00	Wasser	150 ml
			14.00	Kaffee	1.8 dl
			15.00	Tee	0.3 l
			17.30	Milchkaffee	0.150 l
			20.00	Wein	2 dl
Total					

Vorbereitung überbetrieblicher Kurs (ÜK)

LB 305–307

Planungen für den ÜK vorbereiten

- Lesen Sie die jeweiligen Abschnitte im Lehrbuch.
- Bearbeiten Sie die Kapitel zum «Essen und Trinken» im Arbeitsbuch.
- Machen Sie **für jeden Arbeitsauftrag eine Planung**: Vorbereitung, Durchführung, Nachbereitung, Auswertung, Besonderes (s. Beispiele in den Kap. 1.3, 3.2 und 5.1 oder eine eigene Kreation), die Sie bei der praktischen Arbeit (im ÜK oder auf Ihrer Abteilung) als «Spickzettel» benutzen können.
- Führen Sie jeden Auftrag genau nach Planung durch.

Arbeitsaufträge für den ÜK

- **Essen servieren**
- **Essen eingeben**
- **Hilfsmittel anwenden**

Essen servieren

1. Wie bereiten Sie sich für den Service vor?

2. Wie bereiten Sie den Raum vor?

3. Wer kontrolliert das Essenstablett/das Essen?

LB 305

4. Diskutieren Sie mit ihrer Kollegin zusammen die Anleitungen zum Servieren. Kreuzen Sie das für Sie Zutreffende an.

Regeln	Weiß ich	Werde ich mir merken
Das Essen wird serviert, wenn alle Personen am Tisch sitzen.	☐	☐
Immer von der rechten Seite servieren.	☐	☐
Platte von links hin hinhalten, damit der Klient gut selbst schöpfen kann.	☐	☐
Einen Teller auf die drei mittleren Finger der linken Hand nehmen, Daumen (abwinkeln, damit er die Speisen nicht berührt) und kleinen Finger hochstellen. Den zweiten Teller auf den Unterarm stellen, ihn mit dem Daumen und dem kleinen Finger fixieren. Den dritten Teller mit der rechten Hand tragen und zuerst servieren.	☐	☐
Getränke von rechts einschenken.	☐	☐
Gläser nicht zu voll einschenken.	☐	☐
Bei einem guten alten Wein wird das Glas in die linke Hand genommen, etwas gekippt, und der Wein mit der rechten Hand eingegossen (bis der Boden gefüllt ist).	☐	☐
Die Weinflasche so in die Hand nehmen, dass das Etikett nicht beschmutzt werden kann (= Flasche mit Etikett nach oben drehen).	☐	☐
Dem Gast das Etikett zeigen, ihn vom Wein probieren lassen; wenn er die Erlaubnis gibt, alle Gläser einschenken (den Gast, der probiert hat, nicht vergessen).	☐	☐

Essen eingeben

LB 306

5. Wie lagern Sie den Klienten, wenn er das Essen im Bett einnehmen muss (sitzend)?

6. In welcher Position geben Sie dem Klienten das Essen ein?

7. Worauf achten Sie, damit sich der Klient nicht verschluckt?

8. Wie zeigen Sie dem Klienten, dass er den Mund öffnen kann, um zu essen?

9. Worauf achten Sie, wenn der Klient trinken soll?

10. Kreuzen Sie die passenden Antworten an.

LB 306

Grundsätze	Weiß ich	Werde ich mir merken
Jeder Klient muss das für ihn bestimmte Essen erhalten.	☐	☐
Keine Hektik und Störungen während des Essens.	☐	☐
Dem Klienten soviel Zeit lassen, wie er braucht.	☐	☐
Klienten mit einer Behinderung zwischendurch kontrollieren: Bei halbseitig gelähmten Menschen mit Sehstörungen evtl. Teller drehen und Schluckkontrolle vornehmen (Klienten haben oft Mühe mit dem Schlucken).	☐	☐

Klient isst am Tisch

11. Wie helfen Sie dem Klienten, wenn er am Tisch isst?

LB 305 f.

12. Was tun Sie, wenn er das Essen beendet hat?

LB 307

Hilfe beim Essen

13. Lesen Sie noch einmal die typische Situation. Beschreiben Sie stichwortartig Probleme, die Frau Haag hat und Unterstützungsmaßnahmen, die Frau Diem anbietet, damit Frau Haag möglichst selbstständig essen kann.

AB 239

Probleme	Hilfen zur Bewältigung

Hilfsmittel anwenden

14. Bringen Sie von allen Hilfsmitteln, die Sie auf der Abteilung benutzen, damit die Klienten möglichst selbstständig essen und trinken können, eines mit.
15. Erklären Sie Ihren Kolleginnen, für wen und wie Sie das jeweilige Hilfsmittel brauchen. Füllen Sie die Tabelle aus oder erstellen Sie ein Flip-Chart als «Werbung» für das Hilfsmittel.

Hilfsmittel	Behinderung des Klienten	Wie wird das Hilfsmittel gebraucht?

Überbetrieblicher Kurs (ÜK)

Aufträge durchführen

- Richten Sie verschiedene Arbeitsplätze (Posten) ein und erfüllen Sie in Gruppen die vorbereiteten Aufträge.
- Richten Sie jeweils das Material.
- Arbeiten Sie nach Ihrer Planung.
- Jede Gruppe und jede/r Lernende muss jeden Arbeitsauftrag ausgeführt haben.
- Reinigen und versorgen Sie das Material.

Arbeitsaufträge für den ÜK

- **Essen servieren**
- **Essen eingeben**
- **Hilfsmittel anwenden**

Auftrag 1

Essen und Trinken servieren

- Stellen Sie sich vor, Ihre Kollegin sei Ihre Klientin. Stellen Sie Ihr das Tablett hin (oder nehmen Sie den Teller und das Besteck vom Tablett), richten Sie alles so, dass es schön aussieht, und Ihre Kollegin gut selbst essen kann. Erklären Sie Ihrer Kollegin, wo sich welche Speise befindet. Fragen Sie sie nach Ihren Wünsche.
- Üben Sie das Servieren von rechts.
- Reichen Sie das Essen von links an.
- Üben Sie das Tragen von zwei bzw. drei Tellern.
- Schenken Sie Ihrer Kollegin Wasser ein.
- Tun Sie so, als ob Sie einen guten Wein einschenken.

1. Tauschen Sie Ihre Eindrücke und Empfindungen aus.

Was war gut und angenehm als Klient?	Was weniger?

Was ist gut gelungen als Pflegende?	Was weniger?

- Was werden Sie zukünftig beim Klienten beachten?

- Gab es Schwierigkeiten oder Störungen im Ablauf?

2. Halten Sie Fragen und Unklarheiten schriftlich fest.

Auftrag 2

Essen eingeben (anreichen)

- Geben Sie sich gegenseitig Essen (z. B. ein Joghurt) ein; verbinden Sie der Kollegin, der das Essen eingegeben wird, die Augen.
- Geben Sie Ihrer Kollegin mit dem Glas/dem Schnabelbecher zu trinken.

1. Tauschen Sie Ihre Eindrücke und Empfindungen aus.

Was war gut und angenehm als Klient?	Was weniger?

Was ist gut gelungen als Pflegende?	Was weniger?

- Was werden Sie zukünftig beim Klienten beachten?
- Gab es Schwierigkeiten oder Störungen im Ablauf?

2. Halten Sie Fragen und Unklarheiten schriftlich fest.

Auftrag 3

Hilfsmittel anwenden

- Probieren Sie alle vorhandenen Hilfsmittel aus. Benutzen Sie dabei immer nur eine Hand, abwechselnd die rechte und die linke.

1. Tauschen Sie Ihre Eindrücke und Empfindungen aus.

Was war gut und angenehm als Klient?	Was weniger?

- Was werden Sie zukünftig beim Klienten beachten?

- Gab es Schwierigkeiten oder Störungen im Ablauf?

2. Halten Sie Fragen und Unklarheiten schriftlich fest.

Ernährung und Stoffwechsel

LB 309–314

1. Welche Nährstoffe braucht unser Körper? Füllen Sie die Tabelle aus.

Baustoffe	Betriebsstoffe	Reglerstoffe	Wasser
• •	• •	• • •	
enthalten in:	enthalten in:	enthalten in:	

2. Warum ist ausreichend Wasser sehr wichtig für unseren Körper?

LB 311

Arbeitsauftrag

Bilden Sie Vierergruppen.

3. Fertigen Sie eine Collage von den Nahrungsmitteln an, die eine/einer von Ihnen gestern während des ganzen Tages (Frühstück, Znüni, Mittagessen, Zvieri, Nachtessen, anderes?) oder z. B. heute zum Mittagessen gegessen hat.

Material: Zeitschriften, Schere, Stifte, Clipchart-Blatt, Stecknadeln.

4. Schreiben Sie zu dem jeweiligen Nahrungsmittel, zu welchem Energieträger es gehört (z. B. Brot = Kohlenhydrat).
5. Schreiben Sie möglichst genau die Menge (wie viel Gramm) und die Anzahl Kalorien (findet man auf der Packung oder im Internet, z. B. www.kalorientabelle.net), die Sie pro Nahrungsmittel gegessen haben.

6. Tragen Sie die Werte (wegen der besseren Übersicht) in die Tabelle ein.

	Was?	Wie viel (g)?	Anzahl Kalorien
Kohlenhydrate			
Total			
Fett			
Total			
Eiweiß			
Total			

Kalorien/Joules

LB 309

7. Was wird in Kalorien (kcal) oder Joules (kJ) ausgedrückt?

8. Tragen Sie ein, wie viele kcal bzw. kJ Eiweiß, Fett, Kohlenhydrate enthalten?

	kcal	kJ
Kohlenhydrate		
Fett		
Eiweiß		

9. Wie setzt sich eine ausgewogene Ernährung zusammen?
   a) Tragen Sie ein, wie viel kcal/kJ Kohlenhydrate, Fett und Eiweiß Sie gegessen haben.
   b) Errechnen Sie den Unterschied von dem was Sie gegessen haben und den Mengen, die ausgewogen wären.

ca. 50 % Kohlenhydrate (ausgewogen)		1300 kcal/	5400 kJ
Ich habe gegessen			
Unterschied	=		
ca. 30 % Fett (ausgewogen)		780 kcal/	3240 kJ
Ich habe gegessen			
Unterschied	=		
ca. 20 % Eiweiß (ausgewogen)		390 kcal/	2160 kJ
Ich habe gegessen			

10. Haben Sie ausgewogen gegessen? ____________

   a) Wenn nicht, was müssten Sie von den kcal/kJ her ändern?

   b) Von was würden Sie mehr/weniger essen?

LB 310

11. Lesen Sie im Lehrbuch in der Spalte «täglicher Bedarf pro Kilogramm Körpergewicht» wie viel «g» Sie von jedem Energieträger essen müssen.

Kohlenhydrate ________, Fett ________, Eiweiß ________.

Nahrungsfasern (Ballaststoffe)

12. Warum müssen Sie Nahrungsfasern (Ballaststoffe) essen?
13. Warum sollten vor allem ältere Menschen Nahrungsfasern (Ballaststoffe) essen?

- ________
- ________
- ________

14. Wie viel sollte man davon essen? ________

15. Worin sind Nahrungsfasern (Ballaststoffe) enthalten?

____

16. Was müssen Sie außerdem noch essen, damit die Nahrung ausgewogen ist und der Körper gut funktioniert?

____

Mineralstoffe

LB 311

17. Nennen Sie die Aufgaben der Mineralstoffe im Körper:
    a) als Baustoffe

____

    b) als Reglerstoffe

- ________
- ________
- ________
- ________

LB 312

18. Lesen Sie im Buch in der Tabelle «Mineralstoffe» in welchen Lebensmitteln welche Mineralstoffe vorkommen und was jeweils ihre Aufgabe und Wirkung ist.
    a) Diskutieren Sie mit ihrer Kollegin, welche Mineralstoffe Sie besonders brauchen und überlegen Sie zusammen, ob sie genug davon zu sich nehmen.
    b) Falls Mineralstoffe fehlen, notieren Sie sie es und notieren Sie, was Sie essen können, damit Ihr Körper die fehlenden Mineralstoffe bekommt.

Fehlende Mineralstoffe	sind enthalten in:

Vitamine

LB 311 f.

19. Wozu braucht der Körper Vitamine?

20. Es gibt fettlösliche Vitamine

    a) Was heißt das?

    b) Was müssen Sie beachten, wenn Sie oder ihr Klient fettlösliche Vitamine essen?

21. Lesen Sie im Buch in der Tabelle «Vitamine» wo welche Vitamine vorkommen und was jeweils ihre Aufgabe und Wirkung ist.
22. Diskutieren Sie mit Ihrer Kollegin, welches Vitamin Sie besonders brauchen und überlegen Sie zusammen, ob Sie genug davon zu sich nehmen.
23. Falls ein Vitamin fehlt, notieren Sie es und notieren Sie, was Sie essen können, damit Ihr Körper die fehlenden Vitamine bekommt.

Fehlende Vitamine	sind enthalten in:

Grundumsatz

LB 312 f.

24. Was ist der Grundumsatz?

25. Berechnen Sie (nach der Regel von H. Benedict) die Energiemenge, die Sie in 24 Std. brauchen.

Leistungsumsatz

26. Was ist der Leistungsumsatz?

27. Rechnen Sie die Energiemenge, die Sie (während Ihrer Arbeit) für zusätzliche Leistungen benötigen, zu der Energiemenge des Grundumsatzes dazu.

Die Lebensmittel-Pyramide

LB 314

28. Was ist die Lebensmittel-Pyramide?

29. Essen sie eher Lebensmittel der unteren Pyramidenebenen (gesund) oder der oberen (nicht so gesund)?

Gesunde Ernährung

30. Nehmen Sie noch einmal Ihre Collage, die Sie am Anfang des Unterrichts angefertigt haben.
31. Überlegen Sie, ob Sie sich gesund ernähren. Beachten Sie dabei die verschiedenen Tabellen und die Lebensmittel-Pyramide.
32. Wenn nicht, korrigieren Sie Ihre Collage.

Kostformen und Diäten

LB 315

1. Welche Diäten werden in Ihrer Institution angeboten?

2. Mussten Sie selbst auch schon Diät einhalten?

3. Wenn ja, warum?

4. Schreiben Sie Merkmale und Indikation der verschiedenen Kostformen auf.

Diät- und Kostform	Merkmale	Indikation
Vollkost (ganze oder halbe Portionen)		-
Leichte Vollkost		- - -
Wahlkost		-
Eiweiß- und kalorienreiche Kost		- -
Kalorienarme Kost		- -
Nahrungskarenz		-

Das Körpergewicht

LB 315–318

1. Beschreiben Sie, wie Sie das optimale Körpergewicht berechnen können.

LB 316

2. Nennen Sie Ursachen von Übergewicht.

-
-
-
-
-
-

3. Welche Folgen von Übergewicht kennen Sie?

-
-
-
-
-
-

4. Diskutieren Sie in der Gruppe, ob Übergewicht behandelt werden muss. Schreiben Sie Ihre Erkenntnisse stichwortartig auf.

LB 317

5. Nennen Sie Ursachen von Gewichtsverlust.

6. Welche Folgen kann Gewichtsverlust haben?

-
-
-
-
-
-

7. Muss Gewichtsabnahme, Untergewicht behandelt werden?

-
-
-
-
-
-

8. Warum ist wichtig, die Ursache für den Gewichtsverlust herauszufinden?

LB 318

9. Nennen Sie appetitfördernde Maßnahmen.

LB 318–323

Krankheitsbilder

Anorexie (Magersucht)

1. Kennen Sie jemanden, der an Magersucht leidet?

2. Wenn ja, wie sieht sie/er aus?

3. Was können Ursachen der Magersucht sein?

4. Wie wird der Gewichtsverlust herbeigeführt?

5. Welche Auswirkungen hat die Krankheit?

6. Welche Therapie gibt es?

Bulimie

LB 319

7. Lesen Sie den Abschnitt Bulimia nervosa im Buch und schreiben Sie stichwortartig auf, was eine Bulimie ist und wie sie behandelt werden kann.

Diabetes mellitus

LB 319 f.

8. Was heißt Diabetes mellitus?

9. Was ist die Ursache von Diabetes mellitus?

10. Was ist Insulin?

11. Welche Aufgabe hat Insulin?

12. In welchem Organ wird Insulin produziert?

- ❑ Leber
- ❑ Bauchspeicheldrüse
- ❑ Magen
- ❑ Milz

13. Warum muss Insulin gespritzt und kann nicht in Tablettenform eingenommen werden?

LB 320

Diabetes mellitus Typ 1

14. Welche Menschen betrifft Diabetes mellitus Typ 1?

15. Welches sind die Ursachen von Diabetes mellitus Typ 1?

Diabetes mellitus Typ 2

16. Welche Menschen betrifft Diabetes mellitus Typ 2?

17. Welches sind die Ursachen von Diabetes mellitus Typ 2?

18. Nennen Sie Krankheitszeichen vom Diabetes mellitus Typ 2.

LB 320 f.

Hyperglykämie

19. Was ist eine Hyperglykämie?

Herr Heinzer leidet unter Diabetes Typ 2. Am letzten Wochenende war er bei seiner Tochter zu Besuch, um deren Geburtstag zu feiern. Als er am Sonntagabend wieder ins Heim zurückkam, war er fiebrig. Sein Blutzucker war ziemlich erhöht.

20. Nennen Sie mögliche Ursachen für diese Erhöhung.

-
-
-
-

21. Nennen Sie Symptome der Hyperglykämie.

-
-
-
-
-
-
-

22. Warum ist eine Hyperglykämie gefährlich?

- ______

23. Was muss man bei Verdacht auf eine Hyperglykämie tun?

- ______
- ______
- ______

Hypoglykämie (Blutzuckerspiegel zu tief)

LB 321 f.

24. Nennen Sie Ursachen einer Hypoglykämie?

- ______
- ______
- ______
- ______

25. Welches sind die Symptome? Kreuzen Sie die richtigen Antworten an.

- ❑ Hungergefühl
- ❑ Schwitzen
- ❑ Durst
- ❑ Viel Wasser lösen
- ❑ Zittern
- ❑ Sehstörungen
- ❑ Hoher Blutdruck
- ❑ Fieber

26. Was muss man bei Verdacht auf eine Hypoglykämie tun?

- ______
- ______
- ______

Folgeschäden

LB 322

27. Damit es dem Diabetiker gut geht, muss sein Zuckerstoffwechsel im Gleichgewicht gehalten werden. Er muss:

- ______
- ______
- ______

28. Wann können Folgeschäden eintreten?

______

______

29. Wo können sich Diabetiker Hilfe holen?

______

LB 322

23. Zeichnen Sie auf der Figur die Folgeschäden ein, beschriften Sie sie.

Diabetes mellitus

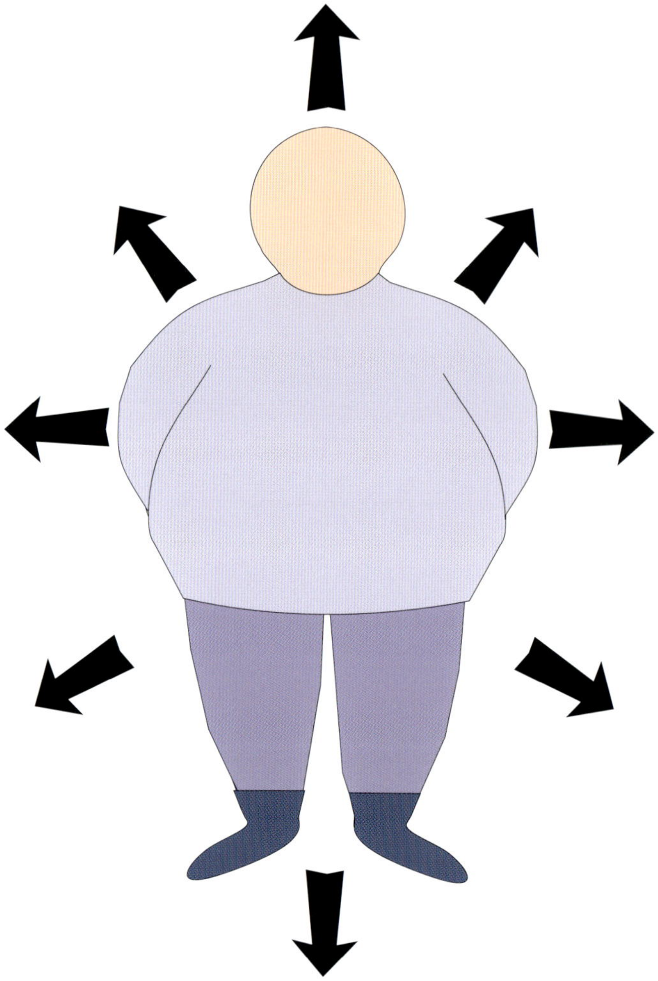

Transfer in die Praxis

Leben auf Ihrer Abteilung Diabetiker? Wenn ja, worauf müssen diese besonders achten bezüglich z. B. der Ernährung, der Körperpflege, des Blutzuckers, anderem? ______________________

____

Worauf achten Sie im Umgang mit Diabetikern z. B. bezüglich der Pflege und Begleitung, der Hilfe bei der Medikamenteneinnahme, bei der Gestaltung der Freizeit, anderem? ______________________

____

24. Wie unterstützen Sie die Lebensaktivitäten (LA) beim Diabetiker. Füllen Sie die Tabelle aus.

LB 323

Lebensaktivitäten	Auswirkung/Gefahren	Grundlegende Pflegemaßnahmen/Verhalten
Sich bewegen	■ Gefahr ▼	►►
Sich sauber halten und kleiden	■ Gefahr ▼	►► ►► ►►
Regulieren der Körpertemperatur	■ ■ Gefahr ▼	►► ►►
Essen und Trinken	Gefahr ▼	►► ►► ►► ►►
Ausscheiden	Gefahr ▼	►► ►►
Kommunizieren	Gefahr ▼	►►
Arbeiten und Spielen	■ ■	►► ►►
Seine Geschlechtlichkeit leben	■ ■	►► ►►

LB 324

Fußpflege bei Diabetikern

Merkblatt für die Fußpflege

(Stiftung Ernährung und Diabetes, Bern).

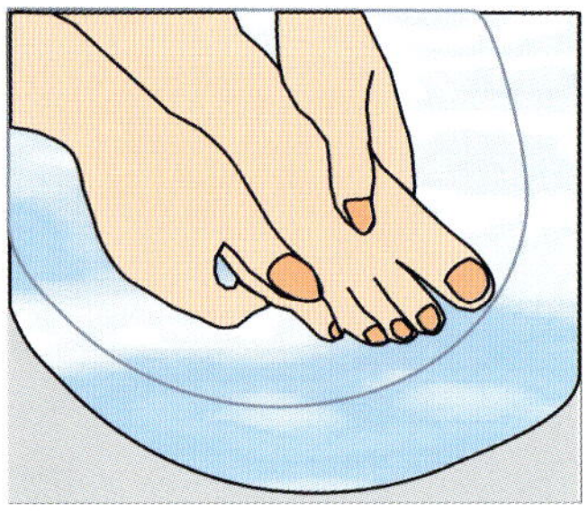

1

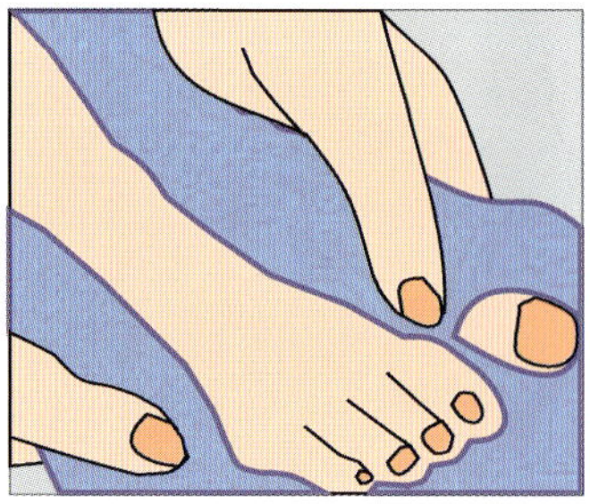

2

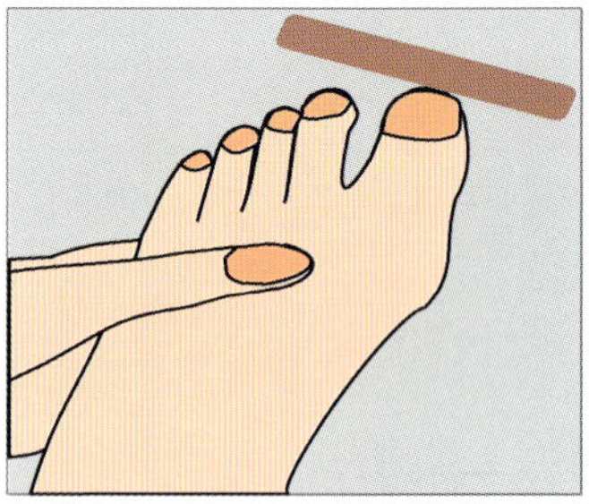

3

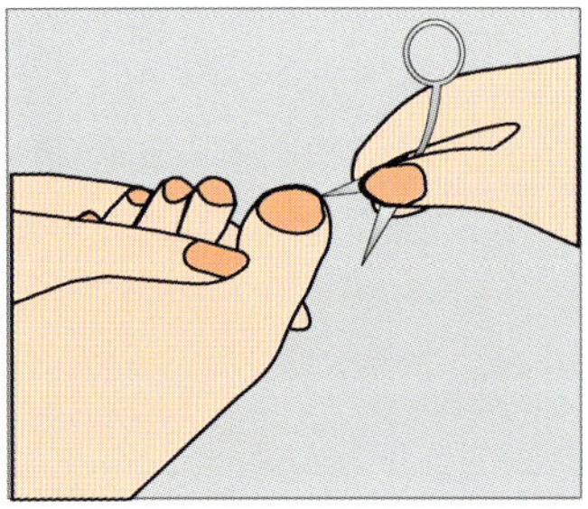

4

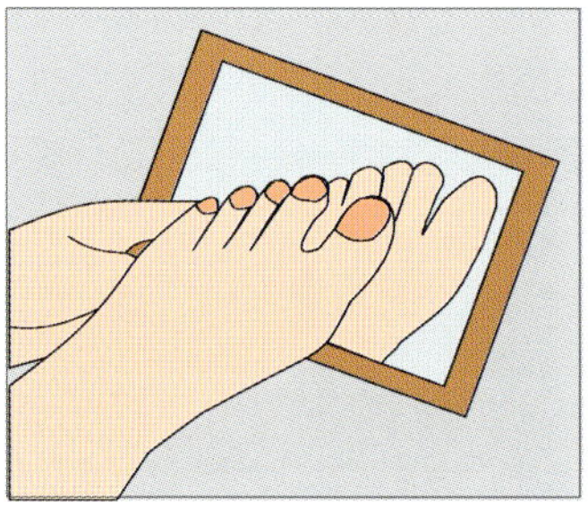

5

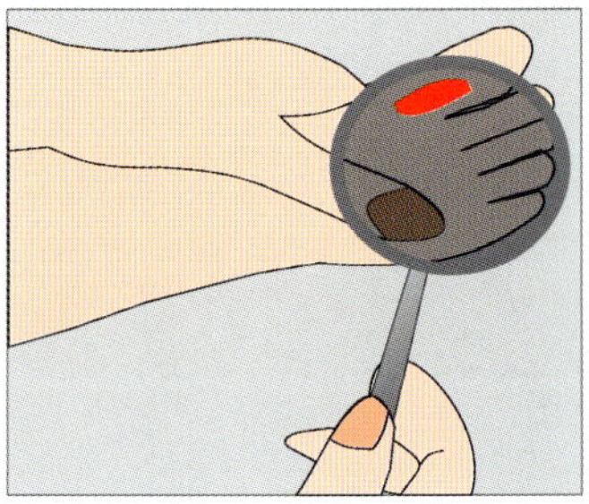

6

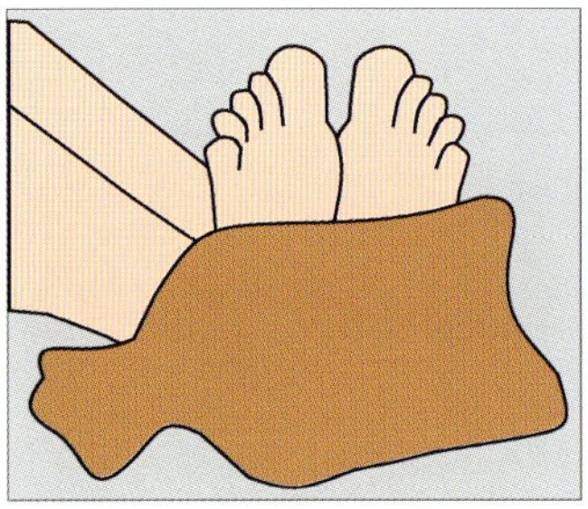

7

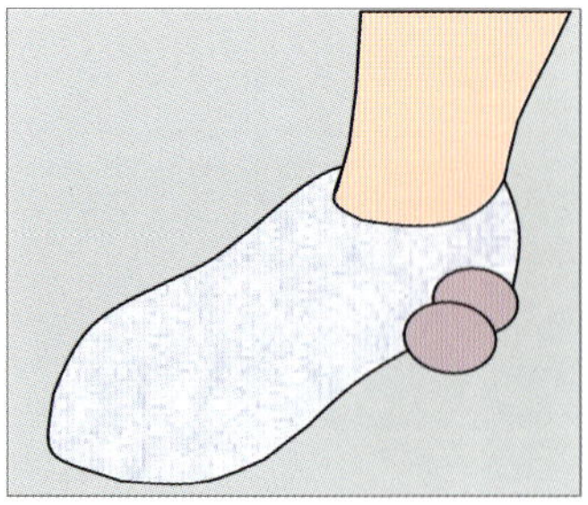

8

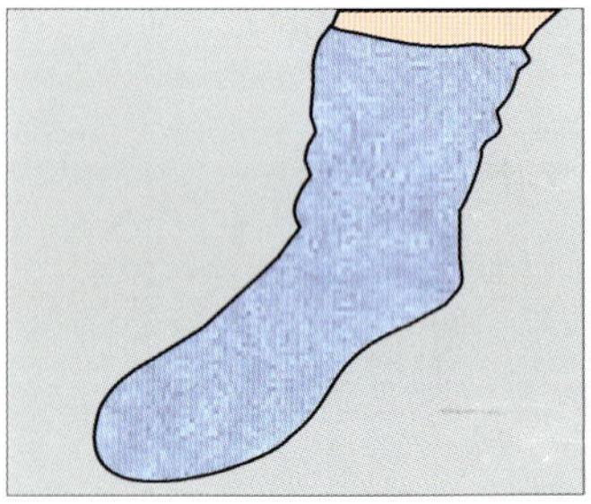

9

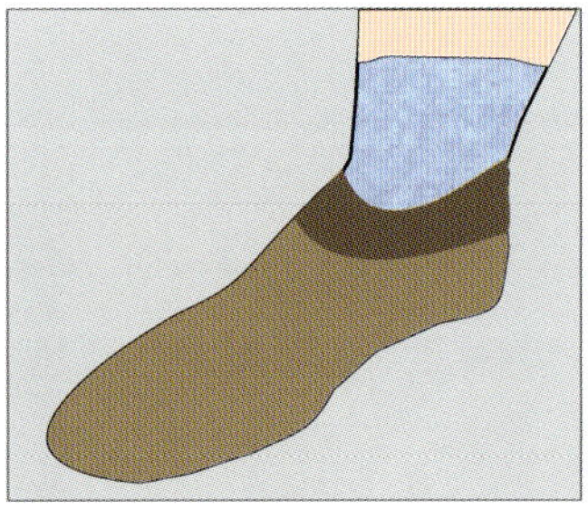

10

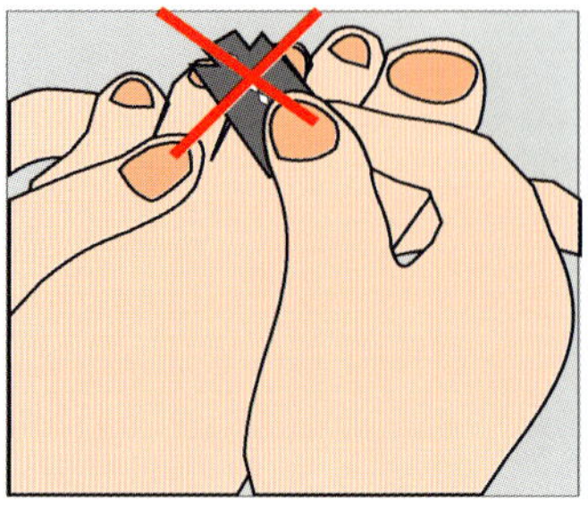

11

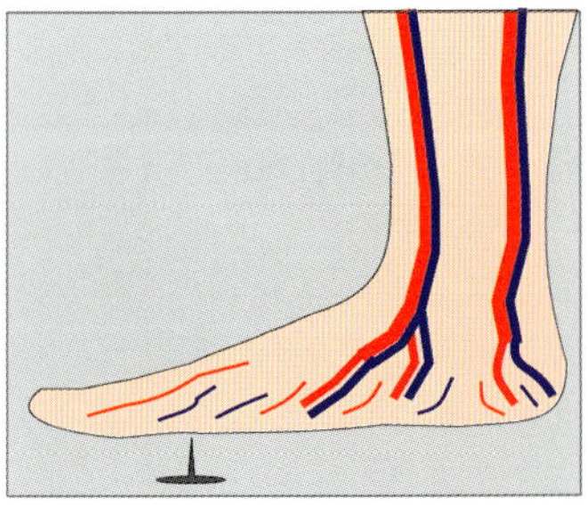

12

25. Diabetiker-Füße müssen sehr gut gepflegt werden. Beschreiben Sie in Stichworten, was Sie auf den Zeichnungen sehen bzw. worauf man bei der Fußpflege achten muss.

1. ______

2. ______

3. ______

4. ______

5. ______

6. ______

7. ______

8. ______

9. ______

10. ______

11. ______

12. ______

Umgang mit Medikamenten

LB 325–334

1. Worüber hat die Assistentin/der Assistent Gesundheit und Soziales AGS bezüglich von Medikamenten Kenntnisse?

2. Kreuzen Sie die richtigen Antworten an.

☐	Die vorgesetzte Pflegeperson stellt die Medikamente z. B. auf das Essentablett des Klienten; die AGS darf das Medikament verabreichen.
☐	Die AGS achtet auf Wirkungen, Nebenwirkungen von Medikamenten.
☐	Die AGS darf die Schmerztablette für Frau Müller aus der Schachtel aus dem Schrank holen.
☐	Im Spätdienst darf die AGS die Nachtmedikamente richten.
☐	Die AGS erhält das Medikament für einen bestimmten Klienten von der vorgesetzten Pflegeperson, wiederholt den Namen und die Zimmernummer des Klienten und darf das Medikament verabreichen.

Aufbewahren von Medikamenten

LB 325

3. Wo werden Medikamente aufbewahrt?

   a) Im Spital?

   b) Im Heim?

4. Bei welcher Temperatur werden Medikamente aufbewahrt?

5. Nennen Sie Regeln für die Lagerung von Medikamenten?

-
-
-
-
-

Schutzlagerungen

LB 326

6. Nennen Sie drei Lagerungshinweise.

7. Nennen Sie Stoffe, die kühl gelagert werden müssen.

8. Nennen Sie leicht entzündbare Flüssigkeiten.

9. Was bedeutet dieses Zeichen?

Abb.:© United Nations 2000–2008 [Piktogramme]

10. Diskutieren Sie die Grundsätze und kreuzen Sie die zutreffende Aussage an.

LB 326

Grundsätze	Weiß ich	Werde ich mir merken
Leicht entzündliche Flüssigkeiten nie in die Nähe von Heizungen oder direkt an die Sonne stellen (Flasche kann explodieren).	☐	☐
Brennenden Äther, Benzin, Terpentinöle usw. nie mit Wasser zu löschen versuchen; Schaum oder Tuch benutzen.	☐	☐
Wenn es im Sommer sehr warm ist, Flaschen von Zeit zu Zeit öffnen, damit sich bildende Gase entweichen können und nicht explodieren.	☐	☐

Verabreichen von Medikamenten

LB 327

11. Worauf achten Sie (auch zu Hause) vor der Entnahme eines Medikaments aus der Schachtel/dem Glas/der Tube usw. und vor der Verabreichung bzw. Einnahme des Mittels?

12. Welche Veränderungen kann ein Medikament aufweisen?

-
-
-
-
-
-

13. Nennen Sie Arzneiformen und Beispiele dazu.

Arzneiformen	Beispiele	
■	- - -	- - -
■	- -	- -
■	- - -	- - -

Einnehmen/Verabreichen von Pulver, Granulat, Tabletten, Dragées und Kapseln

LB 328

14. Was bereiten Sie vor und wie gehen Sie vor, wenn Sie dem Klienten ein Medikament verabreichen?

Material

❑ ❑

❑ ❑

Vorbereitung, Vorgehen

➲ ➲

➲ ➲

➲ ➲

➲ ➲

15. Was tun Sie, wenn der Klient nicht gut schlucken kann?

LB 329 f.

16. Beschreiben Sie, wie Sie den Inhalt einer Weichkapsel sublingual verabreichen können.
    a) Bei unselbstständigen Klienten.

    b) Bei selbstständigen Klienten.

17. Welche Gefahr besteht, wenn Tabletten oder Teile davon in der Mundhöhle oder in der Speiseröhre kleben bleiben?

Besonderheiten beim Einnehmen/Verabreichen von Medikamenten

LB 329

18. Warum dürfen «magensaftresistente» Dragées/Kapseln in der Regel weder zerteilt, zerkaut noch gemörsert werden, sondern müssen ganz geschluckt werden?

19. Was passiert, wenn Sie ein Dragée/eine Kapsel, auf der «retard, Depot, long» steht zerteilen, mörsern oder kauen (lassen)? Begründen Sie Ihre Antwort.

____

Verabreichen von Lösungen

LB 331

20. Lösungen werden nach Volumen dosiert. Wie viel ist

a) 1 Ess- oder Suppenlöffel = ____________ ml

b) 1 Dessert- oder Kinderlöffel = ____________ ml

c) 1 Tee- oder Kaffeelöffel = ____________ ml.

21. Was erklären Sie dem Klienten, wenn Sie ihm die aufgelöste Brausetablette hinstellen?

____

22. Dürfen Sie jedem Pensionär Hustensaft oder Tonikum (zur Stärkung) geben? Begründen Sie Ihre Antwort.

____

23. Diskutieren Sie die Aussagen und kreuzen Sie die für Sie zutreffenden Antworten an.

Bei Lösungen zu beachten	Weiß ich	Werde ich mir merken
Lösungsmittel können verdunsten, kristallisieren, trüb werden, schimmeln. Sie sind daher gut verschlossen aufzubewahren. Durch die Anwesenheit von Zucker und anderen Substanzen finden Bakterien und Pilze gute Nährböden vor und können sich rasch vermehren.	☐	☐
Bei Verdunstung von Wasser oder Alkohol besteht die Gefahr der Überdosierung.	☐	☐
Verschiedene Sorten von Tropfen nie mischen, direkt vor dem Gebrauch richten (chemische Reaktionen, Verdunstung).	☐	☐
Sirupe, Emulsionen, Mixturen usw. vor dem Gebrauch gut schütteln (feste Bestandteile sind sonst unten, flüssige und ölige oben).	☐	☐
Zuckerhaltige Mittel führen dem Körper unkontrollierte Kalorien zu, sind schlecht für Diabetiker und die Gesundheit der Zähne.	☐	☐
Achtung bei alkoholhaltigen Lösungen (Kinder, Alkoholkranke).	☐	☐

Verabreichen von Zäpfchen (Suppositorien)

LB 332

24. Erklären Sie, wie Sie dem Klienten ein Zäpfchen verabreichen.

Material

❑ ____________ ❑ ____________

❑ ____________ ❑ ____________

❑ ____________

Vorbereitung

➲ ______________________________

____

Vorgehen	
➲	➲
➲	➲
➲	➲
➲	➲
Nachsorge	
➲	➲
➲	➲

Verabreichen von TTS-Pflaster

LB 333

25. Was ist ein TTS-Pflaster; erklären Sie den Begriff und die Funktion.

26. Sie müssen bei Frau S. das TTS-Pflaster wechseln.
   a) Wie gehen Sie vor?

▸▸
▸▸
▸▸
▸▸

   b) Was beachten Sie dabei besonders?

-
-
-

Auftragen von Salben, Cremes, Pasten, Gelen

LB 333

27. Ordnen Sie die Tätigkeiten rechts den Produkten links zu.

	auftragen	leicht einmassieren	mit Handschuh
Salben für prophylaktische Maßnahmen (Dekubitus)			
medikamentöse Salben (Rheumasalbe)			
Pasten			
Gel (Heparingel)			

Regeln im Umgang mit Medikamenten

LB 332 u. 334

28. Diskutieren Sie die Aussagen und kreuzen Sie die für Sie zutreffenden Antworten an.

Regeln	Weiß ich	Werde ich mir merken
Medikamente nur auf ärztliche Verordnung einnehmen/verabreichen.	☐	☐
Die «Fünf-R-Regel» beachten: Dem **richtigen Klienten** das **richtige Medikament** zur **richtigen Zeit** in der **richtigen Form** und **richtigen Dosierung** verabreichen.	☐	☐
Beipackzettel beachten.	☐	☐
Das Medikament bis zur Einnahme/Eingabe in der Blisterpackung belassen.	☐	☐
Medikamente vor Kindern geschützt aufbewahren.	☐	☐
Sog. Stärkungsmittel, Hustensäfte usw. enthalten oft Alkohol und Zucker; den Arzt/die Vorgesetzte fragen, ob man sie einnehmen darf bzw. dem Klienten geben kann (Gefahr für Alkoholkranke, Diabetiker, Kinder).	☐	☐
Bewusstseinsgetrübten Klienten nie orale Medikamente verabreichen (Aspirationsgefahr).	☐	☐

Nebenwirkungen von Medikamenten

LB 334

29. Was ist eine «Nebenwirkung eines Medikaments»?

30. Welche Nebenwirkungen kennen Sie?

31. Was tun Sie, wenn Sie bemerken oder Ihnen der Klient sagt, dass ihm z. B. schwindlig ist?

Allergien

LB 334

32. Was ist eine Allergie?

33. Welche Symptome kann eine Allergie verursachen?

34. Was tun Sie **immer sofort**, wenn Sie bemerken, dass ein Klient gegen etwas allergisch reagiert (z. B. auf ein Medikament, einen Insektenstich)?

Was ich noch wissen wollte:

Fragen an die Praxis	Antworten

Fragen für den ÜK	Antworten

Fragen für den Unterricht	Antworten

Fragen für den ABU	Antworten

2.5

Bereitet mit und für Klientinnen und Klienten Frühstück und Zwischenmahlzeiten zu

Elisabeth Blunier, Jolanda Lüthi

Typische Situation

Heute Nachmittag ist Nella Gerber, Assistentin Gesundheit und Soziales EBA, zuständig für das Zvieri. Es gibt Fruchtsalat. Herr Keller hilft ihr bei der Zubereitung. Er ist geistig behindert und sitzt im Rollstuhl.
Nella Gerber sorgt dafür, dass Herr Keller die Hände wäscht. Sie achtet darauf, dass die Früchte so weit vorbereitet sind, dass sie von Herrn Keller in kleine Stücke geschnitten werden können. Messer und Schneidebrett hat sie schon auf seinen Rollstuhl-Tisch gelegt.
Nach einer Weile realisiert Nella Gerber, dass Herr Keller viel zu große Stücke schneidet. «Herr Keller», sagt Nella Gerber, «das machen Sie sehr gut! Könnten Sie die Stücke etwas kleiner schneiden?» Sie nimmt ein passendes Stück aus der Schüssel und zeigt es ihm. «Schauen Sie, etwa so groß sollten die Stücke sein.»
Nachdem alle Früchte geschnitten sind, räumen die beiden gemeinsam die Küche auf und decken den Tisch für das Zvieri. Nella Gerber achtet beim Tischdecken darauf, dass auch Getränke und Hilfsmittel wie Trinkröhrchen und Spezialbesteck nicht vergessen werden. Herr Keller übernimmt das Verteilen der Servietten, der Gläser und des Bestecks.
Als sie mit Tischdecken fertig sind, überlegen sie, ob sie etwas vergessen haben. «Den Schöpflöffel!», ruft Herr Keller. «Vielen Dank, dass sie das gemerkt haben!» anerkennt Nella Gerber. Herr Keller ist stolz, an alles gedacht zu haben.

Situationskreis

Alle Situationen der Mahlzeitenzubereitung im Wohn- und Lebensbereich und/oder unter Einbezug der Klientinnen und Klienten

Berufskunde

- Arten von Frühstück und Zwischenmahlzeiten
- Teesorten
- Formen des Einbezugs von KlientInnen in verschiedenen Infrastrukturen und Systemen

ÜK

- Frühstück und Zwischenmahlzeiten zubereiten
- Tee zubereiten
- Küche aufräumen und reinigen
- Klientinnen und Klienten nach ihren Fähigkeiten in die Arbeit einbeziehen, anleiten

Fähigkeiten in der Praxis

- Erkennt die Fähigkeiten der Klientinnen und Klienten und bezieht diese in die Alltagsgestaltung mit ein
- Gibt eindeutige und für die KlientInnen verständliche Anweisungen
- Bietet Platz für selbstständiges Arbeiten der KlientInnen an
- Trägt zu einem motivierenden Umfeld bei

Die typische Situation

AB 277

1. Lesen Sie die typische Situation.
   a) Haben Sie alles verstanden? den Inhalt? die einzelne Wörter?
   b) Notieren Sie, was Sie nicht verstanden haben, fragen Sie oder schauen Sie Wörter usw. z. B. im Glossar nach, schreiben Sie die Erklärung auf.

Fragen zum Inhalt	Erklärung

Einzelne Wörter	Erklärung

Reflexion

- Wie nehmen Sie zuhause das Frühstück ein; alleine? Mit der Familie zusammen? oder ...?
- Ist das für Sie in Ordnung? Hätten Sie es gern anders?

2. Wie oft und was essen Sie pro Tag?

	Ja/Nein	Was?
Frühstück		
Zwischenmahlzeit (Znüni)		
Mittagessen		
Zwischenmahlzeit (Zvieri)		
Abendessen		
Spätmahlzeit		
Anderes?		

LB 313 f.

3. Essen Sie gesund? (Lesen Sie im LB nach.)

AB 260

4. Stellen sie ein für Sie gesundes Frühstück zusammen.

Frühstück in der Institution

LB 336

1. Überlegen Sie mit Ihrer Kollegin zusammen, wie Ihre Klientinnen das Frühstück einnehmen, machen Sie Notizen dazu:

   a) bzgl. der Uhrzeit

   b) bzgl. der Auswahl an Nahrungsmitteln

   c) bzgl. des Ortes und der Gesellschaft (allein auf dem Zimmer oder mit den anderen zusammen) usw.

2. Gibt es in Ihrer Institution ein Frühstücksbuffet, wird das Frühstück auf dem Tablett serviert oder?
   a) Überlegen Sie die Vor- und Nachteile der verschiedenen Systeme.
   b) Machen Sie Notizen dazu.

3. Was würde Ihnen gefallen, wenn Sie in der Institution essen würden?

4. Was weniger?

5. Schreiben Sie auf, wie Sie es gerne hätten.

Vorbereitung überbetrieblicher Kurs (ÜK) 1a

LB 337 ff.

Arbeitsaufträge für den ÜK

- **Frühstück und Zwischenmahlzeiten zubereiten**
- **Tee für die KlientInnen zubereiten**

AB 50, 354 ff., 449

Planungen für den ÜK vorbereiten

- Bilden Sie 3-er bis 5-er Gruppen.
- Lesen Sie die jeweiligen Abschnitte im Lehrbuch.
- Bearbeiten Sie die jeweiligen Abschnitte im Arbeitsbuch.
- Machen Sie für jeden Arbeitsauftrag eine Planung: Vorbereitung, Durchführung, Nachbereitung, Auswertung, Besonderes (s. Beispiele in den Kap. 1.3, 3.2 und 5.1 oder eine eigene Kreation), die Sie bei der praktischen Arbeit (im ÜK oder auf Ihrer Abteilung) als «Spickzettel» benutzen können.

Frühstück zubereiten

LB 337 f.

Sie sind morgen dran, das Frühstück für Ihre Klienten Herr und Frau Moser zuzubereiten. Beide trinken Milchkaffee, essen Brot mit Butter, Konfitüre, je ein Stück Käse und trinken je ein Glas Orangensaft. (Herr und Frau Keller haben keine Kaffeemaschine.)

1. Schreiben Sie auf, welche **Zutaten** Sie für das Frühstück brauchen; berechnen sie die Mengen für 2 Personen (s. Durchschnittswerte pro Person).

Zutaten	Menge für 1 Person	Menge für 2 Personen

2. Notieren Sie, welches Material Sie brauchen, um das Frühstück zuzubereiten.

❏ ______________________ ❏ ______________________
❏ ______________________ ❏ ______________________
❏ ______________________ ❏ ______________________
❏ ______________________ ❏ ______________________
❏ ______________________ ❏ ______________________
❏ ______________________ ❏ ______________________

3. Planen Sie den genauen Ablauf (Arbeitsplan) für die Zubereitung des Frühstücks von Frau und Herrn Moser.

von .... bis	Tätigkeit

Zwischenmahlzeiten zubereiten

4. Welche Zwischenmahlzeiten werden in Ihrer Institution verabreicht?

5. Welche Klienten erhalten Zwischenmahlzeiten?

6. Um wie viel Uhr werden Zwischenmahlzeiten verabreicht?

7. Schreiben Sie als Vorbereitung die Rezepte und die Zubereitung für das Müsli, das Rührei und den Bananenshake auf. (Sie können auch eigene Rezepte wählen und vorbereiten.)

8. Berechnen Sie die Mengen nach Anzahl Personen in Ihrer Gruppe.

LB 338 f.

LB 340

Rührei

Menge für 4 Personen	Menge für x Personen	Zutaten	Zubereitung
8		frische Eier	
8		EL Milch	
1/2		KL Salz	

x = Anzahl Personen in Ihrer Gruppe
Quelle: Tiptopf, S. 162

Müsli

Menge für 4 Personen	Menge für x Personen	Zutaten	Zubereitung
4 EL		EL Getreideflocken	
8 EL		Milch	
4 EL		Zitronensaft	
12 EL		Joghurt nature	
4		Äpfel	
evtl. wenig		Honig oder Zucker	
4		EL Nüsse	

Tipp:

- Äpfel durch andere Früchte oder Beeren ersetzen

x = Anzahl Personen in Ihrer Gruppe
Quelle: Tiptopf, S. 395

Bananenshake

Menge für 4 Personen	Menge für x Personen	Zutaten	Zubereitung
2		Bananen	

1 EL 1–2 EL 5 dl		Zitronensaft Zucker Milch	

Tipp:

- Bananen durch 200 g Erdbeeren, Himbeeren, Heidelbeeren oder Brombeeren ersetzen.
- Anstelle von Früchten und Zitronensaft 4 Esslöffel Sofortkaffee oder Schokoladepulver verwenden.

x = Anzahl Personen in Ihrer Gruppe
Quelle: Tiptopf, S. 36

9. In Rezepten werden viele Abkürzungen gebraucht. Was bedeuten sie? Schreiben Sie die korrekten Wörter auf.

kg	
g	
l	
dl	
ml	
EL	
KL	
Min.	
Std.	

Tee zubereiten

LB 341

10. Diskutieren Sie mit Ihren Kolleginnen:
    a) Trinken Sie Tee? Wenn ja, welchen? Begründen Sie Ihre Antwort.
    b) Welchen Tee trinken die Klientinnen auf Ihrer Abteilung?

11. Erarbeiten Sie eine Teeliste, die Sie privat und auf Ihrer Abteilung brauchen können. (S. nächste Seite.)
12. Bringen Sie einen leeren Teeplan von Ihrer Abteilung mit und füllen Sie ihn für sich und Ihre KollegInnen aus – oder erstellen Sie selbst einen Teeplan für Ihre Gruppe.

ÜK

Überbetrieblicher Kurs (ÜK) 1a

Aufgabe

- Bereiten Sie das Material vor.
- Richten Sie jeweils Ihren Arbeitsplatz ein.
- Arbeiten Sie nach Ihrer Planung.
- Jede Gruppe bereitet entweder ein Frühstück oder eine Zwischenmahlzeit zu und kocht Tee für alle Gruppenmitglieder.
- Reinigen und versorgen Sie das Material.

LB
342

Teeliste

Pflanze	Anwendung	Wirkung	Zubereitung

Auftrag 1

Frühstück und Zwischenmahlzeiten zubereiten

- Bilden Sie 3-er bis 5-er Gruppen.
- Wählen Sie **ein Frühstück, eine Zwischenmahlzeit**, die Sie gerne zubereiten möchten, aus.
- Nehmen Sie Ihre vorbereiteten Rezepte.
- Nehmen Sie die Berechnung der Zutaten, die Sie für Ihre Gruppe brauchen.
- Überlegen Sie, welche Zutaten Sie evtl. nicht für alle brauchen dürfen, streichen Sie sie ggfs. vom Rezept.
- Überlegen Sie, welche Varianten Sie evtl. ausprobieren möchten, stellen Sie die Zutaten dafür bereit.
- Stellen Sie alle Zutaten bereit.
- Stellen Sie das Material bereit.
- Bereiten Sie das Frühstück/die Zwischenmahlzeiten nach Rezept zu.
- Richten Sie sie ansprechend an.
- Essen Sie sie.

Auftrag 2

Tee kochen

- Kochen Sie für Ihre KollegInnen und mit Ihren KollegInnen verschiedene Tees nach den Anweisungen auf Ihrer Teeliste.
- Beachten Sie die Anweisungen und Wünsche auf Ihrem Teeplan.

Auswertung

1. Was ist Ihnen gut gelungen?

2. Tipps zur Verbesserung:

Vorbereitung überbetrieblicher Kurs (ÜK) 1b

Machen Sie die Planung wie für den ÜK 1a
Arbeitsauftrag für den ÜK

Küche aufräumen und reinigen

LB 343

1. Sie können schon während des Kochens dafür sorgen, dass das Aufräumen der Küche leichter fällt, indem Sie:

Geschirr spülen (von Hand)

LB 344 f.

2. Herr und Frau Moser haben keine Spülmaschine; Sie werden das Geschirr von Hand spülen.
   a) Wie bereiten Sie das Abwaschen vor?

- ➲ ______
- ➲ ______
- ➲ ______
- ➲ ______
- ➲ ______
- ➲ ______
- ➲ ______

b) Diskutieren Sie das Vorgehen; wie Sie etwas abwaschen und worauf Sie dabei achten. Notieren Sie das Wichtige stichwortartig.

	Vorgehen	**Besonderes**
Gläser		
Besteck		
Teller		

Schüsseln		
Pfannen und Töpfe		

3. Diskutieren Sie die Grundsätze mit Ihrer Kollegin und kreuzen Sie die zutreffenden Antworten an.

Grundsatz	Weiß ich	Werde ich mir merken
Gläser mit langen Stielen beim Abtrocknen am Kelch festhalten, damit die Stiele nicht abbrechen.	☐	☐
Falls nötig, von Zeit zu Zeit das Wasser wechseln oder heißes dazu gießen.	☐	☐
Pfannen und Kochgeschirr mit separaten Tüchern waschen und trocknen.	☐	☐
Alle gebrauchten Tücher in die Wäsche geben oder zum Trocknen aufhängen; nicht feucht liegen lassen, weil sich da Mikroorganismen besonders gut entwickeln können.	☐	☐

Abwaschen in der Spülmaschine

LB 346 f.

4. Diskutieren Sie die Grundsätze mit Ihrer Kollegin und kreuzen Sie die zutreffenden Antworten an.

Grundsatz	Weiß ich	Werde ich mir merken
Vor dem 1. Gebrauch der Spülmaschine die Anweisungen des Herstellers lesen.	☐	☐
Nach dem Gebrauch des Geschirrs und Bestecks grobe Speisereste entfernen.	☐	☐
Besteck gemischt, mit den Griffen nach unten in den Korb stellen und nicht sortieren. Ebenso mit den Tellern verfahren (große und kleine hintereinander abwechseln). So kommt das Wasser gut an jede Stelle.	☐	☐

Das Geschirr nicht vorspülen (aus ökologischen Gründen – Wasser sparen und auch, damit das Spülmittel wirken kann, müssen Rückstände von Lebensmitteln auf dem Geschirr sein).	☐	☐
Beim Einräumen der Spülmaschine darauf achten, dass das Geschirr auch spülmaschinenfest ist. Bemaltes Porzellan und Glas (mit Goldrand), Holzbretter, Silberbesteck, Geschirr aus Ton gehören nicht in die Maschine. Plastikgeschirr nur einräumen, wenn es wirklich hitzebeständig ist, sonst lieber von Hand spülen.	☐	☐
Geschirr, besonders Gläser, müssen fest in den Geschirrkörben stehen.	☐	☐
Große Teile in den unteren Geschirrkorb stellen, kleine, auch leicht zerbrechliche Teile wie Gläser und Tassen in den oberen.	☐	☐
Einräum-Tipps des Herstellers beachten.	☐	☐
Darauf achten, dass die Sprüharme frei beweglich sind.	☐	☐

Pflege der Spülmaschine

LB 347

5. Beschreiben Sie, wie die Spülmaschine gepflegt werden muss.

Reinigung der Küche (s. Kap. 3.2)

Überbetrieblicher Kurs (ÜK) 1b

Aufgabe

- Bereiten Sie das Material vor.
- Richten Sie jeweils Ihren Arbeitsplatz ein.
- Arbeiten Sie nach Ihrer Planung.
- Jede Gruppe bereitet entweder ein Frühstück oder eine Zwischenmahlzeit zu und kocht Tee für alle Gruppenmitglieder.
- Reinigen und versorgen Sie das Material.

Auftrag

Küche aufräumen und reinigen

- Spülen Sie das Geschirr.
- Reinigen Sie die Küche vorschriftsgemäß (s. auch Kap. 3.1)

Auswertung

1. Was ist Ihnen gut gelungen?

2. Tipps zur Verbesserung:

Quellen

Schlieper, Cornelia A.: Lernfeld Hauswirtschaft, Verlag Handwerk und Technik, 7. überarbeitete und erweiterte Auflage, Hamburg 2009
Lehrmittelverlag des Kantons Zürich, Haushalten mit Pfiff, 6. Ausgabe 2005
Skripten BZ-GS Solothurn, Pflegeassistenz (M. Schwab-Wälti)

Formen des Einbezugs von Klientinnen und Klienten

LB 347–350

Jolanda Lüthi

Fragen zur typischen Situation

1. Lesen Sie die typische Situation nochmals sorgfältig durch. Beantworten Sie anschließend folgende Fragen:

- Was fällt Ihnen auf?
- Wie verhält sich Nella Gerber Assistentin Gesundheit und Soziales EBA?
- Wie spricht Nella Gerber mit Herrn Keller? Fällt Ihnen da etwas auf?

In der typischen Situation wird der Klient Herr Keller in die Zubereitung des Zvieris mit einbezogen.

2. Schreiben Sie auf, was Herr Keller alleine tun kann und wo er die Unterstützung von Frau Gerber braucht.

Dies kann Herr Keller alleine tun	Dabei braucht Herr Keller Unterstützung

Reflexion: Einbezug der Klientinnen und Klienten

3. Der Einbezug von Klienten und Klientinnen in den Alltag ist wichtig.
   a) Wie entscheiden Sie, ob Sie eine Klientin oder einen Klienten mit einbeziehen? Auf was schauen Sie dabei?
   b) Diskutieren Sie zu zweit und halten Sie die Antworten in Stichworten fest.

Grundlagen des Einbezugs von Klientinnen und Klienten

LB 347–349

Fähigkeiten erkennen

4. Es ist nicht einfach, die Fähigkeiten eines Menschen zu erkennen. Meistens sieht man das, was die Person nicht kann.
   a) Welche Fähigkeiten haben Sie selbst?
   b) Denken Sie an einen Klienten oder eine Klientin. Welche Fähigkeiten hat diese Person?

Schreiben Sie diese Fähigkeiten auf.

Zeit geben

5. Klientinnen und Klienten brauchen aufgrund ihrer Situation meist mehr Zeit um Alltagsaktivitäten durchzuführen. Haben Sie ein Beispiel dazu aus Ihrer Berufspraxis? Schreiben Sie dieses hier auf.

Beispiel:

Selbstständigkeit vor der Leistung

6. Wenn Klientinnen und Klienten etwas selbst tun (wie z. B. den Zopf backen) sieht es manchmal nicht perfekt aus. Haben Sie auch dazu ein eigenes Beispiel aus Ihrer Berufspraxis?

Beispiel:

7. Was ist für Sie als AGS wichtiger: dass die Klientin oder der Klient etwas selbst tut oder dass es «schön» aussieht?

8. Was denken Sie ist für die Klienten und Klientinnen wichtiger: dass sie es selbst tun oder dass es «schön» aussieht?

Raum geben

9. In der Begleitung von Klientinnen und Klienten fehlt häufig die Zeit, um sie mit einzubeziehen. Kennen Sie solche Situationen? Tauschen Sie sich aus.

10. Gibt es in Ihrem Berufsalltag Momente, in denen mehr Zeit eingeplant ist, damit die Klienten die Dinge selbstständig oder mit Ihrer Hilfe tun können?

Formen des Einbezugs von Klientinnen und Klienten

11. Ordnen Sie die folgenden Begriffe (Stufen) den Beispielen (Nahrung schneiden und Essen) zu:

- Selbstständigkeit
- Teilweise Ausführung
- Keine oder geringe Ausführung

Stufe	Beispiel
	Frau Magliaso AGS schneidet das Essen in kleine Stücke und gibt der Klientin Frau Imfeld das Essen ein.
	Die Klientin Frau Imfeld schneidet ihr Essen und isst selbstständig.
	Die Klientin Frau Imfeld nimmt nach Aufforderung von Frau Magliaso AGS das Besteck in die Hand. Dann weiß sie nicht mehr weiter. Frau Magliaso unterstützt Frau Imfeld beim Zerkleinern des Essens durch Handführung.

Anleitung

LB 349 f.

Reflexion

1. Wir alle brauchen für gewisse Dinge Anleitung oder eine Anleitung. Wo brauchen Sie in Ihrem Leben Anleitungen?
2. Stellen Sie sich vor, Sie kaufen sich ein neues Gerät wie z. B. ein DVD-Player. Welcher Typ sind Sie? Lesen Sie zuerst die Anleitung oder probieren Sie einfach aus?

Anleitung

3. Spielen Sie zu zweit jedes der folgenden Beispiele mit den verschiedenen Formen der Anleitung durch:

Formen der Anleitung

- Vormachen/Nachmachen
- Vormachen/Nachmachen mit Handführung
- Anleitung mit Worten
- Anleitung mit Bildern/Piktogrammen

Beispiele:

1. einen Kreis auf ein Blatt Papier zeichnen
2. einen Bleistift spitzen
3. ein SMS schreiben
4. die Hände waschen
5. die Schuhe anziehen

Was ich noch wissen wollte:

Fragen an die Praxis	Antworten

Fragen für den ÜK	Antworten

Fragen für den Unterricht	Antworten

Fragen für den ABU	Antworten

Bezieht sich in ihrem/seinem Handeln auf die Klientinnen und Klienten und ist in der Beziehungssituation aufmerksam 2.6

Jolanda Lüthi

Typische Situation

Die verantwortliche Pflegefachfrau bittet Sylvie Justin, Lernende Assistentin Gesundheit und Soziale EBA, Frau Martin bei den Aktivitäten des täglichen Lebens zu unterstützen, d. h. ihr beim Aufstehen, bei der Körperpflege und beim Ankleiden behilflich zu sein.
Sylvie Justin klopft, bevor sie das Zimmer betritt, öffnet die Tür und sagt: «Guten Morgen, ich heiße Sylvie Justin. Ich bin Lernende Assistentin Gesundheit und Soziales.» Sie erkundigt sich bei Frau Martin, wie diese geschlafen hat, und erklärt ihr dann: «Ich werde Ihnen beim Aufstehen, Waschen und Ankleiden helfen.»
Frau Martin liegt mit abgewandtem Gesicht im Bett und antwortet leicht aggressiv: «Ich möchte nicht aufstehen; ich lebe sowieso nicht mehr lange, lassen Sie mich in Ruhe! Ich mag nicht mehr.»
Sylvie Justin geht um das Bett herum, damit sie Frau Martins Gesicht sehen und Ihre Mimik erkennen kann. «Weshalb sagen Sie, dass Sie nicht mehr lange leben werden?» Sie setzt sich neben das Bett, nimmt ihre Hand und fragt sie, was sie auf dem Herzen habe.
Frau Martin sagt: «Mir geht es nicht gut. Ich habe schlecht geschlafen, hatte Albträume und fühle mich schwach.» Sylvie Justin hört aufmerksam zu. Dann verspricht sie sich zu erkundigen, ob Frau Martin sich noch etwas ausruhen dürfe.
Sylvie Justin verlässt das Zimmer, informiert die verantwortliche Pflegefachfrau über die Situation und kehrt dann zu Frau Martin zurück. Sie teilt ihr mit, dass sie sich noch ausruhen dürfe und dass die verantwortliche Pflegefachfrau bald nach ihr sehen werde. Frau Martin dankt Sylvie Justin und entspannt sich, sie schließt die Augen und nickt ein.

Situationskreis

Alle klientenbezogenen Situationen

Berufskunde

- Grundlagen der Kommunikation (Sender, Botschaft, Empfänger, Rückmeldung)
- Aktives Zuhören
- Professionelle, klientenzentrierte Kommunikation
- Verbale und nonverbale Kommunikation
- Beziehungskonzepte (Höflichkeit, Respekt, Echtheit, Kongruenz)
- Beobachtung, Wahrnehmung, Weiterleitung
- Handlungsleitende Kenntnisse von Sinnesbehinderung (Hören, Sprechen, Sehen, Fühlen)
- Handlungsleitende Kenntnisse von Wahrnehmungsstörungen
- Berufsgeheimnis

ÜK

- Übungen
  - Beobachtung
  - Wahrnehmung
  - Weiterleitung
  - Rollenspiele
- Grundlagen der Kommunikation

Fähigkeiten in der Praxis

- Kann mit Nähe und Distanz sicher umgehen
- Ist fähig, ihre/seine Pflege auf die Situation abzustimmen
- Beachtet nonverbale Signale
- Weiß Unterstützung anzufordern
- Arbeitet im Team zusammen
- Wahrt das Berufsgeheimnis

Grundlagen der Kommunikation

LB 352–363

AB 293

Fragen zur typischen Situation

1. Lesen Sie die typische Situation nochmals durch.
- Kennen Sie solche Situationen?
- Wie reagieren Sie in solchen Situationen?
- Ist es auf Ihrer Station oder Gruppe auch möglich, dass eine Klientin länger im Bett bleibt?
- Wie spricht Sylvie Justin mit der Klientin? Was fällt Ihnen dabei auf?
- Wie sprechen Sie mit den Klienten und Klientinnen?

LB 352

Bedeutung der Kommunikation für den Menschen

2. Kommunikation ist für den Menschen sehr wichtig. Suchen Sie in der typischen Situation nach einem Beispiel dazu.

3. Suchen Sie in der typischen Situation zu jedem Punkt ein Beispiel. Durch Kommunikation:
   a) Treten wir in Beziehung zu anderen Menschen.

   b) Drücken wir Gefühle, Wünsche, Gedanken und Hoffnungen aus.

   c) Tauschen wir Informationen aus.

   d) Können wir Abmachungen und Regeln treffen.

   e) Erhalten wir Informationen über andere Menschen.

   f) Bilden wir unsere Meinungen.

LB 352

Was ist Kommunikation?

4. Beenden Sie folgende Satzanfänge:

Kommunikation ist

Kommunikation findet statt über

5. Stellen Sie ein Beispiel der Kommunikation aus der typischen Situation mit dem Kommunikationsmodell dar.

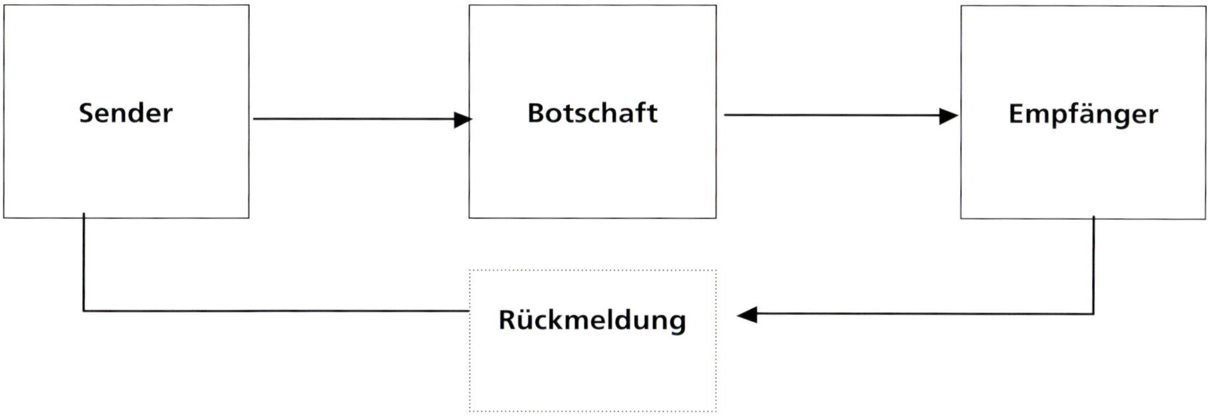

6. Stellen Sie ein eigenes Beispiel der Kommunikation mit dem Kommunikationsmodell dar, bei dem die Rückmeldung über Gestik und Mimik erfolgt.

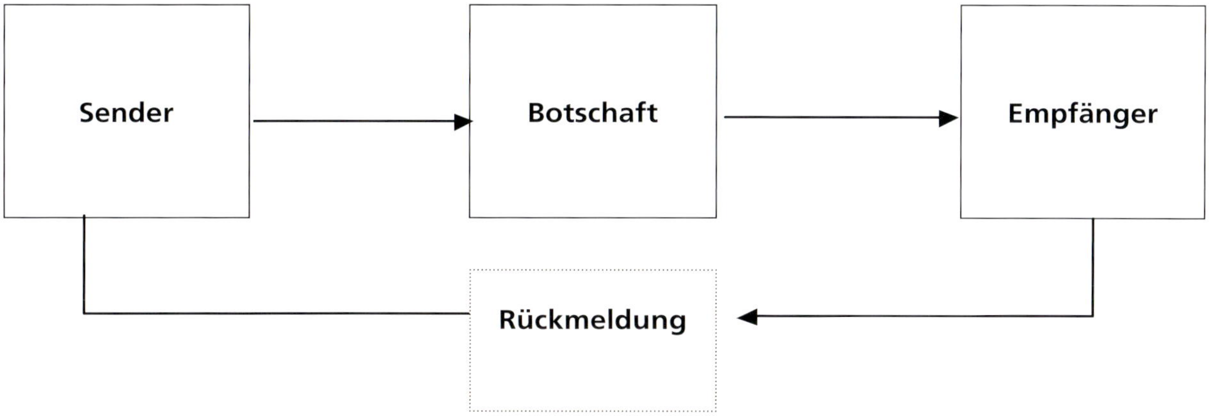

Verbale, nonverbale und paraverbale Kommunikation

LB 353 f.

7. Schreiben Sie zu den folgenden Beispielen die richtigen Kommunikationsformen «verbal», «nonverbal» oder «paraverbal».

Beispiel	Kommunikationsform
• die Augen verdrehen	
• laut sprechen	
• schreiben	
• trauriger Tonfall	
• «Daumen-nach-oben»-Zeichen machen	
• reden	
• atemloses Sprechen	
• Stirne runzeln	
• rot werden	

8. Analysieren Sie die typische Situation. Welche Teile gehören zur verbalen Kommunikation? Welche Teile zur nonverbalen und paraverbalen Kommunikation?

- Markieren Sie die verbalen Teile mit grünem Leuchtstift
- Markieren Sie die nonverbalen Teile mit gelbem Leuchtstift
- Markieren Sie die paraverbalen Teile mit orangem Leuchtstift

Typische Situation

Die verantwortliche Pflegefachfrau bittet Sylvie Justin, Assistentin Gesundheit und Soziale EBA, Frau Martin bei den Aktivitäten des täglichen Lebens zu unterstützen, d.h. ihr beim Aufstehen, bei der Körperpflege und beim Ankleiden behilflich zu sein.
Sylvie Justin klopft, bevor sie das Zimmer betritt, öffnet die Tür und sagt: «Guten Morgen, ich heiße Sylvie Justin. Ich bin Assistentin Gesundheit und Soziales.» Sie erkundigt sich bei Frau Martin, wie diese geschlafen hat, und erklärt ihr dann: «Ich werde Ihnen beim Aufstehen, Waschen und Ankleiden helfen.»
Frau Martin liegt mit abgewandtem Gesicht im Bett und antwortet leicht aggressiv: «Ich möchte nicht aufstehen; ich lebe sowieso nicht mehr lange, lassen Sie mich in Ruhe! Ich mag nicht mehr.» Sylvie Justin geht um das Bett herum, damit sie Frau Martins Gesicht sehen und Ihre Mimik erkennen kann. «Weshalb sagen Sie, dass Sie nicht mehr lange leben werden?» Sie setzt sich neben das Bett, nimmt ihre Hand und fragt sie, was sie auf dem Herzen haben.
Frau Martin sagt: «Mir geht es nicht gut. Ich habe schlecht geschlafen, hatte Albträume und fühle mich schwach.» Sylvie Justin hört aufmerksam zu. Dann verspricht sie sich zu erkundigen, ob Frau Martin sich noch etwas ausruhen dürfe.
Sylvie Justin verlässt das Zimmer, informiert die verantwortliche Pflegefachfrau über die Situation und kehrt dann zu Frau Martin zurück. Sie teilt ihr mit, dass sie sich noch ausruhen dürfe und dass die verantwortliche Pflegefachfrau bald nach ihr sehen werde. Frau Martin dankt Sylvie Justin und entspannt sich, sie schließt die Augen und nickt ein.

9. Vergleichen Sie anschließend Ihre Markierungen zu zweit.
- Haben Sie jeweils die gleichen Stellen markiert?
- Wenn nicht, diskutieren Sie und versuchen Sie die richtige Lösung zu finden.

10. Suchen Sie zu den Begriffen der nonverbalen Kommunikation und den Beispielen je eine mögliche Bedeutung.

Begriff	Beispiel	mögliche Bedeutung
Blickkontakt	Augen verdrehen	«genervt sein»
	nach unten schauen	
Mimik	Stirne runzeln	
	Augenbrauen hochziehen	
Körperhaltung	verschränkte Arme	
	weggedreht gegenübersitzen	
Gestik	mit den Fingern auf den Tisch trommeln	
	geballte Faust	
Distanz	sich zum Gegenüber vorbeugen	
	auf Distanz gehen	

11. Beobachten Sie Ihre Klassenkameradinnen und Klassenkameraden genau.
    a) Welche nonverbalen Signale senden diese aus? Mit Mimik, Gestik, Körperhaltung und Distanz zu anderen?
    b) Welche Signale senden Sie über die Kleidung, Frisur und Accessoires aus?

Kommunikationsmodell nach Schulz von Thun

4-Seiten einer Nachricht

12. In der typischen Situation sagt Frau Martin: «Ich habe schlecht geschlafen, hatte Albträume und fühle mich schwach». Analysieren Sie diese Aussage mit dem Modell «4-Seiten einer Nachricht».

LB 354 f.

Sachinhaltseite

....

Selbstkundgabe

....

Nachricht

«Ich habe schlecht geschlafen, hatte Albträume und fühle mich schwach.»

Appellseite

....

Beziehungsseite

....

4-Ohren

13. Mit welchem Ohr hat Sylvie Justin AGS EBA die Nachricht «Ich habe schlecht geschlafen, hatte Albträume und fühle mich schwach» verstanden?

4-Seiten einer Nachricht und 4-Ohren; Praxisbeispiele

14. Eine Arbeitskollegin sagt zu niemand Bestimmtem: «Es hat noch Wäsche im Gang».

LB 355

    a) Wie könnte Ihre Kollegin das gemeint haben? Beschreiben Sie die 4 Seiten.

Sachinhaltseite

....

Selbstkundgabe

....

Nachricht

«Es hat noch Wäsche im Gang.»

Appellseite

....

Beziehungsseite

....

b) Wie würden Sie die Aussage verstehen? Schreiben Sie es auf.

c) Welches Ohr ist das?

15. Die Klientinnen und Klienten sitzen im Aufenthaltsraum. Eine Klientin sagt: «Hier ist es aber heiß».

a) Wie könnte die Klientin das gemeint haben? Beschreiben Sie die 4 Seiten.

Sachinhaltseite

....

Selbstkundgabe

....

Nachricht

«Hier ist es aber heiß.»

Appellseite

....

Beziehungsseite

....

b) Wie würden Sie die Aussage verstehen? Schreiben Sie es auf.

c) Welches Ohr ist das?

16. Schauen Sie sich die beiden Praxisbeispiele nochmals an. Mit welchem Ohr haben Sie jeweils die Aussagen gehört?

17. Was denken Sie, hören Sie häufig mit diesem Ohr?

Anwendung der Kommunikation

Höflichkeit

Rollenspiel

LB 356

1. Spielen Sie zu zweit eine Begegnung zwischen AGS EBA und KlientIn. Gestalten Sie die Begegnung zuerst unhöflich, dann höflich.
   a) Reflexion: Was haben Sie getan, damit die Begegnung unhöflich oder höflich ist?
   b) Gibt es noch andere Dinge, welche eine Begegnung höflich oder unhöflich machen?

Typische Situation

Höflichkeit bedeutet respektvolles und rücksichtsvolles Verhalten gegenüber anderen Menschen.

2. Lesen Sie die typische Situation nochmals und markieren Sie die Stellen, bei denen Sylvie Justin respektvoll zu Frau Martin ist mit Leuchtstift.

Typische Situation

Die verantwortliche Pflegefachfrau bittet Sylvie Justin, Assistentin Gesundheit und Soziale EBA, Frau Martin bei den Aktivitäten des täglichen Lebens zu unterstützen, d.h. ihr beim Aufstehen, bei der Körperpflege und beim Ankleiden behilflich zu sein.
Sylvie Justin klopft, bevor sie das Zimmer betritt, öffnet die Tür und sagt: «Guten Morgen, ich heiße Sylvie Justin. Ich bin Assistentin Gesundheit und Soziales.» Sie erkundigt sich bei Frau Martin, wie diese geschlafen hat, und erklärt ihr dann: «Ich werde Ihnen beim Aufstehen, Waschen und Ankleiden helfen.»
Frau Martin liegt mit abgewandtem Gesicht im Bett und antwortet leicht aggressiv: «Ich möchte nicht aufstehen; ich lebe sowieso nicht mehr lange, lassen Sie mich in Ruhe! Ich mag nicht mehr.» Sylvie Justin geht um das Bett herum, damit sie Frau Martins Gesicht sehen und Ihre Mimik erkennen kann. «Weshalb sagen Sie, dass Sie nicht mehr lange leben werden?» Sie setzt sich neben das Bett, nimmt ihre Hand und fragt sie, was sie auf dem Herzen haben.
Frau Martin sagt: «Mir geht es nicht gut. Ich habe schlecht geschlafen, hatte Albträume und fühle mich schwach.» Sylvie Justin hört aufmerksam zu. Dann verspricht sie sich zu erkundigen, ob Frau Martin sich noch etwas ausruhen dürfe.
Sylvie Justin verlässt das Zimmer, informiert die verantwortliche Pflegefachfrau über die Situation und kehrt dann zu Frau Martin zurück. Sie teilt ihr mit, dass sie sich noch ausruhen dürfe und dass die verantwortliche Pflegefachfrau bald nach ihr sehen werde. Frau Martin dankt Sylvie Justin und entspannt sich, sie schließt die Augen und nickt ein.

Vorteile von Höflichkeit

3. Was ist überhaupt höflich? Nennen Sie Beispiele für höfliches Benehmen.

4. Welche Vorteile bietet höfliches Benehmen? Wie fühlen Sie sich, wenn jemand freundlich und höflich zu Ihnen ist? Wenn Sie höflich zu anderen sind?

Höflichkeitsregeln

LB 356 f.

5. Gibt es Höflichkeitsregeln, die im Lehrbuch nicht erwähnt sind, die Ihnen aber wichtig sind? Tauschen Sie sich mit der Nachbarin aus und schreiben Sie diese eigenen Höflichkeitsregeln auf.

6. Erklären Sie Ihrer Kollegin, welche Höflichkeitsregeln aus dem Lehrbuch Sie gerne befolgen und welche weniger.

7. Überlegen Sie sich, wie Ihre Arbeitskolleginnen und Arbeitskollegen im Umgang mit den Klienten und Klientinnen sprechen. Halten sie die Höflichkeitsregeln ein? Kreuzen Sie das entsprechende Feld an.

Höflichkeitsregeln	Wird eingehalten	Wird nicht eingehalten
Das «Sie» benutzen, bis das «Du» angeboten wird.	☐	☐
Freundlich grüßen und sich verabschieden.	☐	☐
Höflichkeitsformen wie «Bitte» und «Danke» verwenden.	☐	☐
Die GesprächspartnerIn anschauen.	☐	☐
Zu den GesprächspartnerInnen einen angemessenen Abstand halten.	☐	☐
Aufmerksam zuhören.	☐	☐
Klienten und Klientinnen nicht ins Wort fallen, sie ausreden lassen.	☐	☐
Andere Meinungen akzeptieren.	☐	☐
Laut und deutlich und in ganzen Sätzen sprechen.	☐	☐
Keine Schimpfwörter oder Schimpfnamen benutzen.	☐	☐
In «Ich-Botschaften» sprechen.	☐	☐
Nicht schlecht über nicht anwesende Personen sprechen.	☐	☐

8. Zeigen Sie auf der Skala von 1 (nicht höflich) bis 10 (sehr höflich) durch ein Kreuz an, wie höflich der Umgang in:
- Ihrer Familie
- Ihrem Freundeskreis
- bei der Arbeit

ist.

Der Umgang in meiner Familie ist:

nicht höflich — sehr höflich
| 1 | 2 | 3 | 4 | 5 | 6 | 7 | 8 | 9 | 10 |

Der Umgang in meinem Freundeskreis ist:

nicht höflich — sehr höflich
| 1 | 2 | 3 | 4 | 5 | 6 | 7 | 8 | 9 | 10 |

Der Umgang bei der Arbeit ist:

nicht höflich — sehr höflich
| 1 | 2 | 3 | 4 | 5 | 6 | 7 | 8 | 9 | 10 |

9. Vergleichen und diskutieren Sie die Ergebnisse mit Ihren Klassenkameradinnen und Klassenkameraden.

Feedback

LB 357 ff.

Eigene Erfahrungen mit Feedback

10. In Ihrer Vergangenheit haben Sie sicher schon Feedback – also Rückmeldungen – über Ihr Verhalten erhalten.
    a) Beschreiben Sie Ihrer Tischnachbarin eine solche Situation.
    b) Beschreiben Sie auch, wie das Feedback für Sie war. War es angenehm oder unangenehm? Begründen Sie Ihre Antwort.
11. Hat das Feedback etwas bewirkt? Haben Sie etwas verändert, etwas besser verstanden oder etwas über sich erfahren?

Praxisbeispiel

Stellen Sie sich vor, eine Arbeitskollegin hält Sie während der Arbeit im Gang auf und sagt zu Ihnen: «Frau ...., jetzt haben Sie gestern schon wieder die falsche Salbe für Herrn Meier genommen. Auf Sie kann man sich einfach nie verlassen.»

12. Welche Regeln für das Geben von Feedback hält Ihre Arbeitskollegin beim Praxisbeispiel nicht ein?
13. Was würde das Feedback bei Ihnen auslösen, wenn Sie es so erhalten würden?
14. Formulieren Sie das Feedback im Fallbeispiel nach den Feedbackregeln richtig.

Feedback an eine Arbeitskollegin/einen Arbeitskollegen

15. Sicherlich gibt es in Ihrem Arbeitsalltag Situationen, bei denen Sie Ihren Arbeitskollegen Feedback geben oder gerne geben würden. Formulieren Sie schriftlich ein solches Feedback an eine Arbeitskollegin oder einen Arbeitskollegen. Halten Sie dabei die Feedbackregeln ein.

Feedback an eine Arbeitskollegin oder einen Arbeitskollegen

16. Lesen Sie das Feedback einer Klassenkameradin vor. Ist es verständlich?
17. Schauen Sie anschließend gemeinsam, ob alle Feedbackregeln eingehalten wurden. Wenn nicht, verbessern Sie Ihr Feedback.

Annehmen von Feedback

LB 359

18. Das Annehmen von Feedback ist gar nicht so einfach. Damit das Feedback gelingt, muss auch die Empfängerin Regeln einhalten. Eine der Regeln ist, sich nicht zu rechtfertigen oder zu verteidigen. Beschreiben Sie in eigenen Worten, was damit gemeint ist.

19. Tauschen Sie sich zu zweit aus.
    a) Weshalb ist diese Regel sinnvoll?
    b) Fällt es Ihnen schwer, diese Regel einzuhalten?

Aktives Zuhören

Eigene Erfahrungen mit Zuhören

LB 360 ff.

20. Kennen Sie folgende Situation: Sie hören jemandem zu, der etwas erzählt; aber eigentlich hören Sie gar nicht zu? Tauschen Sie sich über solche Situationen aus.

21. Vieles kann das Zuhören «stören». Suchen Sie zu den folgenden Störfaktoren ein konkretes Beispiel, das Sie schon erlebt haben:
    a) EmpfängerIn hört zu, denkt aber an etwas anderes.

    b) EmpfängerIn hört zwar zu, versteht die Botschaft aber anders, als sie gesendet wurde.

    c) EmpfängerIn hört nur mit halbem Ohr zu, da sie im Stress ist und z. B. noch viel zu erledigen hat.

Typische Situation

22. Aktives Zuhören meint einfühlendes Verstehen und Eingehen auf das Gegenüber. In der typischen Situation hört Sylvie Justin, AGS EBA Frau Martin aufmerksam zu. Sie geht sogar um das Bett herum, damit sie Frau Martins Gesicht sehen und ihre Mimik erkennen kann.
    a) Weshalb macht Sylvie Justin das?
    b) Was erfährt sie, das sie ohne dieses aktive Zuhören nicht erfahren hätte?

Rollenspiel zu dritt

❶ Spielen Sie zu zweit folgende Situation und achten Sie dabei auf die Einhaltung der drei Elemente des «aktiven Zuhörens»:

«Eine Klientin sitzt auf dem Bett und will nicht zum Essen kommen.
Die AGS EBA fragt die Klientin, was los sei und hört *mit dem aktiven Zuhören* zu.»

- Eine Person spielt die AGS EBA
- Eine Person spielt die Klientin.
- Die dritte Person setzt sich etwas abseits und beobachtet. Sie hält in Stichworten fest, ob die Elemente des aktiven Zuhörens vorhanden sind.

❷ Die Beobachterin gibt der AGS EBA Rückmeldungen, wie sie die AGS EBA in der Situation erlebt hat und wie die 3 Elemente des aktiven Zuhörens eingehalten wurden.

❸ Auch die «Klientin» und die «AGS EBA» geben Rückmeldungen, wie sie ihre Rolle erlebt haben.

❹ Tauschen Sie anschließend die Rollen.

Professionelle Beziehung

LB 366 ff.

Was ist mit Beziehung gemeint?

Eigene Idee

1. Schreiben Sie auf, was Sie unter Beziehung verstehen.

Ich und meine Beziehungen/Netzwerkkarte

2. Zeichnen Sie sich selbst auf ein Blatt Papier. Zeichnen Sie anschließend alle Menschen, mit denen Sie eine Beziehung haben. Zeichnen Sie die Personen im richtigen Abstand zu Ihnen. Personen mit denen Sie eine enge Beziehung haben ganz nah bei Ihnen, andere weiter entfernt. Machen Sie das für die Bereiche Familie, Freizeit/Freunde, Arbeit, Schule.

3. Wenn Sie fertig sind: Halten Sie diese Zeichnung etwas von sich weg. Was fällt Ihnen auf? Tauschen Sie sich aus.

Professionelle Beziehung: Eigenes Vorwissen

❶ Schreiben Sie auf Karteikarten verschiedene Unterschiede zwischen privaten und professionellen Beziehungen.

❷ Schauen Sie anschließend, welche Karten zueinander passen und bilden Sie verschiedene Kategorien. Geben Sie den Kategorien Titel.

❸ Vergleichen Sie Ihre Kategorien und Karteikarten mit den Kategorien im Buch. Welche sind an beiden Orten vorhanden? Gibt es fehlende Kategorien? Ergänzen Sie eventuell die Kategorien.

LB 368

❹ Formulieren Sie nun mit den Karteikarten und Kategorien, was eine professionelle Beziehung ist und was eine private Beziehung ist.

Eine professionelle Beziehung ist	Eine private Beziehung ist ....

Professionelle Beziehungen

4. Suchen Sie zu 3 Unterschieden von professionellen und privaten Beziehungen ein konkretes Beispiel aus Ihrem Leben. Tauschen Sie sich zu zweit aus.

Gefühlsarbeit – Gefühle wahrnehmen, beschreiben und regulieren

LB 368 ff.

Was sind Gefühle?

1. Nehmen Sie ein Blatt Papier und einen Stift. Schliessen Sie die Augen und atmen Sie einige Male tief durch. Spüren Sie in sich hinein. Was fühlen Sie? Erkennen Sie ein oder mehrere Gefühle? Bleiben Sie so einige Minuten ruhig sitzen und lassen Sie Ihre Gedanken, Bilder und Gefühle kommen und vielleicht auch vorbeiziehen. Öffnen Sie anschließend die Augen und schreiben Sie alles auf, ohne zu überlegen.

(Quelle: http://www.zeitzuleben.de/2175-die-welt-der-eigenen-gefuhle-entdecken/2/)

Gefühle kennen und beschreiben: Montagsmaler

Gefühle malen

2. Nehmen Sie Papier und bunte Stifte zur Hand und machen Sie 3 – 4er Gruppen. Jeweils 2 Gruppen spielen gegeneinander. Reihum zeichnet immer eine Person ein Gefühl. Die Mitglieder der beiden Gruppen erraten das gezeichnete Gefühl. Diejenige Gruppe, welche das Gefühl erraten hat, erhält einen Punkt. Die Malerin darf natürlich das Gefühl oder andere Begriffe nicht sagen und schreiben.

Gefühle spielen

3. Gleiches Spiel wie oben. Jedoch wird das Gefühl nicht gezeichnet, sondern von einer Person gespielt oder dargestellt.

Definition von Gefühlen

4. Gefühle sind Befindlichkeiten die uns stark beeinflussen. Sie beeinflussen unseren Körper und unser Verhalten. Ordnen Sie die untenstehenden Begriffe den richtigen Gefühlen und Veränderungen zu:

	körperliche Veränderungen	Veränderung des Verhaltens
Angst		
Ekel		
Erleichterung		
Trauer		

kein Hunger mehr	Übelkeit/ Brechreiz	hängende Schultern
aufatmen	schwitzen	Verkrampfung
antriebslos	zurückweichen	beschwingter Gang

Fragen zur typischen Situation

5. Lesen Sie die typische Situation nochmals durch. Welche Gefühle könnte Frau Martin haben? Woran erkennen Sie dies? Halten Sie Ihre Antworten in Stichworten fest.

AB 293

Fremde Gefühle wahrnehmen und beschreiben

LB 371

6. Beantworten Sie folgende Fragen:
   a) Fällt es Ihnen leicht, Gefühle von anderen Menschen wahrzunehmen?
   b) Haben Sie schon erlebt, dass Sie sich in den Gefühlen von anderen Menschen getäuscht haben (z. B. dass Sie das Gefühl hatten, eine Person sei wütend auf Sie, dabei war sie gar nicht wütend)?

Übung: Fremde Gefühle wahrnehmen und beschreiben

Übung in der Kleingruppe

❶ Schneiden Sie aus verschiedenen Zeitschriften ganze Menschen oder Gesichter aus.
❷ Beschreiben Sie anschliessend gemeinsam in der Gruppe, welche Gefühle die Personen ausdrücken.
❸ Fragen Sie sich dabei, ob es noch andere Gefühle gibt, welche die Personen ausdrücken könnten.

Regulation der eigenen Gefühle in der beruflichen Tätigkeit

LB 371

Die Begleitung von Klientinnen und Klienten stellt hohe Anforderungen an die Betreuungspersonen, auch in Bezug auf die eigenen Gefühle. In vielen Situationen müssen die Betreuungspersonen abschätzen, ob es sinnvoll ist die eigenen Gefühle mitzuteilen oder nicht.

7. Diskutieren Sie folgende Fragen zu zweit:
   a) Wie gehen Sie mit Ihren eigenen Gefühlen bei der Arbeit um?
   b) Haben Ihre privaten Gefühle starken Einfluss auf die Art und Weise wie Sie arbeiten?
   c) Hatten Sie schon Gefühle bei der Arbeit, die Sie nur schwer unterdrücken konnten?

Merkmale der professionellen Beziehung

LB 372–374

Respekt vor dem anderen

1. Schreiben Sie einen Songtext zum Thema «Respekt». Der Songtext soll sich auf den Respekt zwischen AGS EBA und KlientInnen beziehen.

Zum Beispiel:

Respekt ist wenn wir die Klienten achten
und keine Übergriffe machen
.....

LB 373

Empathie

Was ist Empathie?

2. Beschreiben Sie Ihrem Nachbarn, was mit Empathie gemeint ist.

Übung

3. Denken Sie an einen Klienten oder eine Klientin. Erzählen Sie Ihrer Nachbarin, wie ein Tag aus der Sicht des Klienten aussieht: Was er tut, wie er sich fühlt usw. Formulieren Sie das Ganze in der «Ich-Form».

Beispiel:

Ich heiße Gisela Meier und wohne auf der Wohngruppe Sommervögel. Am Morgen werde ich um 7 Uhr geweckt. Meistens kommen die Betreuerinnen in mein Zimmer und machen sofort Licht. Das habe ich gar nicht gerne, denn es blendet mich dann. Die Betreuerinnen bringen mir anschließend einen Kaffee und die Medikamente. Das finde ich toll, denn so kann ich im Bett meinen Kaffee trinken. Danach ....

LB 374

Akzeptanz

Akzeptanz ist eine wichtige Grundhaltung in der Begleitung von betreuten Menschen. Sie ist nicht immer einfach. Deshalb ist es wichtig, darüber nachzudenken, ob und wie man andere, auch betreute Menschen akzeptiert.

Akzeptanz bedeutet, dass man den anderen Menschen nicht verändern möchte und ihn so nimmt, wie er ist. Mit all seinen Stärken und Schwächen.

4. Beantworten Sie folgende Fragen für sich:

- Welche Vorteile hat es, wenn man von anderen Menschen akzeptiert wird?
- Welche Vorteile hat es, andere Menschen zu akzeptieren?
- Wann fällt es Ihnen schwer, andere Menschen zu akzeptieren, so wie sie sind?
- Bei welchen Klienten und Klientinnen fällt es Ihnen schwer, sie zu akzeptieren, so wie sie sind?
- Weshalb fällt es Ihnen schwer?
- Akzeptieren die Mitglieder in Ihrem Team Klienten und Klientinnen?
- Was könnten Sie tun, damit Sie Klientinnen und Klienten so akzeptieren können, wie sie sind?

Echtheit

LB 374

5. Beenden Sie folgende Satzanfänge:

   a) Echtheit ist

   b) Eine echte Beziehung zwischen AGS EBA und Klienten ist, wenn

   c) Wenn ich die Klienten begleite, zeige ich meine Gefühle, wenn

   d) Gespielte Fröhlichkeit finde ich

6. Selektive Echtheit bedeutet, dass sich die Betreuungsperson bewusst ist, wann man mit den eigenen Gefühle zurückhaltend sein muss und wann nicht. Kennen Sie Situationen, bei denen Sie Ihre Gefühle zurückgehalten haben? Beschreiben Sie diese Ihrer Nachbarin/Ihrem Nachbarn.

Kongruenz

LB 374

7. Kongruenz bedeutet zum einen, dass die eigenen Gefühle mit dem übereinstimmen, wie man handelt und was man sagt.
   a) Wie sieht es aus, wenn jemand nicht kongruent ist? Spielen Sie es.
   b) Spielen Sie dieselbe Situation kongruent.

8. Kongruenz bedeutet auch, dass man trennen kann zwischen dem, was man selbst ist und dem Gegenüber. Kennen Sie Betreuungspersonen, bei denen Sie das Gefühl haben, Sie können zwischen sich selbst und den Klienten nicht mehr unterscheiden? Wenn ja, woran merken Sie das?

Nähe und Distanz in professionellen Beziehungen

Räumliche Nähe und Distanz

LB 375–377

1. Stellen Sie sich einer Kollegin gegenüber und schauen Sie sich in die Augen. Wie nah können Sie bei der anderen Person stehen, damit Ihnen noch wohl ist? Messen Sie den Abstand und vergleichen Sie ihn mit den Angaben im Lehrmittel.

2. Suchen Sie eine andere Klassenkameradin/einen anderen Klassenkameraden und wiederholen Sie die Aufgabe. Hat sich der Abstand verändert? Wie nah können Sie dieser Person kommen, damit Ihnen noch wohl ist?

3. Wie nah darf Ihnen eine Person kommen, die Sie nicht so mögen? Messen Sie auch diesen Abstand und vergleichen Sie ihn mit den Angaben im Lehrmittel.

4. Jeder Mensch hat einen «Schutzradius», das heißt, einen bestimmten Abstand zu anderen Menschen, den er benötigt, um sich wohl zu fühlen. Messen Sie Ihren Schutzradius und vergleichen Sie diesen mit dem Ihrer KlassenkameradInnen.

Emotionale Nähe und Distanz

LB 375 f.

5. Betreuungspersonen fühlen sich den Klienten unterschiedliche «nahe». Diese emotionale Nähe hängt von bestimmten Faktoren ab. Oftmals findet man eine Person einfach «sympathisch» oder «unsympathisch». Welche Klienten und Klientinnen sind Ihnen nahe? Welche eher nicht? Tauschen Sie sich zu zweit aus.

6. Diskutieren Sie, welche Auswirkungen die emotionale Nähe und Distanz auf Ihre Begleitung der Klienten und Klientinnen hat.

Soziale Nähe und Distanz

LB 376

7. Zu welchen Gruppen fühlen Sie sich zugehörig?
8. Wie stark zugehörig fühlen Sie sich Ihrer Institution?
9. Was denken Sie, wie zugehörig fühlen sich Ihre Klienten der Wohngruppe/Station und dem Heim?

Professionelle Beziehung als Balance zwischen Nähe und Distanz

10. Halten Sie je 2 Vorteile und 2 Nachteile von Nähe und Distanz in Stichworten fest.

Nähe		Distanz	
Vorteile	**Nachteile**	**Vorteile**	**Nachteile**

11. Diskutieren Sie anschließend in Kleingruppen:
    a) Welche Vorteile und Nachteile haben Nähe und Distanz?
    b) Wie viel Nähe ist gut für die professionelle Beziehung mit den Klienten?
    c) Wie viel Distanz braucht es in dieser professionellen Beziehung zu den Klienten?
    d) Wie gehen Sie um mit Nähe und Distanz in der Beziehung zu den Klientinnen?

12. Eine Betreuungsperson lässt sich von den Klienten ab und zu ein Küsschen auf die Wange geben. Ist das zu viel Nähe für eine professionelle Beziehung? Was meinen Sie?

Beziehungsphasen

LB 376 f.

Reflexionsauftrag

- Wie war für Sie der Beginn an Ihrer jetzigen Arbeitsstelle?
- Wie war es am Anfang?

- Was hat sich im Laufe der Zeit verändert?

- Wie waren die Beziehungen zu den anderen MitarbeiterInnen am Anfang?
- Wie haben sich diese Beziehungen verändert?

- Wie waren die Beziehungen zu den KlientInnen am Anfang?
- Wie haben sich diese Beziehungen im Laufe der Zeit verändert?

Darstellung mit Material

Stellen Sie die Beziehungsphasen einzeln mit verschiedenen Materalien (Papier, Spielzeugmännchen, Knete, Stoff etc.) dar. Machen Sie anschließend von jeder Phase einzeln ein Foto. Zeigen Sie die Fotos einem Freund/einer Freundin, die nicht mit Ihnen die gleiche Klasse geht und erklären Sie der Person die verschiedenen Phasen der Beziehung.

Was ich noch wissen wollte:

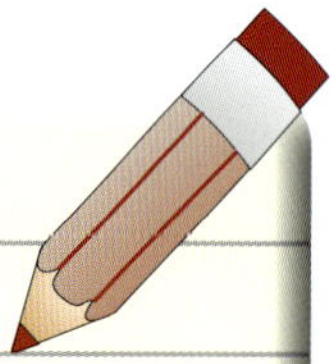

Fragen an die Praxis	Antworten

Fragen für den ÜK	Antworten

Fragen für den Unterricht	Antworten

Fragen für den ABU	Antworten

Unterstützt Klientinnen und Klienten durch vorbereitende Maßnahmen beim Ruhen und Schlafen 2.7

Typische Situation

Frau Steiner geht jeden Abend um die gleiche Zeit ins Bett. Elsbeth Wagner, Assistentin Gesundheit und Soziales EBA, hilft der Klientin bei den Vorbereitungen für die Nacht.
Die beiden folgen immer dem gleichen Ritual: Frau Steiner reinigt am Lavabo ihre Zahnprothese und wäscht sich Gesicht und Hände. Elsbeth Wagner deckt inzwischen das Bett auf und stellt das Kopfende etwas hoch. Anschließend hilft sie Frau Steiner beim Ausziehen und sich Hinlegen.
Jetzt will Frau Steiner die Tagesschau und die Wetterprognose sehen. Elsbeth Wagner stellt den Fernseher an und reicht Frau Steiner das Bedienungsgerät. Sie verlässt das Zimmer mit dem Versprechen, zur gewünschten Zeit zurückzukommen.
Kurz vor der verabredeten Zeit bereitet Elsbeth Wagner in der Küche der Wohngruppe einen Beruhigungstee zu. Sie nimmt diesen mit ins Zimmer und stellt ihn auf Frau Steiners Beistelltisch. Sie lagert die Klientin nach deren Wünschen und öffnet anschließend das Fenster. Dabei erzählt ihr Frau Steiner, was sie in der Tagesschau gesehen hat.
Bevor Elsbeth Wagner das Zimmer verlässt, achtet sie darauf, dass das kleine Nachtlicht brennt und dass alles, was Frau Steiner für die Nacht braucht, in Griffnähe ist.

Situationskreis

Alle Situationen, in denen Klientinnen und Klienten sich nicht selbstständig auf das Schlafen vorbereiten können und/oder an Schlafstörungen leiden, die ohne Medikamente angegangen werden können

Berufskunde

- Standards zu Ruhen und Schlafen
- Handlungsleitende Kenntnisse der Schlafphysiologie und des Wachseins
- Schlafgewohnheiten und Rituale, Schlafhygiene
- Ursachen von Schlafstörungen
- Pflegerische Unterstützung beim Schlafen und bei Schlafstörungen
- Klientenzimmer, Klientenbett
- Vorbereitung zur Operation

Fähigkeiten in der Praxis

- Eliminiert Störfaktoren, die Klientinnen und Klienten am Ruhen und Schlafen hindern
- Berücksichtigt den Schlaf- Wach-Rhythmus der Klientinnen und Klienten
- Bereitet Klientinnen und Klienten auf die Nachtruhe vor
- Ermöglicht gewohnte Rituale
- Respektiert subjektive Wahrnehmungen von Klientinnen und Klienten und leitet sie wertfrei weiter

Der Schlaf

LB 380–386

AB 311

1. Lesen Sie die typische Situation.
   a) Haben Sie alles verstanden? den Inhalt? die einzelne Wörter?
   b) Notieren Sie, was Sie nicht verstanden haben, fragen Sie oder schauen Sie Wörter usw. z. B. im Glossar nach, schreiben Sie die Erklärung auf.

Fragen zum Inhalt	Erklärung

Einzelne Wörter	Erklärung

Reflexion

2. Füllen Sie die untenstehende Tabelle für sich selbst aus.

Schlafzeiten nachts von .... bis ....

tagsüber von .... bis ....

Durchschnittlich benötigte Schlafmenge: .... Stunden

Raum Raumtemperatur: .... °C Licht: ....

Mögliche Störungsquellen: ....

Bett / Lagerung Standort/Wände: .... Harte/weiche Matratze: ....

Decken: .... Kissen ....

Lagerungshilfsmittel: .... Einschlafposition: ....

Einschlafgewohnheiten

Schlaf- oder Beruhigungs-medikamente

Medikament/e	Dosierung	Uhrzeit	Täglich	In Reserve
....		....	☐	☐
.....		....	☐	☐

Was hilft? Musik: .... Lesen: ....

Tee / andere Getränke: .... Essen: ....

Wickel: .... Gespräche: ....

Massage / Kalt-/Warm-Anwendungen: Andere: ....

Krankheiten, altersbedingte Veränderungen und Störungen

Behandlungen, welche das Ruhe-/Schlafbedürfnis beeinträchtigen

3. Vergleichen Sie mit Ihrer Kollegin (und mit Ihren Tabellen) zusammen Ihre Schlafgewohnheiten mit denen Ihrer Klientinnen.
   a) Was ist gleich?

   b) Was ist ganz anders?

Leistungsbereitschaft

4. Zeichnen Sie ein, wie viel Prozent Ihre Leistungsbereitschaft zu den angegebenen Zeiten beträgt.

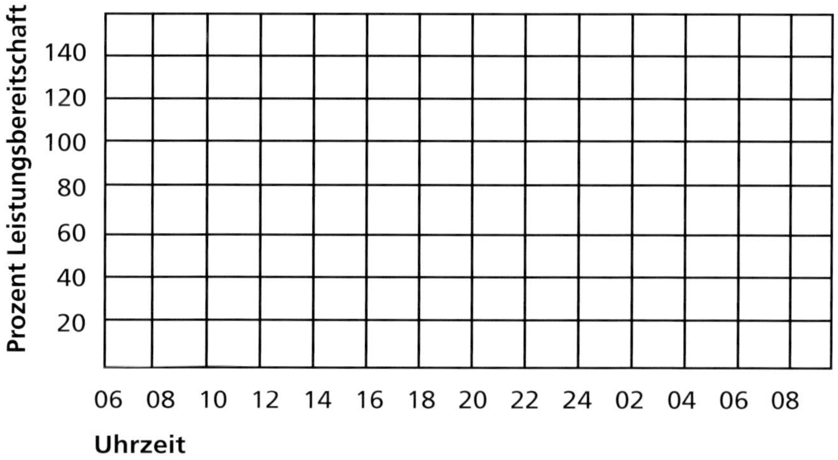

Schlafstörungen

Reflexion

5. Haben Sie auch schon schlecht geschlafen?
6. Wenn ja, können Sie sich erinnern was daran schuld war?
7. Was haben Sie dagegen getan?

Schlafphasen

8. Was ist eine Schlafphase?

LB 381

9. Wie viele Schlafphasen durchlaufen Sie pro Nacht?

10. Was ist die REM-Phase?

11. Warum ist es wichtig, zu träumen?

LB 382

Physiologische Vorgänge während des Schlafs

12. Lesen Sie den Abschnitt im Buch und fassen Sie ihn hier kurz zusammen.

13. Ergänzen Sie den Text.

Während des Schlafs werden Wachstumshormone ausgeschüttet. Diese sorgen bei Kindern für ________________, bei Erwachsenen für ________________. Während des Schlafs sammeln wir ________________ und speichern bestimmte ________________.

LB 382

Schlaftypen

Auf Ihrer Abteilung wohnen Herr Frey, er ist ein Eulen-Typ; Frau Simmen, sie ist eine Kurzschläferin; Frau Metzger, sie ist eine Langschläferin und Herr Kehrli, er ist ein Lerchen-Typ.

14. Sie sind allen 4 Klientinnen/Klienten bei der Morgentoilette behilflich. Schreiben Sie auf:
   a) Wem sind Sie am Morgen zuerst behilflich, wem als zweiter/zweitem, wem als dritter/drittem und wem zuletzt?
   b) Sie helfen allen vier Klientinnen und Klienten bei der Vorbereitung für die Nacht. Schreiben Sie auch hier die Reihenfolge auf.

Reihenfolge Morgentoilette		**Reihenfolge ins Bett helfen**
	Herr Frey	
	Frau Simmen	
	Frau Metzger	
	Herr Kehrli	

Schlafstörungen

LB 382

15. Schreiben Sie in der Tabelle Ursachen von Schlafstörungen auf und zwar:

Körperlich bedingte Schlafstörungen	Psychisch bedingte Schlafstörungen	Umweltbedingte Schlafstörungen

Unterstützen des Schlafens

AB 311

1. Lesen Sie noch einmal die typische Situation.
2. Schreiben Sie der Reihe nach auf, wie Frau Steiner und Elsbeth Wagner Frau Steiner für die Nacht vorbereitet haben.

Frau Steiner hat:	Elsbeth Wagner hat:

3. Können Sie sich dieses Vorgehen in Ihrer Institution auch so vorstellen? ______

4. Wenn nicht, was machen Sie anders?

______

______

______

5. Was ist für Pflegepersonen wichtig, wenn sie Klienten beim Schlafen unterstützen wollen?

6. Können Sie Maßnahmen zur Unterstützung des Schlafes bei allen Klientinnen und Klienten gleich anwenden? Begründen Sie Ihre Antwort.

Pflegerische Unterstützung beim Schlafen und bei Schlafstörungen

LB 383 ff.

7. Lesen und bearbeiten Sie den Text links in der Tabelle. Schreiben Sie rechts stichwortartig auf, welche von den aufgeführten Maßnahmen zur Unterstützung des Schlafes auf Ihrer Abteilung angewendet werden; schreiben Sie auch fehlende (in der linken Spalte nicht aufgeführte Maßnahmen) auf.

Gewohnheiten und Rituale	Werden bei uns berücksichtigt bzw. angewendet
Gewohnheiten und Rituale berücksichtigen ▸▸ Berücksichtigen, wer ein Morgen-, wer ein Abendtyp ist. Das heißt: Die Arbeitsorganisation der Station soweit flexibel gestalten, dass zum Beispiel das Frühstück auch zu einem späteren Zeitpunkt eingenommen werden kann (z. B. Frühstücksbuffet). ▸▸ Gewohnheiten und Schlafrituale der Klienten erfassen, dokumentieren und berücksichtigen.	
Vorbeugen ▸▸ Körperliche Betätigung und 1–2 Stunden Licht und frische Luft tagsüber. ▸▸ Erhöhung des Schlafdrucks durch Verminderung der Schlafmenge (Nickerchen) tagsüber; nicht zu früh ins Bett gehen. ▸▸ Zu viel Alkohol vermeiden, bis 200 ml (Wein/Bier) bei Schlafgesunden. ▸▸ Fett- oder kalorienreiche Speisen am Abend vermeiden. ▸▸ Aufregung am Abend (Spätnachrichten, Thriller) vermeiden.	
Umgebung/Vorbereitung ▸▸ Bei unruhigen Klienten: Einzelzimmer oder gegebenenfalls Zimmerwechsel; ZimmernachbarInnen Oropax anbieten; Schnarchen angehen (Nasenpflaster, Seitenlage). ▸▸ Wärmeabgabe erleichtern (heißer Tee, kühler Wadenwickel). ▸▸ Kleines Licht im Zimmer brennen lassen bzw. Zimmer gut abdunkeln. ▸▸ Türe offen lassen oder schließen, je nach Bedürfnis der Klienten. ▸▸ Temperatur gemäß den Bedürfnissen der Klienten von Zimmer zu Zimmer individuell einstellen. ▸▸ Glocke, Lichtschalter, Nachttisch müssen für den Klienten gut erreichbar sein: ebenso nach Bedarf Urinflasche, Steckbecken oder Nachtstuhl. ▸▸ Gelegenheit geben, Gesicht und Hände zu waschen, die Zähne zu putzen und Wasser zu lassen. ▸▸ Vor allem in den ersten drei Nachtstunden möglichst wenig wecken. ▸▸ (z. B. keine schematischen Kontrollen von Inkontinenzeinlagen), Pflegemaßnahmen bündeln, leise ausführen.	
Entspannung, körperlich ▸▸ Massagen/Einreibungen: z. B. atemstimulierende Einreibung; schmerzende Beine massieren. ▸▸ Fußmassage mit Lavendelöl oder wärmender Salbe durchführen. ▸▸ Entspannende Wickel (Lavendelölbrustwickel oder Leinsamennackenkompresse) anlegen. ▸▸ Entspannende Bauchauflage (Körnersäckchen) auflegen. ▸▸ Kalten Waschlappen auf Stirn legen. ▸▸ Kalte Armbäder: Kaltes Wasser ins Waschbecken oder ein anderes genügend großes Becken einlassen, die Arme für 10–30 Sekunden eintauchen, nicht abtrocknen. ▸▸ Unterstützen der peripheren Wärmeabgabe zur Nacht (entspannendes Bad, Füße wärmen, Waschungen).	

Entspannung, geistig
- Gespräche, ein offenes Ohr haben, sich dazusetzen.
- Nachtgebet.
- Entspannungsübung; Phantasiereise.
- Vorlesen.
- Musik hören lassen.
- Meditation.

Essen und Trinken
- Warme Milch oder Milch mit Honig anbieten.
- Kaffee mit Milch und Zucker (bei Klienten mit zerebralen Durchblutungsstörungen, da Kaffee die Durchblutung des Gehirns verbessert; kann auch helfen bei Personen mit einer Tendenz zur Zuckerkrankheit mit nächtlichem Blutzuckerabfall).
- Heiße Tees (Orangenblüten-, Passionsblumen-, Melisse-, Lavendel-Tee), wirken durch Förderung der peripheren Wärmeabgabe einschlaffördernd.
- 1 Glas Wein oder Bier bei Klienten ohne Schlafstörungen (Alkohol wirkt einschlaffördernd, aber schlafstörend in der zweiten Nachthälfte).
- Etwas Leichtes, kohlenhydratreiches zu essen anbieten, z. B. einen Apfel.

Ablenken
- Eine Klientin, die nicht schlafen kann, nachts Servietten zusammenlegen lassen – anschließend wieder ins Bett schicken.
- Einen Klienten in den Nachtwachen-Aufenthaltsraum nehmen, ihm etwas zu essen und zu trinken geben, ihn nach einer Stunde zur Toilette und dann wieder ins Bett begleiten.

Medikamentös
- Baldrian-Dragees/Tropfen (bei Einschlafstörungen und Nervosität).

Bei verwirrten KlientInnen
- Zwei Stunden Lichtexposition am Tag, müde machen (Bewegung), wenig bis keine Nickerchen am Tag.
- Einschlaflieder singen; von Angehörigen ein vertrautes Stofftier mitbringen lassen und ins Bett geben. Zu beachten: Stofftier nicht waschen; Teil der Wirkung von Stofftieren als Einschlafhilfe ist ihr vertrauter Geruch.
- Jeden Tag denselben Ablauf berücksichtigen – keine Ausnahmen!

Schlafstörungen im Alter

LB 385 f.

1. Welche Veränderungen des Schlafs stellen ältere Menschen fest?

2. Weitere Tatsachen zum Thema Schlaf.

Tatsachen	Weiß ich	Werde ich mir merken
Der Schlaf verändert sich mit dem Älterwerden (leichter, kürzer, zerhackter, störungsanfälliger); der Körper ist nicht unbedingt auf einen Schlaf von 7–8 Std. angewiesen.	☐	☐
Die Schlafdauer, welche ein Mensch benötigt, ist individuell. Bereits bei Neugeborenen bestehen Unterschiede in der Schlafdauer. Einige Neugeborene schlafen nur 14 Stunden am Tag, andere bis zu 21 Stunden. Wenn ein alter Mensch nachts immer frühzeitig aufwacht, kann das evtl. verändert werden, indem der Schlaf tagsüber verkürzt wird oder er später am Abend einschläft.	☐	☐
Die ersten drei Schlafstunden der Nacht sind «gesünder», weil sie mehr Tiefschlafphasen enthalten.	☐	☐
Schlafstörungen begünstigen Erkrankungen u. a. durch Schwächung der Körperabwehr, sie weisen auf psychische Erkrankungen (z. B. eine Depression) hin.	☐	☐
Häufiges Erwachen ist normal (bis zu 30-mal). Wer nicht wieder einschlafen kann, sollte aufsitzen, aufstehen und etwas ermüdendes tun, bevor er/sie wieder ins Bett geht.	☐	☐
Schlafstörungen können auch als Nebenwirkungen eines Medikaments auftreten.	☐	☐

Das Bett

LB 386–388

Reflexion

- Welche Arten von Betten kennen Sie?
- Beschreiben Sie Ihr Bett.
- Was gefällt Ihnen an Ihrem Bett besonders gut?
- Was möchten Sie an Ihrem Bett anders haben?
- Ist für Sie eine gute Matratze wichtig?

Betten machen (richten).

- Wie richten Sie die Betten auf Ihren Abteilungen?
- Wer richtet sie?
- Richten Sie sie allein oder zu zweit?

Das Pflegebett

LB 386

1. Überlegen Sie zu zweit, vervollständigen Sie Ihre Überlegungen nach dem Lesen des Abschnitts im Buch.
   a) Was muss ein Pflegebett haben/können?

- ______________________ • ______________________
- ______________________ • ______________________
- ______________________ • ______________________
- ______________________ • ______________________

   b) Welches Zubehör braucht man für jedes Pflegebett?

- ______________________ • ______________________
- ______________________ • ______________________
- ______________________ • ______________________

   c) Nennen Sie Zubehör, von dem man nur wenige Stück pro Abteilung braucht.

- ______________________ • ______________________
- ______________________ • ______________________
- ______________________ • ______________________
- ______________________

Stellungen des (Kranken)bettes

LB 387

2. Zeichnen Sie ein und beschreiben Sie, wie Sie Ihr eigenes Bett (für verschiedene Lagerungen/verschiedene Niveaux) verstellen können.

3. Zeichnen Sie mit einer anderen Farbe ein, wie man die Betten in Ihrer Institution verstellen kann.

Mögliche Stellungen meines Bettes/des Krankenbettes:

Spezialbetten

LB 387

4. Wann werden Spezialbetten verwendet?

5. Was kann man in einer Institution unternehmen, wenn man ein Spezialbett braucht und keines hat?

Vorbereitung überbetrieblicher Kurs (ÜK)

Arbeitsaufträge für den ÜK

- Ihren Kolleginnen das Krankenbett erklären und zeigen, wie man es bedient.
- Ein leeres Bett aus- und wieder einbetten.
- Ein Bett frisch beziehen.
- Einen bettlägerigen Klienten von der Seite betten.
- Einen bettlägerigen Klienten von oben nach unten betten.

Planungen für den ÜK vorbereiten

- Lesen Sie die jeweiligen Abschnitte im Lehrbuch.
- Bearbeiten Sie die jeweiligen Kapitel im Arbeitsbuch.

- Machen Sie **für jeden Arbeitsauftrag eine Planung**: Vorbereitung, Durchführung, Nachbereitung, Auswertung, Besonderes (s. Beispiele in den Kap. 1.3, 3.2 und 5.1 oder eine eigene Kreation), die Sie bei der praktischen Arbeit (im ÜK oder auf Ihrer Abteilung) als «Spickzettel» benutzen können.
- Führen Sie jeden Auftrag genau nach Planung aus.

Ein Krankenbett bedienen

LB 387

1. Nennen Sie die Teile des Bettes (beschriften Sie die Abbildung).
2. Falls die Betten auf Ihrer Abteilung bzw. im ÜK-Raum anders sind, zeichnen Sie die Unterschiede ein.
3. Probieren Sie alle Funktionen des Bettes aus; demontieren und montieren Sie die Teile, die

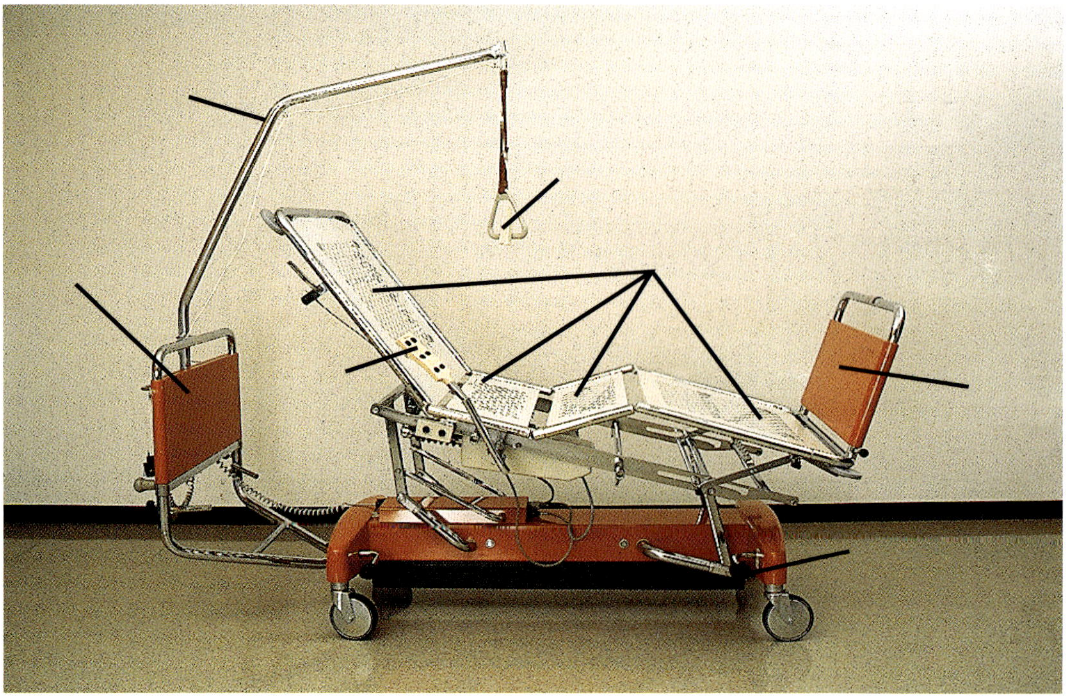

Ein leeres Bett aus- und wieder einbetten

LB 388 ff.

LB 390

4. Planen Sie das Aus- und Einbetten allein und zu zweit.
5. Beachten Sie die Grundsätze.

Grundsätze beim Betten richten	Weiß ich	Werde ich mir merken
Richtlinien für rückenschonende Arbeitsweise beachten.	☐	☐
Gute Zusammenarbeit der Pflegepersonen anstreben.	☐	☐
Ressourcen der Klienten mit einbeziehen (sie z. B. zur Mitarbeit anregen).	☐	☐
Intimsphäre wahren.	☐	☐
Hygienische Gesichtspunkte berücksichtigen (z. B. Wäsche direkt in den Wäschesack geben).	☐	☐
Vorgehen dem momentanen Befinden (physisch und psychisch) des Klienten anpassen.	☐	☐
Möglichkeiten zur Kommunikation mit dem Klienten nutzen.	☐	☐
Bewegungen zur Thromboseprophylaxe nutzen.	☐	☐

Ein Bett frisch beziehen

LB
390

6. Wohin legen Sie die schmutzige Wäsche?

7. Warum fassen Sie den Wäschewagen nur von außen an?

8. Wie beziehen Sie:
   a) das Kissen?

   b) die Bettdecke?

Einen bettlägerigen Klienten von der Seite bzw. von oben nach unten betten

LB
390 ff.

9. Wie viele Personen helfen mit beim Betten eines bettlägerigen Klienten?

10. Welche Klienten betten Sie von der Seite?

11. Welche von oben nach unten?

12. Welche mit HIlfe des Patientenhebers?

13. Was beachten Sie, wenn eine Superweich-Matratze in Gebrauch ist?

Grundsätze bei Superweich-Matratzen	Weiß ich	Werde ich mir merken
Die Matratze wird mit einem atmungsaktiven (luftdurchlässigen), flüssigkeitsabweisenden Schonbezug geschützt.	☐	☐
Auf die Matratze wird ein normales Leintuch (Laken) gelegt (kein Fixleintuch), das man auf den Seiten lose hängen lässt.	☐	☐
Auf das Leintuch dürfen weder weitere Unterlagen noch Moltex usw. gelegt werden; wenn mehr als eine Lage Tücher auf der Superweich-Matratze liegt, verliert die superweiche Schicht ihre Wirkung – der Klient liegt dann so hart wie auf einer normalen Matratze.	☐	☐

Überbetrieblicher Kurs

Arbeitsaufträge für den ÜK

- Bilden Sie Gruppen (2 Pflegende, 1 Klientin/Klient, evtl. 1 Beobachterin/Beobachter).
- Bereiten Sie das Material vor.
- Richten Sie jeweils Ihren Arbeitsplatz ein.
- Arbeiten Sie nach Ihrer Planung.
- Beachten Sie die Grundsätze beim Betten.
- Jede Gruppe und jede Lernende muss jeden Arbeitsauftrag ausgeführt haben.
- Reinigen und versorgen Sie das Material.

Auftrag 1

Erklären Sie Ihren Kolleginnen das Krankenbett und zeigen Sie Ihnen, wie man es bedient.

- Zeigen und erklären Sie Ihren Kolleginnen (auf der Abteilung Ihrer Klientin/Ihrem Klienten) die Funktionen des Pflegebettes.
- Zeigen und erklären Sie Ihren Kolleginnen, wie und wofür man die verschiedenen Teile demontiert und wie man sie wieder montiert.

Auftrag 2

Betten Sie ein leeres Bett aus- und wieder ein.

- Üben Sie zusammen das Ein- und Ausbetten (Richten) des Bettes.
- Üben Sie das Ein- und Ausbetten allein.

Auftrag 3

Beziehen Sie ein Bett frisch.

- Üben Sie zusammen das Beziehen des Bettes.
- Üben Sie das Beziehen allein.

Auftrag 4

Betten Sie einen bettlägerigen Klienten (von der Seite).

- Üben Sie zusammen das Betten eines bettlägerigen Klienten von der Seite.

Auftrag 5

Betten Sie einen bettlägerigen Klienten (von oben nach unten).

- Üben Sie zusammen das Betten eines bettlägerigen Klienten von oben nach unten.

Auswertung

1. Tauschen Sie Ihre Eindrücke und Empfindungen aus.

Was war gut und angenehm als Klient?	Was weniger?
Was ist gut gelungen als Pflegende?	**Was weniger?**

- Was werden Sie zukünftig beim Klienten beachten?

- Gab es Schwierigkeiten oder Störungen im Ablauf?

2. Halten Sie Fragen und Unklarheiten schriftlich fest.

Was ich noch wissen wollte:

Fragen an die Praxis	Antworten

Fragen für den ÜK	Antworten

Fragen für den Unterricht	Antworten

Fragen für den ABU	Antworten

2.8 Wirkt bei der Begleitung von Sterbenden mit

Typische Situation

Sylvain Prins, Assistent Gesundheit und Soziales EBA, betreut Frau Brunel, die an einer Krebserkrankung in der terminalen Phase leidet. Sie ist stark abgemagert und erschöpft, kann nicht mehr in den Lehnstuhl mobilisiert werden.
Heute Morgen findet er sie zusammengekrümmt im Bett. Sie wirkt traurig und ist kurzatmig, obwohl sie Sauerstoff erhält. Sie kann nur mit Schwierigkeiten sprechen, ihr Mund ist ausgetrocknet, sie hat keinen Appetit und ist zu müde, um sich zu waschen.
Sylvain Prins setzt sich zu Frau Brunel und fragt sie, was sie gerne möchte.
Er informiert die Pflegefachfrau, dass es Frau Brunel nicht gut geht. Er denkt, dass sie bald sterben wird, und weiß nicht, wie er sich in dieser Situation verhalten soll. Die Pflegefachfrau schlägt ihm vor, Frau Brunel nur etwas zu erfrischen und ruhig bei ihr zu bleiben, einfach bei ihr zu sein, ihr von Zeit zu Zeit kleine Mengen zu trinken zu geben und allenfalls ihre Hand zu halten. Sie selbst werde die Familie anrufen und nachschauen kommen, wie es Frau Brunel geht.
Sylvain Prins führt wie vorgeschlagen die allernötigste Pflege aus:
Er wäscht Frau Brunel das Gesicht, die Hände und den Intimbereich und wechselt ihr Nachthemd. Mit der dazu bestimmten Lösung massiert er sanft die Punkte, an denen sie aufliegt, führt die Nasenpflege durch und achtet wegen der Sauerstoffbrille besonders auf die Nasenränder. Frau Brunel ist froh, dass er ihr vorschlägt, den Mund zu spülen, und ihr zum Lutschen Ananas-Eiswürfel bringt. Zum Schluss trägt er Lippenpomade auf.
Als Frau Brunel wieder bequem gelagert ist, setzt sich Sylvain Prins zu ihr. Sie bittet ihn, ihr einen Psalm vorzulesen. Sylvain Prins ist zwar nicht gläubig, doch er freut sich zu sehen, wie Frau Brunel dadurch ruhiger wird.

Situationskreis

Situationen am Lebensende

Berufskunde

- Schmerzen
- *Begriff des Verlusts (s. Kap. 6,2)*
- Trauerphasen
- Grundlegende Pflege zur Sicherstellung des Wohlbefindens im Terminalstadium
- Analyse von konkreten Verlust- und Trauersituationen
- *Krisen (s. Kap. 6.2)*
- Versorgung von Verstorbenen
- Kulturelle und religiöse Rituale in Verbindung mit dem Tod
- Ethik (Suizidbeihilfe usw.)
- Patientenverfügung

Fähigkeiten in der Praxis

- Erkennt Verhaltensänderungen
- Kommuniziert situationsgerecht
- Informiert sich über religiöse und kulturelle Gebräuche der Klientinnen und Klienten und respektiert diese
- Kennt die eigenen Grenzen
- Ist fähig, in der Situation und für sich selbst Unterstützung anzufordern

Schmerzen

LB 396–399

1. Erklären Sie mit eigenen Worten, was für Sie Schmerzen sind.

2. Lesen Sie die Definition im Lehrbuch; stimmt das so für Sie?

Einschätzung der Schmerzen

3. Überlegen Sie, wie es war, als Sie das letzte Mal Schmerzen hatten.
- Wie waren die Schmerzen?
- Wo waren sie?
- Wie stark waren sie? (Nennen Sie eine Zahl auf der Schmerzskala.)
- Wie lange haben die Schmerzen gedauert?
- Was haben Sie dagegen getan?

LB 396 f.

4. Nennen Sie Methoden, wie Sie bei einem Klienten die Intensität (Stärke) von Schmerzen einschätzen können.

Hinweise auf Schmerzen

LB 397

5. Es können nicht alle Klienten mit Worten Auskunft über Schmerzen geben; es ist daher notwendig, körperliche Zeichen für starke Schmerzen zu kennen. Was können wir bei Schmerzen beobachten?

6. Ein Klient klagt über starke Schmerzen. Was fragen Sie ihn, was müssen Sie der Vorgesetzten über seine Schmerzen melden? Schreiben Sie Beispiele in der Tabelle auf.

Lokalisation (Wo?)	Art (Wie?)	Zeitpunkt (Wann?)	Dauer (Wie lange?)

Schmerzlinderung

LB 398

7. Was tun Sie, wenn ein Klient über Schmerzen klagt?

8. Warum dürfen Sie nichts gegen die Schmerzen Ihres Klienten tun, bevor Sie Anweisungen Ihrer Vorgesetzten haben?

9. Was können Sie (auf Anweisung) gegen die Schmerzen des Klienten tun?

   a)

   -
   -
   -

   b)

   -
   -
   -

10. Herr Meier klagt über Bauchweh; dürfen Sie ihm eine heiße Bettflasche auf den Bauch legen? Begründen Sie Ihre Antwort.

Die typische Situation

AB 325

Lesen Sie die typische Situation.

- Haben Sie alles verstanden? den Inhalt? die einzelne Wörter?
- Notieren Sie, was Sie nicht verstanden haben, fragen Sie oder schauen Sie Wörter usw. z. B. im Glossar nach, schreiben Sie die Erklärung auf.

Fragen zum Inhalt	Erklärung

Einzelne Wörter	Erklärung

Sterben und Tod

Reflexion

1. Erstellen Sie in Gruppen von 4–5 Personen Collagen zum Thema Sterben und Tod.
2. Diskutieren Sie folgende Fragen und versuchen Sie sie zu beantworten:
- Denken Sie manchmal an den Tod?
- Ist die Art und Weise Ihres Todes für Sie von Bedeutung oder nicht?
- Wo wünschten Sie sich zu sterben (z. B. zu Hause, im Krankenhaus, im Freien)? Warum?
- Wann sprechen Sie von einem schweren Tod? Welche Aspekte machen ein schweres Sterben aus?
- Haben Sie sich schon je überlegt, wo Sie begraben werden möchten?
3. Stellen Sie Ihre Arbeiten im Plenum vor.

4. Haben Sie auch schon einen sterbenden Menschen pflegen, begleiten dürfen?
5. Wenn ja, wie war das für Sie?

6. Was war belastend? Was weniger?

Lesen Sie noch einmal die typische Situation

AB 325

7. Beschreiben Sie mit eigenen Worten den Zustand von Frau Brunel.

Frau Brunel hat Krebs im Endstadium. Sie

8. Welche Beschwerden hat Frau Brunel?

9. Welches sind die Gedanken von Herrn Prins?

10. Wie pflegt Herr Prins Frau Brunel/was tut er (nach Rücksprache mit der Pflegefachfrau), damit sich Frau Brunel etwas besser fühlt?

11. Was sagt und tut die Pflegefachfrau?

Pflege von sterbenden Menschen

1. Schreiben Sie zu den einzelnen LA (ATL) Probleme auf, die ein sterbender Mensch haben kann und was Sie dagegen tun können.

LB 401

LA/ATL	Probleme	Pflegemaßnahmen
Schlafen		
Sich sauberhalten und kleiden		

Essen und Trinken		
Ausscheiden		
Atmen		
Regulieren der Körpertemperatur		
Sterben **ATL: Sinn finden**		

Gestaltung der Umgebung

LB 402

2. Wie können Sie die Umgebung eines sterbenden Menschen gestalten?

- ______________________
- ______________________
- ______________________
- ______________________

3. Was sind störende, belastende Dinge?

-
-
-
-

Palliative Pflege

LB 400

1. Erklären Sie mit eigenen Worten, was palliative Pflege ist.

2. Schreiben Sie Beispiele von palliativer Pflege auf, die Sie schon selbst angewendet oder auf Ihrer Abteilung erlebt haben. Wenn Sie noch keine erlebt haben, schreiben Sie Beispiele auf, wie Sie palliativ pflegen/begleiten möchten.

Beispiele:

Trauerprozess

LB 400

1. Lesen Sie im Buch den Abschnitt Trauerprozess in 5 Phasen
2. Schreiben Sie in die Tabelle stichwortartig:
   a) Beispiele auf, die Sie schon erlebt haben.
   b) wie Sie reagiert haben.
   c) ob es gut war, so zu reagieren oder ob Sie in Zukunft anders reagieren würden.

Phase/Beispiel	meine Reaktion	wie möchte ich in Zukunft reagieren
Nichtwahrhaben-wollen (Schock):		
Zorn:		
Verhandeln:		
Depression:		

Glaubensüberzeugungen, Umgang mit Verstorbenen

LB
404 ff.

Auftrag

1. Bereiten Sie in Gruppen ein Skript für einen Vortrag von ca. 10 Min. vor.

Thema

Normen und Wertvorstellungen Ihrer Religion/Wissen um moralische Regeln.

Inhalte

- Was bedeutet das für Ihren Pflege- und Betreuungsalltag?
- Geschichte Ihrer Religion
- Rituale
- Verbreitung der Religion in der Welt
- Kultur

2. Bearbeiten Sie den Vortrag so, dass die Zusammenfassung den Kolleginnen abgegeben werden kann.

Zeichen des nahenden Todes

LB
406 f.

3. Nennen Sie Veränderungen der Vitalzeichen und der dadurch bedingten Folgen, an denen Sie den nahenden Tod erkennen können.

- ____________________ • ____________________
- ____________________ • ____________________
- ____________________ • ____________________
- ____________________ • ____________________

4. Wie kann der Arzt den sicheren Tod erkennen?

____

5. Der klinische Tod wird durch die unsicheren Todeszeichen nachgewiesen; nennen Sie sie.

- ____________________ • ____________________
- ____________________ • ____________________
- ____________________ • ____________________

6. Warum muss eine Reanimation innerhalb weniger Minuten geschehen?

____

____

7. Nennen Sie sichere Todeszeichen (biologischer Tod).

- ____________________ • ____________________
- ____________________ • ____________________

Maßnahmen nach Eintritt des Todes

LB
407 f.

1. Welche Maßnahmen müssen nach Eintritt des Todes getroffen werden?

▸▸ ____

▸▸ ____

▸▸ ____

▸▸ ____

2. Falls Sie schon einmal mithelfen durften, einen verstorbenen Menschen zu versorgen, beschreiben Sie, was Sie der Reihe nach gemacht haben. Sie können auch die Verantwortliche auf Ihrer Abteilung fragen, was alles zu tun ist.

3. Wie wird in Ihrer Institution von einem verstorbenen Mitbewohner Abschied genommen?

Tipp: Organisieren Sie mit Ihrer Berufsschullehrerin zusammen den Besuch z. B. eines Bestatters, Sterbe- & Trauerbegleiters oder besuchen Sie ein Bestattungsinstitut, Krematorium.

Patientenverfügung

LB 408 f.

1. Wozu ist eine Patientenverfügung da?

2. Wann soll man eine Patientenverfügung erstellen?

3. Laden Sie eine Patientenverfügung vom Internet herunter. Schauen Sie nach, was ausgefüllt werden muss.
4. Wenn Sie mögen, füllen Sie eine Patientenverfügung für sich selbst aus.
5. Wo/wie soll man die Patientenverfügung aufbewahren?

Sterbehilfe

1. Was heißt

   a) aktive Sterbehilfe?

   b) passive Sterbehilfe?

LB
409 f.

2. Was gehört zur passiven Sterbehilfe?

-
-
-

3. Welche Art der aktiven Sterbehilfe ist erlaubt?

4. Was ist nicht erlaubt?

Was ich noch wissen wollte:

Fragen an die Praxis	Antworten

Fragen für den ÜK	Antworten

Fragen für den Unterricht	Antworten

Fragen für den ABU	Antworten

3

Unterstützen im Haushalt

3.1 Führt die Vor- und Nachbereitung des Essraums durch

Typische Situation

Leon Enderli, Assistent Gesundheit und Soziales EBA, ist heute für den Dienst in der Teeküche der Wohngruppe eingeteilt. Er hat den Auftrag, das Frühstück vorzubereiten und nach dem Essen den Essraum aufzuräumen.
Beim Morgenrapport erfährt Leon Enderli, dass Frau Wiesler schon aufgestanden sei und unruhig auf und ab gehe. Er wird angewiesen, Frau Wiesler in die Vorbereitung des Frühstücks mit einzubeziehen. Sie gehen zusammen ins Frühstückszimmer und lüften den Raum. Dann nehmen sie Butter und Konfitüre aus dem Kühlschrank. Die Tische sind bereits für das Frühstück gedeckt.
Leon Enderli leert und reinigt alle Teekrüge vom Vortag und Frau Wiesler hilft beim Abtrocknen. Zusammen gehen sie dann in die Küche, um den Speisewagen zu holen.
Leon Enderli zeigt Frau Wiesler, wo und wie sie die Serviettentaschen auf den Tischen platzieren kann. Dann richtet er das Frühstück für die einzelnen Bewohnerinnen und Bewohner. Zusammen mit Frau Wiesler verteilt er die Frühstückstableaus. Leon Enderli bedankt sich bei Frau Wiesler für die Hilfe und wünscht ihr einen guten Appetit.
Nach dem Frühstück räumt Leon Enderli alle Frühstückstableaus in den Speisewagen und bringt diesen zurück in die Küche. Er reinigt Sets und Tische, ersetzt schmutzige Servietten, säubert den Boden und leert die Papierkörbe. Dann kocht er für jede Bewohnerin und jeden Bewohner den Tee nach den persönlichen Wünschen.

Situationskreis

Alle Situationen der Vor- und Nachbereitung gemeinsamer Mahlzeiten in Speisesaal, Essraum, Wohngruppe oder in der Wohnung der Klientinnen und Klienten

Berufskunde

- Nahrungsmittelhygiene
- Ökologischer Umgang mit Abfällen
- Betriebliche Abläufe in den verschiedenen Versorgungsbereichen

ÜK

- Gestaltung von Speiseräumen
- Tisch decken, schmücken mit verschiedenen Hilfsmitteln für verschiedene Anlässe
- Essraum vorbereiten und aufräumen
- Ressourcengerechtes Einbeziehen der Klientinnen und Klienten

Fähigkeiten in der Praxis

- Führt die Vor- und Nachbereitungsarbeiten durch
- Geht sorgfältig und Ressourcen schonend mit Material um
- Beachtet die Ressourcen der Klientinnen und Klienten und bezieht diese mit ein

■ Aufzählung ➧ Maßnahmen ➲ Vorgehen ❑ Material ▼ Achtung, Gefahr

Typische Situation

AB 339

1. Lesen Sie die typische Situation.
   a) Haben Sie alles verstanden? den Inhalt? die einzelne Wörter?
   b) Notieren Sie, was Sie nicht verstanden haben, fragen Sie oder schauen Sie Wörter usw. z. B. im Glossar nach, schreiben Sie die Erklärung auf.

Fragen zum Inhalt	Erklärung

Einzelne Wörter	Erklärung

2. Notieren Sie:

Was kann Frau Wiesler noch allein tun?	Was mit Herrn Enderli zusammen?

3. Lesen Sie im Kapitel 2.5 «Anleiten». Leiten Sie Ihre Kollegin (im Rollenspiel) an, die Serviettentaschen richtig zu platzieren.

Vorbereitung überbetrieblicher Kurs (ÜK)

Planungen für den ÜK vorbereiten

- Lesen Sie die jeweiligen Abschnitte im Lehrbuch.
- Bearbeiten Sie die entsprechenden Kapitel im Arbeitsbuch.
- Machen Sie **für jeden Arbeitsauftrag eine Planung**: Vorbereitung, Durchführung, Nachbereitung, Auswertung, Besonderes (s. Beispiele in den Kap. 1.3, 3.2 und 5.1 oder eine eigene Kreation), die Sie bei der praktischen Arbeit (im ÜK oder auf Ihrer Abteilung) als «Spickzettel» benutzen können.

Speiseräume gestalten

Essraum vorbereiten

LB 414

1. Worauf achten Sie im Raum, bevor Sie den Tisch decken?

Tisch decken

LB 414 ff.

2. Welchen Tischschutz wählt man für welche Gelegenheit; worauf muss man dabei achten?

Art	Material	Bei welcher Gelegenheit	Besonderes
Tischsets	aus Papier, verschiedenen Stoffen, Bambus, Holzreisig usw.		
Tischtücher	aus Papier, Vliesstoff zum Einmalgebrauch, z.B. aus Zellstoff/Polyester usw.		
Tischtücher	aus Stoff, z. B. Baumwolle, Leinen, evtl. Vlies usw.		

Gedecke

LB 417 f.

3. Beschreiben und/oder zeichnen Sie, wie Sie den Tisch für die folgenden Gelegenheiten decken:

	Beschreibung der Gedecke	Zeichnung der Gedecke
Frühstück		
Hauptmahlzeit		

Festliches Menü		

4. Was stellen/legen Sie zusätzlich auf den Tisch?

- ______________________
- ______________________
- ______________________
- ______________________
- ______________________
- ______________________

5. Kreuzen Sie die zutreffenden Antworten an.

LB 419

Grundsätze	**Weiß ich**	**Werde ich mir merken**
Gläser anfassen: Weingläser am Stil (Am Glas = Fingerabdrücke), Wassergläser außen, unten – nicht da, wo getrunken wird (unhygienisch).	☐	☐
Teller am Rand anfassen, eventuell mit Hilfe eines Serviertuches (z. B. heiße Teller).	☐	☐
Löffel, Gabeln, Messer werden am Griff angefasst.	☐	☐
Darauf achten, dass Glasränder, Gabeln (zwischen den Zinken) sauber sind (keine Lippenstiftspuren) und das Besteck keine Flecken hat.	☐	☐
Gläser und Besteck nachpolieren, wenn Wasserflecken drauf sind.	☐	☐
Gläser und Teller dürfen nicht angeschlagen sein.	☐	☐
Gläser, Tassen, Besteck immer auf einem Tablett transportieren, nicht in der Hand z. B. zum Tisch tragen.	☐	☐
Fruchtsäfte nicht eiskalt servieren, das bekommt oft dem Magen nicht. Ca. ein Stunde vor dem Service aus dem Kühlschrank nehmen oder etwas heißes Wasser dazu gießen.	☐	☐

Tisch schmücken

LB 416

6. Überlegen Sie, wie Sie den Tisch schmücken und schreiben Sie auf, welches Material Sie dazu brauchen, z. B. für:

- die nächste Woche
- den nächsten Sonntag
- einen Geburtstag, Feiertag, ein besonderes Ereignis

7. Wählen Sie die Servietten aus.

Tisch abräumen

8. Wann darf der Tisch abgeräumt werden?

____

____

9. Notieren Sie die Reihenfolge des Abräumens.

LB 419

Überbetrieblicher Kurs (ÜK)

Arbeitsaufträge für den ÜK

- **den Essraum vorbereiten**
- **den Tisch decken**
- **den Tisch schmücken**
- **den Tisch abräumen**

Aufträge ausführen

- Bilden sie Vierergruppen.
- Bereiten Sie das Material vor.
- Richten Sie jeweils Ihren Arbeitsplatz ein.
- Arbeiten Sie nach Ihrer Planung.
- Jede Gruppe und jede Lernende muss jeden Arbeitsauftrag ausgeführt haben.
- Reinigen und versorgen Sie das Material.

Auftrag 1

Den Essraum vorbereiten

- Räumen Sie auf und lüften Sie den Raum.
- Bereiten Sie ihn für die entsprechende Anzahl Personen vor.

Auftrag 2

Den Tisch decken

- Jede Gruppe wählt einen Anlass, z. B.:
  - Tisch für das Frühstück
  - Geburtstagstisch
  - Tisch für das Mittagessen
  - Tisch für das Mittagessen am Sonntag
  - Tisch für einen Feiertag (z. B. Weihnachten, Ostern) oder für ein spezielles Ereignis (z. B. Fasnacht).
- Decken Sie den Tisch für den von Ihnen gewählten Anlass.

Auftrag 3

Den Tisch schmücken

- Schmücken Sie den Tisch für den von Ihnen gewählten Anlass.
- Falten Sie die Servietten.

Auftrag 4

Den Tisch abräumen

- Räumen Sie den Tisch vorschriftsgemäß ab.
- Üben Sie das Abräumen der Teller.

Auswertung

1. Tauschen Sie Ihre Eindrücke und Empfindungen aus.

Was ist Ihnen gut gelungen?	Was weniger?

- Was werden Sie zukünftig beim Vorbereiten des Essraums beachten?

- Gab es Schwierigkeiten oder Störungen im Ablauf?

2. Halten Sie Fragen und Unklarheiten schriftlich fest.

Lebensmittelhygiene

LB 420

1. Erklären Sie mit eigenen Worten, was sie unter Lebensmittel-/Nahrungsmittelhygiene verstehen.

2. Lesen Sie die Definition im Buch. Gibt es Unterschiede?

3. Verunreinigungen von Lebensmitteln können 3 Gefahrengruppen zugeteilt werden:

Gefahrengruppe	Beispiel

4. Welches sind die gefährlichsten Verunreinigungen?

5. Warum?

6. Was kann man dagegen tun?

Küchenhygiene

LB 421 f.

1. Diskutieren Sie mit Ihrer Kollegin die Grundregeln. Kreuzen Sie an, welche Sie schon kennen und welche Sie sich für die Zukunft merken werden.

Grundregel	Weiß ich	Werde ich mir merken
Küche und Arbeitsplatz sauber halten.	☐	☐
Oberflächen, auf welchen Lebensmittel verarbeitet werden, gründlich reinigen, nachspülen und trocknen.	☐	☐
Abfall fortlaufend wegräumen, schmutziges Geschirr zusammenstellen.	☐	☐
Nie dieselben Utensilien für das Hantieren mit gekochten und rohen Lebensmitteln brauchen (Schneidbretter, Messer).	☐	☐
Wenn im Privathaushalt z. B. nur ein Schneidbrett vorhanden ist, es zuerst für pflanzliche und dann erst für tierische Lebensmittel gebrauchen. (Salat z. B. nicht auf dem Brett schneiden, auf dem vorher das Geflügel geschnitten wurde.)	☐	☐
Handtücher, Geschirrtücher und Abwaschlappen regelmäßig (nach Vorschrift des Betriebs) wechseln; wenn sie feucht sind, können sich Mikroorganismen sehr gut vermehren (feucht, warm, guter Nährboden, dunkel); schmutzige Tücher/Lappen bei mindestens 60 °C waschen.	☐	☐
Speisen probieren: Immer einen neuen, sauberen Löffel oder z. B. eine Untertasse verwenden, nicht mit den Fingern probieren.	☐	☐
Nach Berühren von rohem Fleisch (z. B. Geflügel) Hände gründlich waschen und Waschbecken gut ausspülen; Geflügelfleisch kann Salmonellen enthalten, die erst beim Braten oder Kochen (> 60 °C) abgetötet werden.	☐	☐
Ggfs. Fleischsaft mit Haushaltspapier aufwischen.	☐	☐
Rohes Fleisch, z. B. Hackfleisch nach der Entnahme aus dem Kühlschrank sofort verarbeiten; wenn es warm wird, vermehren sich Mikroorganismen um ein Vielfaches.	☐	☐
Speisen zugedeckt und kühl aufbewahren.	☐	☐

Auftauen von Gefriergut

Sie helfen morgen in Ihrer Gruppe beim Zubereiten des Mittagessens; es gibt Spaghetti Bolognese. Das Hackfleisch (vom Rind) liegt in der Tiefkühltruhe.

2. Wie können Sie es auftauen?

3. Was beachten Sie, wenn es aufgetaut ist?

4. Dürfen Sie es wieder einfrieren (wenn Sie z. B. zu viel aufgetaut haben)?

Aufbewahren von Speisen

LB 421

5. Auf wie viel Grad müssen die Lebensmittel mindestens erhitzt werden, damit krankheitserregende Bakterien abgetötet werden? ______

6. Temperaturen von über ______ und unter ______ gelten grundsätzlich als sicher.

   Also: Speisen bis zum Genuss bei über ______ warm halten und Essenreste so schnell wie möglich auf unter ______ abkühlen.

Lebensmittelsicherheit im Stationsoffice

LB 422

Schreiben Sie auf, welche Sicherheiten Sie in Ihrer Küche bzw. im Stationsoffice auf Ihrer Abteilung einhalten (müssen) bzgl. Essen von Klienten (wenn sie z. B. verspätet zum Essen kommen).

7. Was tun Sie, wenn ein Klient abwesend ist und erst in ca. 1 Std. zurück erwartet wird:
   a) mit seinen kalten Speisen?

   b) mit seinen warmen Speisen?

8. Was passiert mit den Speisen, die der Klient nicht oder nur teilweise gegessen hat?

9. Was passiert mit dem gebrauchten Geschirr, wenn ein Klient isoliert ist?

10. Was passiert mit dem gebrauchten Geschirr, wenn der Klient zu seinem Schutz isoliert ist?

Ökologischer Umgang mit Abfall

LB 427–430

Reflexion

1. Tauschen Sie sich mit Ihrer Kollegin aus:

- Was verstehen Sie unter Abfall?
- Was verstehen Sie unter Trennen von Abfall?
- Trennen Sie privat Ihren Abfall?
  - Wenn ja, wie?
  - Wenn nicht, lesen Sie nach oder überlegen Sie:
  - Wie Sie ihn trennen könnten.
  - Warum Sie ihn trennen sollten.
- Welchen Beitrag können Sie leisten, um Ihren Abfall zu reduzieren?
- Was verstehen Sie unter Kompostieren?

Kehrichtverbrennungsanlage

2. Organisieren Sie mit Ihrer Klasse die Besichtigung einer Kehrichtverbrennungsanlage.

Entsorgungblatt 201X

Auftrag 1

3. Erstellen Sie in Gruppen eine Collage, Thema: «Entsorgungsblatt» (für sich selbst/für Ihre Abteilung für 201X).

Material: Alte Zeitschriften, Schere, Flipchart, Stifte, Leim.

Bringen Sie als Anregung das Entsorgungsblatt Ihrer Gemeinde mit oder nehmen Sie das vom Buch oder eines vom Internet (Abfallmerkblatt + Ihre Gemeinde/Entsorgungsblatt + Ihre Gemeinde).

LB 429

Auftrag 2

Was geschieht mit dem Abfall auf Ihrer Abteilung?

4. Füllen Sie (in kleinen Gruppen) unten stehende Tabelle aus dem Gedächtnis aus. Ergänzen Sie das, was Sie nicht wissen, später auf der Abteilung.

Welcher Abfall?	Wohin?	Was gibt es zu beachten?

Welcher Abfall?	Wohin?	Was gibt es zu beachten?

Betriebsabläufe

LB 430 ff.

1. Welche Betriebsabläufe kennen Sie von Ihrer Abteilung?

2. Beschreiben Sie einen Betriebsablauf, z. B. «Essen» (bestellen, erhalten, verteilen, warm oder kalt stellen, Reste aufbewahren/entsorgen).

-
-
-
-
-
-
-
-

Was ich noch wissen wollte:

Fragen an die Praxis	Antworten

Fragen für den ÜK	Antworten

Fragen für den Unterricht	Antworten

Fragen für den ABU	Antworten

Unterstützt Klientinnen und Klienten bei der Pflege von Wohnbereich, Pflanzen und Tieren

3.2

Typische Situation

Esther Kasic, Assistentin Gesundheit und Soziales EBA, unterstützt Herrn Hugentobler bei der wöchentlichen Pflege seiner Zweizimmerwohnung. Er hat einen längeren Spitalaufenthalt hinter sich und kann seinen Lebensalltag noch nicht alleine bewältigen.
Herr Hugentobler stellt die Geräte, die Reinigungs- und Pflegemittel bereit. Er öffnet die Fenster für eine intensive Lüftung. Esther Kasic gießt die Pflanzen und bündelt die gelesenen Zeitungen im Wohnzimmer. Herr Hugentobler säubert den Käfig seines Kanarienvogels Maxli und sorgt für frisches Wasser, Schnabelwetzstein und Futter.
Esther Kasic staubsaugt die Räume und achtet auch auf allfällige Spinnweben. Im Schlaf-, Wohn- und Essbereich staubt sie ab.
Gemeinsam räumen sie in der Küche das gebrauchte Geschirr in die Abwaschmaschine. Esther Kasic reinigt Kochplatten und Dampfabzug, den Abwaschtrog und die Ablageflächen. Herr Hugentobler bringt neue Küchenwäsche herbei. Den Küchenboden nimmt Esther Kasic feucht auf.
In den Nasszellen reinigt Esther Kasic das Handwaschbecken, die Badewanne, die Duschkabine und die WC-Schüssel. Herr Hugentobler wirft die gebrauchte Wäsche in den Wäschekorb, wechselt Hand- und Badetücher aus und kontrolliert den Klopapiervorrat. Den Badezimmerboden nimmt Esther Kasic feucht auf.
Zum Abschluss räumen sie zusammen die Reinigungsutensilien weg und schliessen die Fenster.

Situationskreis

Alle hauswirtschaftlichen Grundkompetenzen im Klienten- bzw. Bewohnerbereich wie Aufräumen, Lüften, Abstauben, Staubsaugen, Reinigen von Nassraum und Küche, Pflegen und Gießen von Pflanzen, Pflegen von Haustieren Wohngruppe oder in der Wohnung der Klientinnen und Klienten

Berufskunde

- Reinigungsmittel und deren Einsatzbereiche
- Sicherer Umgang mit Chemikalien
- Reinigungsarten bei Wohnungen, Einrichtungen und Möbeln
- Bedienungsanleitungen
- Sicherheitsvorschriften / -maßnahmen Sturz, Verbrennung, Vergiftung Kap. 3.4
- Pflanzen im Wohnbereich
- Alltägliche Pflanzenpflege
- Tiere im Wohnbereich
- Aufbewahrungsrichtlinien
- Haltungsrichtlinien
- Verhaltensweisen zum Selbstschutz im Umgang mit fremden Tieren

ÜK

- Wendet die Reinigungsarten an
- Kennt die Reinigungsabläufe
- Führt die Pflanzenpflege durch

Fähigkeiten in der Praxis

- Bezieht Klientinnen und Klienten ein
- Geht sorgfältig und Ressourcen schonend mit Reinigungsmitteln um
- Bedient Geräte gemäß Bedienungsanleitung
- Wendet Massnahmen zum eigenen und dem Unfallschutz anderer Personen an
- Pflegt die Pflanzen im Klientenhaushalt bzw. im Bewohnerbereich
- Füttert und pflegt in Ausnahmefällen die Haustiere der Klientinnen und Klienten
- Informiert sich über die Besonderheiten im Umgang mit den Haustieren der Klientinnen und Klienten

Typische Situation

AB 351

1. Lesen Sie die typische Situation.
   a) Haben Sie alles verstanden? den Inhalt? die einzelne Wörter?
   b) Notieren Sie, was Sie nicht verstanden haben, fragen Sie oder schauen Sie Wörter usw. z. B. im Glossar nach, schreiben Sie die Erklärung auf.

Fragen zum Inhalt	Erklärung

Einzelne Wörter	Erklärung

2. Schreiben Sie auf, wer in der typischen Situation was getan hat.

Esther Kasic	Herr Hugentobler

Reinigung und Pflege des Wohnbereichs

LB 434–443

Reflexion

- Was heißt für Sie «Wohnen»?
- Was heißt für Sie «Reinigen»?
- Was «Pflegen» des Wohnbereichs?
- Wozu dienen Reinigung und Pflege des Wohnbereichs?

Reinigungsmittel, Pflegemittel und Geräte

LB 435

Mechanische Reinigungsmittel

1. Nennen Sie je 3 Beispiele für mechanische Reinigungsmittel.

Reinigungstextilien	Reinigungsgeräte
-	-
-	-
-	-

Chemotechnische Reinigungsmittel

LB 436

2. Füllen Sie die Tabelle stichwortartig aus.

	Eigenschaften	Anwendungsbereich/Besonderes
Allzweckreiniger		
Chromstahl-, Glaskeramikreiniger		
Putzessig		
Glasreiniger		
WC-Reiniger		
Lösungsmittel		
Terpentin, Azeton, Benzin		

Pflegemittel

3. Wozu braucht man Pflegemittel?

Reflexion

- Welche chemotechnische Reinigungsmittel brauchen Sie zu Hause?
- Schauen Sie nach, und schreiben Sie auf, welche durch umweltfreundlichere ersetzt werden könnten.

Hygienekonzept und Reinigungsplan

LB 437

1. Wozu dient ein Hygienekonzept?

2. Was wird in einem Reinigungsplan festgelegt?

Transfer Praxis

Auf Ihrer Abteilung haben Sie ein Hygienekonzept; schauen Sie nach und notieren Sie:

- Welche Reinigungsmittel bei Ihnen verwendet werden.
- Wie diese dosiert werden müssen.
- Welche Maschinen und Geräte benötigt werden.
- Wer verantwortlich ist und die Arbeit überprüft.

Arbeitstechnik

Arbeitsplanung

1. Planen Sie jede Arbeit, damit Sie sie sachgerecht durchführen und das Resultat am Schluss gut überprüfen können.

Zeitplan erstellen

- Sie werden morgen Frau Kasic vertreten und mit Herrn Hugentobler zusammen seine Wohnung pflegen.
- Heute planen Sie den ganzen Ablauf für sich und Ihren Klienten. (In der Praxis, wenn Sie etwas Übung haben, werden Sie mit dem Klienten/der Klientin zusammen planen.)

2. Listen Sie alle Arbeiten, die anstehen, auf. Sie können nach der typischen Situation gehen oder selbst einen Plan machen.
3. Schätzen Sie die Zeit ein, die Sie für jede Arbeiten brauchen.

Von-bis	Tätigkeiten Lernende/r	Tätigkeiten Herr Hugentobler
8–8.20	Pflanzen gießen, Zeitungen bündeln	Fenster öffnen Käfig säubern, Wasser, Schnabelwetzer, Futter einfüllen

LB 434

Arbeitsgliederung

4. Jede anfallende Arbeit wird in die Schritte **Vorarbeit**, **Hauptarbeit** und **Nacharbeit** gegliedert. Notieren Sie in der Tabelle, was zu jedem Arbeitsschritt gehört.

Vorarbeit	Hauptarbeit	Nacharbeit

LB 438

5. Planen Sie z. B. die Reinigung der Ablagen im Badezimmer.

Vorbereitung • **Arbeitsmaterial:**	❏ ____ ❏ ____ ❏ ____ ❏ ____
• **Vorarbeiten:**	➲ ____ ____
Hauptarbeiten:	➲ ____ ➲ ____ ➲ ____ ➲ ____ ➲ ____ ➲ ____

Nacharbeiten:	➲ ______ ➲ ______ ➲ ______ ➲ ______ ➲ ______ ➲ ______
Besonderes:	

Auswertung: Checkliste zur Reinigung von Ablagen

Kriterien	**erfüllt**	**nicht erfüllt**	**Maßnahmen**
Regale sauber (auch unten/hinten), trocken			
Material/Verpackungen sauber, ordentlich hingestellt			
Material aufgefüllt, neues hinten			

	Ablagen nach Reinigungsplan gereinigt
Datum:	Unterschrift Verantwortliche/r:

Vorbereitung überbetrieblicher Kurs (ÜK)

Planungen für den ÜK vorbereiten

- Bilden Sie (Vierer-)Gruppen.
- Lesen Sie die jeweiligen Abschnitte im Lehrbuch.
- Bearbeiten Sie die entsprechenden Kapitel im Arbeitsbuch.
- Machen Sie **für jeden Arbeitsauftrag eine Planung**: Vorbereitung, Durchführung, Nachbereitung, Auswertung, Besonderes (s. Beispiele in den Kap. 1.3, 3.2 und 5.1 oder eine eigene Kreation), die Sie bei der praktischen Arbeit (im ÜK oder auf Ihrer Abteilung) als «Spickzettel» benutzen können.

Wohnungsreinigung

LB 439 ff.

1. Was gehört für Sie
   a) zur Sichtreinigung:

______

______

______

b) zur Unterhaltsreinigung

c) zur Grundreinigung

2. Was ist ein «Wochenkehr»?

Raumreinigung

3. Nummerieren Sie die Tätigkeiten in der richtigen Reihenfolge:

Nr.	Tätigkeit
	Den Boden saugen oder fegen und feucht wischen.
	Die Räume aufräumen.
	Von oben nach unten putzen, das heißt, Spinnweben an der Decke entfernen.
	Stühle, Sofas und Sessel reinigen.
	Lampen und Fenster (-rahmen und -bänke) säubern.
	Oberflächen aufräumen, abstauben und wischen.

Wohnräume reinigen

LB 439

4. Notieren Sie stichwortartig. Wie reinigen Sie:

a) Möbel

b) elektrische Geräte

c) Flecken (s. auch Kap. 3.4)

Fenster reinigen

LB 440

5. Machen Sie eine Arbeitsplanung für die Fensterreinigung.
6. Was beachten Sie, wenn Sie die Fenster bei Sonnenschein reinigen?

Badezimmer reinigen

7. Zählen Sie der Reihe nach auf, was zur Reinigung des Badezimmers gehört.

Küchenreinigung

LB 441 f.

8. Machen Sie eine Arbeitsplanung für die Reinigung der Küche.
9. Machen Sie Notizen zu Reinigung:

a) des Kochherds

b) der Glas-Keramik Kochfläche

c) von Gusseisenplatten

d) des Backofens

e) des Mikrowellengerätes

f) des Dampfabzugs

Reinigen des Kühlschranks/der Tiefkühltruhe

LB 441 f.

10. Machen Sie eine Arbeitsplanung für die Reinigung des Kühlschranks.
11. Warum dürfen Sie den Kühlschrank nicht mit Hilfe von elektrischen Geräten oder Dampf abtauen?
12. Wie reinigen Sie die Tiefkühltruhe, worauf achten Sie dabei?

ÜK

Überbetrieblicher Kurs (ÜK)

Arbeitsaufträge für den ÜK

- **Wohnräume reinigen**
- **Kühlschrank/Gefrierfach reinigen**
- **Badewanne (wenn keine vorhanden Lavabo) reinigen, desinfizieren**
- **Ablage im Badezimmer reinigen**
- **Fenster reinigen**
- **Boden reinigen**

Aufgabe

- Bilden sie Vierergruppen.
- Bereiten Sie das Material vor.
- Richten Sie jeweils Ihren Arbeitsplatz ein.
- Arbeiten Sie nach Ihren Planungen.
- Jede Gruppe und jede Lernende muss jeden Arbeitsauftrag ausgeführt haben.
- Reinigen und versorgen Sie das Material.

Auftrag 1

Wohnräume reinigen

- Entstauben, reinigen und pflegen Sie die Möbel und Gebrauchsgegenstände z. B. in Ihrem ÜK-Raum.

Auftrag 2

Kühlschrank/Gefrierfach reinigen

- Reinigen Sie mit Ihrer Gruppe/Klasse z. B. alle Kühlschränke in einer/Ihrer Institution.
- Kontrollieren Sie die Temperatur des Kühlschranks und des Kühlfachs.
- Reinigen Sie ihn innen und außen vorschriftsgemäß.
- Füllen Sie das Kontrollblatt aus.

Temperatur-. Bewirtschaftung- und Reinigungskontrolle
Jahr:

Kühlschrank Tiefkühlfach:	
Wer:	
Wie oft:	Temperaturkontrolle und Bewirtschaftung: 1x wöchentlich (06.45 Uhr) Reinigung 1x wöchentlich (Kühlschrank) 1x monatlich (Tiefkühlfach)
Soll Zustand:	Lebensmittel sind bedeckt, beschriftet und datiert. Alle Lebensmittel sind innerhalb der zulässigen Daten. Die Lagertemperatur ist kleiner als 5 °C (Kühlschrank) - 18 °C (Tiefkühler)
Abweichungen melden an:	Stationsleitung
Maßnahmen bei Abweichungen:	Bei Abweichungen: - Lebensmittel auf Genusstauglichkeit prüfen ev. wegwerfen - Am selben Tag noch einmal kontrollieren, wenn es danach immer noch Abweichungen gibt Technischer Dienst informieren

Datum:	**Temperatur Kühlschrank Soll 5 °C**	**Temperatur Tiefkühlfach -18 °C**	**Visum**	**Maßnahmen** Bitte konkret aufführen, was Sie machen.

Auftrag 3

Badewanne (wenn keine vorhanden Lavabo) reinigen, desinfizieren

- Reinigen und desinfizieren Sie die Badewanne (das Lavabo = Waschbecken) vorschriftsgemäß.

Auftrag 4

Ablage im Badezimmer reinigen

- Reinigen Sie die Ablagen und räumen Sie sie wieder ein.

Auftrag 5

Fenster reinigen

- Reinigen Sie die Fenster auf verschiedene Arten und mit verschiedenen Hilfsmitteln.

Auftrag 6

Boden reinigen

- Reinigen Sie den Boden vorschriftsgemäß.

Auswertung

1. Tauschen Sie Ihre Eindrücke und Empfindungen aus.

Was ist Ihnen gut gelungen?	Was weniger?

- Was werden Sie zukünftig beim Reinigen beachten?

- Gab es Schwierigkeiten oder Störungen im Ablauf?

2. Halten Sie Fragen und Unklarheiten schriftlich fest.

Reinigungsarten

LB 437

Flächenreinigung/-desinfektion

1. Welche Flächen müssen Sie reinigen:
   a) zu Hause?

   b) an Ihrem Arbeitsplatz?

   c) Wann müssen Flächen an Ihrem Arbeitsplatz desinfiziert werden?

Bodenreinigung

LB 438

2. Beschreiben Sie, welches Material Sie für die verschiedenen Reinigungsarten brauchen, wie Sie vorgehen und ob es etwas besonders zu beachten gibt.

Beschreibung	Material	Vorgehen/Bemerkungen
Kehren (wischen)		
Staub saugen		
Nass reinigen		
• Feucht wischen, aufnehmen		
• Nass fegen (schrubben)		

Mit Dampf reinigen		
Schamponieren		

LB 439

3. Was tun Sie beim nass Reinigen von Böden zur Unfallsicherung?

LB 441

4. Diskutieren Sie die Grundsätze mit Ihrer Kollegin, kreuzen Sie die entsprechenden Antworten an.

Grundsätze beim Reinigen	Weiß ich	Werde ich mir merken
Immer nach den Grundsätzen der Arbeitsplanung: Vorarbeit/Vorbereitung, Durchführung, Nacharbeit arbeiten.	☐	☐
Beim Arbeiten mit Wasser (und Chemikalien) immer Handschuhe tragen (schützt die Hände).	☐	☐
Vor dem Gebrauch von Reinigungsmitteln, Geräten usw. immer die Gebrauchsanweisungen und -anleitungen der Hersteller und die Vorgabe der Vorgesetzten/Institutionen lesen und beachten.	☐	☐
Vor der Reinigung alles, was im Wege steht, so gut wie möglich wegräumen, z. B. alte Zeitungen entsorgen, Stühle auf den Tisch stellen usw.	☐	☐
Böden i. d. Regel am Schluss reinigen.	☐	☐
In den Institution für jedes Zimmer neue Reinigungstücher nehmen, die alten in den Wäschesack geben.	☐	☐
Farbige Tücher brauchen, z. B. gelbe für die Nasszelle, grüne für die Fenster.	☐	☐
Bei Reinigung mit Mikrofasertüchern in der Regel kein oder wenig Reinigungsmittel verwenden.	☐	☐
Möglichst umweltschonende (abbaubare) Reinigungsmittel brauchen.	☐	☐
Reinigungsmittel sparsam verwenden.	☐	☐
Beim Reinigen Sicherheitsmaßnahmen treffen: Warnschild aufstellen, Material und Kabel so hinlegen, -stellen, dass niemand darüber stolpern kann.	☐	☐

Sicherer Umgang mit Chemikalien

LB 444–447

(Quelle: Bundesamt für Gesundheit (BAG))

Reflexion

1. Haben Sie schon solche oder ähnliche Piktogramme bzw. Symbole gesehen?

Abb.: © United Nations 2000–2008, re.: BAG [Piktogramme]

2. Wenn ja, wo? ______
3. Was sagen Ihnen solche Piktogramme bzw. Symbole?
4. Lesen Sie im Buch nach, warum zwei fast gleiche Zeichen (Piktogramm/Symbol) abgebildet sind. Notieren Sie die Antwort.

______

Chemikalien können Gefahren in sich bergen

5. Schauen Sie in Ihrem Putzschrank oder im Putzraum Ihrer Abteilung nach, welche Reinigungsmittel gefährliche Chemikalien enthalten. Wählen Sie drei aus, füllen Sie die Tabelle aus.

Chemikalie	Welche Gefahr kann beim Gebrauch bestehen?	Wie können Sie sich gegen die Gefahr schützen?

6. Lesen Sie im Lehrbuch und notieren Sie stichwortartig, was das GHS ist und welche Aufgabe es hat.

LB 444

______

______

______

______

______

Das Sicherheitsdatenblatt

LB 446

Zu jeder gefährlichen Chemikalie gibt es ein Sicherheitsdatenblatt (ca. 500.000). Diese Blätter sind immer gleich gegliedert.

7. Laden Sie ein Sicherheitsdatenblatt (als Beispiel-Sicherheitsdatenblatt) vom Internet herunter, z. B. «Sicherheitsdatenblatt Benzin» oder «Sicherheitsdatenblatt Batterien».
8. Fassen Sie die Kapitel 4 (**Erste-Hilfe-Maßnahme**) und/oder 7 (**Handhabung und Lagerung**) auf **einem Notizzettel** stichwortartig zusammen.

Grundsätze beim Umgang mit Chemikalien

LB 447

9. Diskutieren Sie die Grundsätze beim Umgang mit Chemikalien mit Ihrer Kollegin und kreuzen Sie die zutreffende Antwort an.

Grundsatz	Weiß ich	Werde ich mir merken
Kinder, demenzkranke Menschen, Tiere immer vor gefährlichen Chemikalien schützen (z. B. sie außer Reichweite aufbewahren, gut verschließen).	☐	☐
Gefährliche Chemikalien immer in Originalbehälter lassen, nicht umfüllen. (Wichtige Informationen auf Originalbehälter, Verwechslung mit z. B. Getränken.)	☐	☐
Gefährliche Chemikalien richtig entsorgen (Umweltschutz). Verkaufsstellen und Sammelstellen für gefährliche Stoffe in den Gemeinden nehmen gefährliche Chemikalien zurück.	☐	☐
Gefährliche Chemikalien nie in das WC, den Ausguss oder die Kanalisation gießen. (Gewässerverschmutzung, Fischsterben usw.)	☐	☐

Schutzmaßnahmen

LB 447

10. Schreiben Sie auf, welches Verhalten diese Gebotszeichen vorschreiben:

	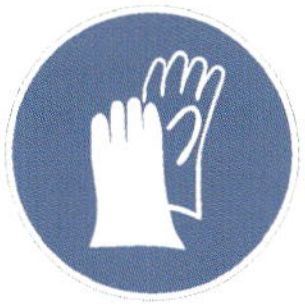	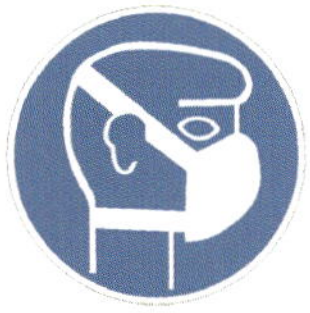	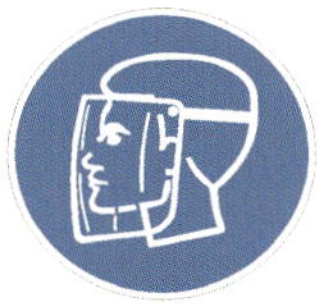	

Abb.: www.gebotszeichen.com, Bohmeyer & Schuster GmbH, Berlin (Piktogramme)

Erste Hilfe

LB 447

11. Welche Erste-Hilfe-Maßnahmen treffen Sie, wenn jemand mit einem gefährlichen Stoff in Berührung gekommen ist?

- ▸▸ ______________________ ▸▸ ______________________
- ▸▸ ______________________ ▸▸ ______________________

Blumen und Pflanzen

LB 448–450

Reflexion

- Welche Bedeutung haben Blumen für Sie?
- Kaufen Sie selbst Blumen, haben Sie welche im Garten?
- Von wem lassen Sie sich gerne Blumen schenken?
- Wem schenken Sie welche?
- Welche Bedeutung haben Blumen und Topfpflanzen für Ihre Klienten?

Blumenpflege

LB 448

1. Wie gehen Sie vor, wenn Sie Blumen für einen Klienten erhalten?

2. Können Sie sich vorstellen, dass es Situationen gibt, in denen man keine Blumen verträgt? Wenn ja, welche?

Vorbereitung ÜK

Blumen einstellen/Gesteck anfertigen

LB 448

1. Erstellen Sie eine Planung zum Einstellen des Blumenstraußes.
2. Auf was müssen Sie beim Einstellen von Schnittblumen besonders achten?

Blumenstrauß pflegen

LB 449

3. Tauschen Sie sich aus; kreuzen Sie die zutreffenden Antworten an.

Grundsätze	Weiß ich	Werde ich mir merken
Blumen nicht direkt in die Sonne stellen.	☐	☐
Bei Bedarf Wasser nachfüllen oder wechseln.	☐	☐
Verwelkte oder faule Blüten oder Blätter abschneiden und entsorgen, Stiele neu anschneiden.	☐	☐
Welke Sträuße entsorgen, den Klienten als Besitzer unbedingt vorher um Erlaubnis fragen.	☐	☐

4. Sie werden im ÜK einen Blumenstrauß oder ein Blumengesteck anfertigen. Überlegen Sie, was Sie machen möchten und für welchen Zweck (z. B. Tischschmuck, für sich selbst, Geschenk für ...)
5. Bringen Sie Blumen und ggfs. Hilfsmittel, die Sie für die Anfertigung Ihres Straußes, Ihres Gestecks gemäß Ihrer Planung brauchen, mit.

Überbetrieblicher Kurs (ÜK)

Auftrag 6

Blumen einstellen/Gesteck anfertigen

- Bringen Sie Blumen mit.
- Ordnen Sie die Blumen als Strauß in einer Vase oder als Gesteck in einer Schale an.
- Räumen Sie Ihren Arbeitsplatz auf.

Lassen Sie Ihre Werke von der Ausbilderin, den Kolleginnen/Kollegen begutachten.

- Passen die Farben?
- Ist der Strauß/das Gesteck für den gewünschten Zweck geeignet?
- Stimmt die Anordnung der Blumen?

Auswertung

1. Was ist gut?

2. Tipps zur Verbesserung:

Pflege von Zimmerpflanzen

LB 449

6. Bilden Sie 4-er Gruppen
   a) Sammeln Sie Pflegeanleitungen von Ihren Zimmerpflanzen, denen auf der Abteilung oder lesen Sie die im Buch.
   b) Machen Sie eine Liste «Ihrer» Topfpflanzen und tragen Sie deren Pflege ein.

7. Was tun Sie, wenn Pflanzen «einseitig» wachsen?

Hydrokultur

LB 450

8. Was ist der Vorteil der Hydrokultur gegenüber der normalen Erde?

9. Welche Lebensbedingungen müssen Sie bei der Hydrokultur berücksichtigen?

10. Sie wollen Ihre Pflanze in Hydrokultur umtopfen.
    a) Welches Material brauchen Sie?

b) Wie pflegen Sie die Pflanze?

Reinigung von Vasen und Untertellern

LB 450

1. Wie reinigen sie Vasen und Unterteller?

2. Was tun Sie, wenn diese verkalkt sind?

Haustiere

LB 450–452

Tiere auf der Abteilung

Sie möchten auf Ihrer Abteilung eine Katze anschaffen. Sie wissen noch nicht, ob Ihre Mitarbeitenden und die Klienten auch ein Haustier wünschen oder tolerieren. Ihre Vorgesetzte hat Ihnen erlaubt, Ihre Überlegungen und Ausarbeitungen des Unterrichts als Grundlage für eine Diskussion mit dem Team und mit den Klienten mit auf die Abteilung zu bringen.

Vorüberlegungen

1. Bilden Sie Vierergruppen, möglichst gemischte: Kolleginnen und Kollegen, auf deren Abteilung schon Tiere wohnen und andere, die noch keine Erfahrung mit Tierhaltung auf der Abteilung haben.

LB 450

- Diskutieren Sie, woran man vor der Anschaffung eines Tieres denken muss.
- Überlegen Sie, was das Tier braucht, wenn es da ist und wer für was zuständig sein könnte.
- Welche Hygieneregeln müssen Sie beachten?

2. Notieren Sie Ihre Überlegungen (evtl. in Form eines Mindmaps) auf einem Flip-Chart.

Hygiene- und Verhaltensregeln im Kontakt mit Hunden

LB 451

3. Sie werden übermorgen Frau Jost helfen, ihren Haushalt zu besorgen. Frau Jost hat einen Hund. Lesen Sie im Lehrbuch und notieren Sie stichwortartig, was Sie beim Umgang mit dem Tier beachten müssen bezüglich:

Hygieneregeln

Verhaltensregeln

Transfer Praxis

- Überlegen Sie in Ihrer Gruppe, was Sie nach dem heutigen Unterricht bei der Blumen- und Topfpflanzenpflege in Ihren Institutionen verbessern können.
- Schreiben (zeichnen, kleben) Sie die Ergebnisse auf einen Flip-Chart.

Quellen

Haushalten mit Pfiff, Interkantonales Lehrmittel für den Hauswirtschaftsunterricht Kt: ZH1994
Skripten BZ-GS Solothurn, PA Schule (M. Schwab-Wälti)
Schlieper, Cornelia A.: Lernfeld Hauswirtschaft

Was ich noch wissen wollte:

Fragen an die Praxis	Antworten

Fragen für den ÜK	Antworten

Fragen für den Unterricht	Antworten

Fragen für den ABU	Antworten

3.3

Unterstützt Klientinnen und Klienten beim Einkauf für den täglichen Bedarf

Typische Situation

Barbara Nietlisbach, Assistentin Gesundheit und Soziales EBA, unterstützt den alleinstehenden Herrn Winter bei Hausarbeiten wie auch beim Einkauf.
Anhand des Wochen-Essplanes erstellt Barbara Nietlisbach mit Herrn Winter eine Einkaufsliste aller Produkte für die kommende Woche zur Mahlzeitenzubereitung. Alle Produkte sind im örtlichen Geschäft erhältlich.
Im Geschäft nimmt Barbara Nietlisbach einen Einkaufskorb und trägt ihn mit. Herr Winter ist auf dem Weg durch die Regalgänge auf den Rollator angewiesen. Er sucht sich die Produkte selber aus den Regalen. Barbara Nietlisbach zeigt ihm, wie er sich im großen Geschäft orientieren kann.
Mit der Liste prüft Herr Winter, ob er alle Produkte beisammen hat. Herr Winter und Barbara Nietlisbach begeben sich zur Kasse. Herr Winter legt die Produkte aufs Band und bezahlt bar gegen Quittung. Gemeinsam legen sie die Produkte in die Einkaufstasche.
Zu Hause räumt Herr Winter mit Unterstützung von Barbara Nietlisbach die Einkäufe in den Kühl- und den Lebensmittelschrank.

Situationskreis

Interne und externe Einkäufe

Berufskunde

- Rezepte lesen und Einkaufslisten erstellen (*Bezug zu Regeln der ausgewogenen Ernährung*)
- Menüberechnungen
- Rechnen mit Geld
- *Einfache Kassenbuchführung mit Abschluss und Neueröffnung (s. Kap. 5.1)*

Fähigkeiten in der Praxis

- Rechnet Rezeptangaben auf die effektive Anzahl Personen um
- Erstellt Einkaufslisten
- Geht korrekt mit Klientengeldern um
- Rechnet mit Geld
- Vergleicht Produkte von verschiedenen Anbietern und begründet die eigenen Kaufvorschläge sachbezogen

Typische Situation

AB 373

1. Lesen Sie die typische Situation.
   a) Haben Sie alles verstanden? den Inhalt? die einzelne Wörter?
   b) Notieren Sie, was Sie nicht verstanden haben, fragen Sie oder schauen Sie Wörter usw. z. B. im Glossar nach, schreiben Sie die Erklärung auf.

Fragen zum Inhalt	Erklärung
Einzelne Wörter	**Erklärung**

2. Beschreiben Sie in Stichworten den Vorgang des Einkaufens der Reihe nach:

	Barbara Nietlisbach hat	Herr Winter hat	Sie haben zusammen
1.			
2.			
3.			
4.			
5.			
6.			
7.			
8.			
9.			
10.			
11.			

Wochen-Menüplan

LB 454

1. Bilden Sie Vierergruppen.
2. Erstellen Sie für sich einen Wochen-Essplan (Menüplan) für die folgende Woche. Beachten Sie dabei die Regeln der ausgewogenen Ernährung (s. Kap. 2.5).

	Montag	Dienstag	Mittwoch	Donnerstag	Freitag	Samstag	Sonntag
Frühstück							
Znüni							
Mittagessen							
Zvieri							
Abendessen							
Spät-Mahlzeit							

Einkaufen

LB 455

Einkaufslisten erstellen

1. Erstellen Sie anhand Ihres Menüplans zwei Einkaufslisten; eine für den Einkauf am Montag, eine für den am Freitag. Sie können die Listen auch elektronisch (s. auch Kap. 5.1) erstellen.
2. Schreiben Sie auf die Einkaufsliste auch das, was Sie außer Lebensmitteln noch brauchen (z. B. Vorräte, Pflegemittel).

Einkaufsliste

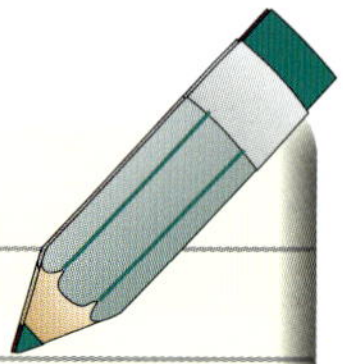

Montag

Freitag

Zutaten für die Rühreier:

Rezepte berechnen

LB 338 u. 340

1. Am Samstag kommen 3 Kolleginnen zum Frühstück. Sie wollen Rührei zubereiten.
   a) Welche Zutaten brauchen Sie für die Rühreier zusätzlich (s. Kap. 2.5); schreiben Sie diese mit auf die Einkaufsliste. (Beachten Sie, dass Sie für das Frühstück am Samstag auch die anderen Zutaten für 3 Personen einkaufen müssen.)
   b) Welche Zutaten brauchten Sie zusätzlich für 6 Portionen Müsli?

Menge	*Zutat*

   c) Welche für 5 Bananenshakes? (S. Rezepte in Kap. 2.5)

LB 340 f.

Menge	*Zutat*

Einkaufen planen

LB 173–183

2. Bringen Sie Zeitungen, Faltprospekte o. ä. der jeweiligen Geschäfte über Angebote und Sonderangebote mit, vergleichen Sie diese miteinander, z. B. Menge, Preis, Gültigkeitsdauer.
3. Beachten Sie die Einkauf-Tipps.
4. Entscheiden Sie, wo Sie was kaufen wollen, begründen Sie Ihre Überlegungen.

Ware	**Einkaufsmöglichkeit**	**Begründung**
Gemüse, Obst, Beeren, Eier		
Brot und Backwaren		
Fleischwaren		
Lebensmittel und Haushaltsartikel		
Anderes		

LB 455

5. Welche Einkauf-Tipps berücksichtigen Sie oder werden Sie in Zukunft berücksichtigen?

Einkauf-Tipps	**Beachte ich immer**	**Werde ich mir merken**
Einkaufsliste erstellen (um nichts zu vergessen und nicht zu viel einzukaufen).	☐	☐
Sich durch Zeitungen, Faltprospekte o. ä. der jeweiligen Geschäfte über Angebote und Sonderangebote informieren, diese miteinander vergleichen, z. B. Menge, Preis, Gültigkeitsdauer.	☐	☐
Sich schon zu Hause überlegen, was man wo preiswert und gut kaufen kann.	☐	☐
Sich die Route überlegen (z. B. zuerst in das Geschäft fahren, das am weitesten entfernt ist; dann die näher liegenden der Reihe nach aufsuchen).	☐	☐
Den Einkauf wenn möglich nicht in den Stoßzeiten planen, weil die Geschäfte dann oft überfüllt sind.	☐	☐
Nicht mit leerem Magen einkaufen; wenn man Hunger hat, kauft man evtl. mehr als man braucht.	☐	☐
Eine Einkaufstasche oder einen Korb mitnehmen, Papiertaschen im Geschäft sind gebührenpflichtig.	☐	☐
Achtung: In den Regalen, die man gut sehen und erreichen kann, auch in der Nähe der Kasse, werden die Sachen angeboten, die man eher nicht braucht, z. B. Schokolade, Bonbons und anderer Konfekt. Brot und andere notwendige Lebensmittel sind oft in den hinteren, schlechter zu erreichenden Regalen.	☐	☐
Vor allem wenn man für mehrere Tage einkauft, auf die Verfallsdaten achten (hauptsächlich bei frischen Lebensmitteln wie Gemüse und Fleisch).	☐	☐
Umweltbewusst einkaufen: auffällige Verpackungen vermeiden, Gemüse und Salat saisongerecht einkaufen, Fleisch und Gemüse möglichst aus dem eigenen Land kaufen (wenn z. B. im Februar Erdbeeren aus Spanien oder noch weiter her mit Flugzeugen importiert werden müssen führt das zu Umweltverschmutzung. Zudem werden die Früchte unreif geerntet und schmecken oft nicht besonders fruchtig).	☐	☐
Um gesund zu essen, sich nach der Lebensmittelpyramide (s. Kap. 2.5) richten.	☐	☐
Auf Inhaltsangaben achten, z. B. auf Dosen, Wurst-, Fleischwaren.	☐	☐
Quittungen für die Buchhaltung oder Reklamationen aufbewahren.	☐	☐
…	☐	☐

LB 456

6. Worauf achten Sie, wenn Sie mit einem Klienten einkaufen gehen der im Rollstuhl sitzt oder den Rollator braucht?

Der Einkauf

LB 457 f.

1. Besorgen Sie sich ein Lebensmitteletikett, z. B. das einer Dose Tomaten gehackt und schreiben Sie in Stichworten, was Sie beim Lesen des Etiketts erfahren bezüglich

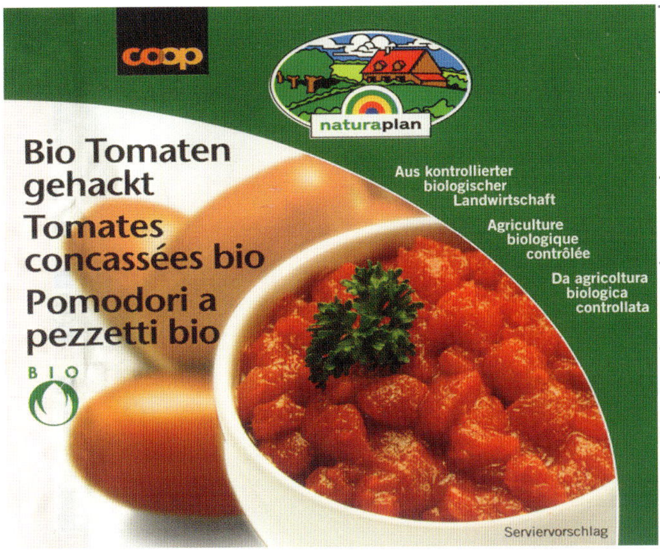

Inhalt:	
Zutaten:	
Nährwerte:	
Datum A:	
Datum B:	
Entsorgung der Dose:	

2. Bevor Sie Ware in den Einkaufskorb legen, schauen Sie diese genau an: Worauf achten Sie dabei?

Bezahlen an der Kasse

LB 459

3. Was tun Sie, bevor Sie sich an der Kasse anstellen?

4. Was tun Sie, nachdem Sie bezahlt haben?

Lebensmittel transportieren

LB 459

5. Lesen Sie «**Lebensmittel transportieren**». Erklären Sie anschließend Ihrer Kollegin, worauf Sie beim Transport von Lebensmitteln achten soll.

Nachsorge

LB 460

6. Tragen Sie die Beträge, die Sie ausgegeben haben ins Kassenbuch (Kap. 5.1) ein.
7. Heften Sie den Kassenzettel im dafür vorgesehenen Ordner ab.

Was ich noch wissen wollte:

Fragen an die Praxis	Antworten
Fragen für den ÜK	**Antworten**
Fragen für den Unterricht	**Antworten**
Fragen für den ABU	**Antworten**

3.4

Unterstützt Klientinnen und Klienten bei der Wäschepflege

Typische Situation

Die Assistentin Gesundheit und Soziales EBA Anja Schweizer ist bei Frau Berger zu Hause im Einsatz. Frau Berger hat sich durch einen Sturz auf dem Glatteis einen komplizierten Armbruch zugezogen. Sie ist auf die Unterstützung bei der Wäschepflege angewiesen.

Anja Schweizer geht mit Frau Berger in die Waschküche. Gemeinsam sortieren sie die schmutzige Wäsche nach Farbe und Waschtemperatur. Die 40 °C-Wäsche legt Anja Schweizer direkt in die Waschmaschine und die 60 °C-Wäsche legt sie aus hygienischen Gründen in den Wäschesack zurück.

Anja Schweizer startet den ersten Waschvorgang. Währenddessen erledigt sie die anstehenden Haushaltarbeiten. Nach einer Stunde kann Anja Schweizer die Wäsche wechseln und den zweiten Waschvorgang starten. Sie schüttelt die Wäsche aus, damit sie weniger knittert, und hängt sie danach auf.

Anschließend verabschiedet sich Anja Schweizer von Frau Berger, da die zweite Wäsche maschinell getrocknet wird und dies Frau Berger noch selbstständig macht.

Am nächsten Tag geht Anja Schweizer erneut zu Frau Berger. Sie nimmt die trockene Wäsche ab und räumt den Wäschetrockner aus. Anschließend faltet sie die Wäsche, einige Wäschestücke bügelt Anja Schweizer. Nach Anleitung von Frau Berger räumen sie gemeinsam die Wäsche weg. Bevor sich Anja Schweizer verabschiedet, reinigt sie den Tumbler und die Waschmaschine und räumt das Bügelbrett weg.

Situationskreis

- Im stationären Bereich begrenzt sich die Wäschepflege auf Arbeiten im Bewohnerbereich im Kontext der Alltagsgestaltung.
- In der Spitex, in kleinen APH und Wohngruppen ist der Situationskreis erweitert: Wäsche sortieren, waschen, aufhängen, abnehmen, zusammenlegen, bügeln und wegräumen, auch unter Einbezug der Klientinnen und Klienten.

Berufskunde

- *Arbeitssicherheit und Gesundheitsschutz im Zusammenhang mit Haushalt* (s. 4.1.)
- Kennt Grundsätze der Wäschepflege
- Textilkunde (Unterschiede von Seide, Baumwolle und Synthetik)
- Bedeutung der Pflegeetiketten von Textilien
- Einsatz von Waschmitteln
- *Kommunikation (s. Kap. 2.6)*

ÜK

- Führt Handwäsche aus
- Hängt Wäsche auf, faltet sie und räumt sie in den Schrank
- Bügelt

Fähigkeiten in der Praxis

- Pflegt die Wäsche
- Geht korrekt mit Sauber- und Schmutzwäsche um
- Sortiert die Wäsche nach Farben und Waschtemperatur
- Bedient Geräte gemäß Bedienungsanleitung
- Führt Handwäsche aus
- Berücksichtigt die Pflegeetiketten der Textilien
- Dosiert Waschmittel nach Verschmutzung und Härtegrad
- Geht sorgfältig und Ressourcen schonend mit Waschmitteln um
- Arbeitet Rückenschonend
- Bietet, wo nötig, Unterstützung und Hilfe an

Typische Situation

AB 381

Lesen Sie die typische Situation.

- Haben Sie alles verstanden? den Inhalt? die einzelne Wörter?
- Notieren Sie, was Sie nicht verstanden haben, fragen Sie oder schauen Sie Wörter usw. z. B. im Glossar nach, schreiben Sie die Erklärung auf.

Fragen zum Inhalt	Erklärung

Einzelne Wörter	Erklärung

Reflexion

1. Bringen Sie 2–3 Kleidungsstücke, die Sie später von Hand waschen können, mit in den Unterricht.
2. Oder gehen Sie mit der Klasse in eine Wäscherei (z. B. in einem Pflegeheim) oder auf eine Abteilung in den Raum für die Schmutzwäsche.

- Schauen Sie nach, aus welchem Material die Kleidungsstücke bestehen (Pflegeetiketten).
- Aus welchem Material besteht Ihr Lieblingskleidungsstück?
- Haben Sie es wegen diesem Material gekauft?
- Wenn ja, welche Eigenschaften hat das Material?
- Haben Sie mehrere Kleider aus dem selben Material?
- Haben Sie ein Lieblingsmaterial; im Winter? im Sommer?
- Schauen Sie auch die Pflegeetiketten an den Kleidern Ihrer Klientinnen und Klienten an.

3. Aus welchen Materialien bestehen die Kleider Ihre Klientinnen und Klienten? Gibt es Unterschiede zu Ihren Kleidern?

Textile Rohstoffe

LB 462 f.

1. Lesen Sie im Lehrbuch. Beschreiben Sie kurz die Eigenschaften der verschiedenen textilen Rohstoffe und ihre Vor- und Nachteile.

	Vorteile	Nachteile
Pflanzlich: z. B. Baumwolle, Leinen		
Tierisch: z. B. Wolle, Seide		

Zellulose: z. B. Viskose, Modal		
Synthetische Fasern: z. B. Polyester, Polyamid «Perlon»; «Nylon», Polyacryl		

2. Welche Eigenschaften haben Mischgewebe?

3. Welche Eigenschaften hat die Mikrofaser?

4. Wozu braucht man die Mikrofaser?

Textiletiketten

LB 463

5. Wo finden Sie die Textiletiketten an Ihren Kleidern?

6. Lesen Sie die Textiletiketten:

   a) Schreiben Sie auf, aus welchem Material Ihre Kleidungsstücke sind.

   b) Und was z. B. beim Waschen beachtet werden muss.

Pflegesymbole

LB 463

7. Was ist das Ziel der Pflegekennzeichnung?

8. Wo finden Sie die Pflegesymbole?

9. Beschreiben Sie die 4 Waschsymbole auf der Tabelle und Ihre Bedeutung – und die auf Ihren Kleidungsstücken (wenn sie nicht schon bei den ersten vier enthalten sind).

Wasch-symbol	Bedeutung

Wäscherei

LB 465

10. Schauen Sie sich die Wäscherei in Ihrem Betrieb oder die Abbildung im Buch an.

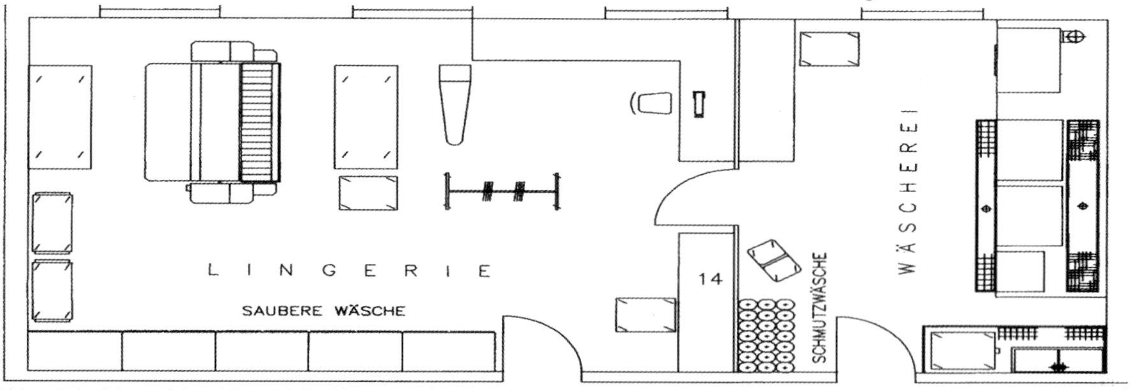

Abb.: Schulthess Maschinen AG: Planung einer Alters- und Pflegeheimwäscherei

11. Was gehört zum «schmutzigen» Teil der Wäscherei, was zum «sauberen»? Schreiben Sie die Nummern an die richtige Stelle auf der Abbildung.

1. Schmutzwäschesammler	2. Mangel Ø50–210
3. Sortiertisch	4. Tisch fahrbar
5. Wäschewagen	6. Bügeltisch
7. Trog	8. Kleiderständer fahrbar
9. Einweichwagen	10. Regalwagen
11. Waschautomat 6 KG	12. Arbeitstisch
13. Waschextraktor 20 KG	14. Nähmaschinen
15. Trockner 20 KG	16. Schränke

Wäschekreislauf

LB 463

1. Beschreiben Sie was mit z. B. dem Pullover eines Klienten von dem Moment an, von dem Sie ihn in die Wäsche geben bis zu dem Moment, wo Sie ihn sauber im Schrank versorgen, passiert.

Schmutzwäsche

LB 464 f.

2. Notieren Sie in Stichworten, wie Sie in der Institution:
   a) mit der normalen Schmutzwäsche

   b) mit stark verschmutzter Wäsche (Stuhlwäsche)

   c) mit infektiöser Wäsche umgehen.

3. Wird die Schmutzwäsche auf Ihrer Abteilung richtig behandelt, gibt es Verbesserungsvorschläge?

Waschmittel

LB 467

4. Verbinden Sie die Materialien mit den richtigen Waschmitteln durch Pfeile.

Für fast jede hauptsächliche helle Wäsche die man von 30–zu 95 °C waschen kann (z. B. Leintücher, Unterwäsche aus Baumwolle, Frottiertücher, Handtücher).	Wollwaschmittel
Für Kleidungsstücke aus Wolle die man von 20–30 °C waschen kann.	Voll- oder Universalwaschmittel
Für farbige Wäsche die man von 30–60 °C waschen kann (z. B. farbige Jeans, Bettbezüge).	Feinwaschmittel
Für sehr heikle Wäsche die man von 30–40 °C waschen kann (z. B. Seidenblusen, Pullover oder Schals mit sehr grobmaschigem Gewebe).	Farb- oder Buntwaschmittel

5. Wie dosieren Sie das Waschmittel richtig?

6. Wie erfahren Sie den Härtegrad des Wassers, mit dem Sie waschen?

Vorbereitung überbetrieblicher Kurs (ÜK)

Planungen für den ÜK vorbereiten

- Lesen Sie die jeweiligen Abschnitte im Lehrbuch.
- Bearbeiten Sie die entsprechenden Kapitel im Arbeitsbuch.
- Machen Sie **für jeden Arbeitsauftrag eine Planung**: Vorbereitung, Durchführung, Nachbereitung, Auswertung, Besonderes (s. Beispiele in den Kap. 1.3, 3.2 und 5.1 oder eine eigene Kreation), die Sie bei der praktischen Arbeit (im ÜK oder auf Ihrer Abteilung) als «Spickzettel» benutzen können.

Waschen

LB 466

Vorarbeit

7. Wie bereiten Sie Ihre Wäsche bzw. die von Klientinnen und Klienten zum Waschen vor (z. Teil schon bevor Sie sie in den Wäschesack legen)?

8. Welche Kleidungsstücke sortieren Sie für die Handwäsche aus?

Waschen in der Waschmaschine

AB 381

9. Lesen Sie noch einmal die typische Situation.
   a) Welche Vorbereitungen treffen Frau Schweizer und Frau Berger in der Waschküche?

   b) Welche Vorbereitungen treffen Sie selbst vor dem Waschen?

LB 467

10. Lesen Sie die Gebrauchsanweisung Ihrer Waschmaschine; falls Sie sie nicht haben, können Sie sie wahrscheinlich vom Internet herunter laden.
11. Machen Sie sich Notizen zum Vorgehen und zur Nachbereitung.
12. Schreiben Sie auf, worauf Sie besonders achten müssen.

Vorbereitungen

Vorgehen

Nachbereitung

Besonders achte ich

Handwäsche

13. Machen Sie Notizen zu **Material** und **Vorgehen**.

LB 468

Material

Vorgehen

Fleckenentfernung

14. Legen Sie eine eigene Liste an. Schreiben Sie die Fleckenart auf, die Sie und Ihre Klientinnen und Klienten am meisten machen und die Behandlung dieser Flecken.

LB 468

Fleckenart	Behandlung

Wäsche trocknen

LB 468 f.

15. Wie können Sie Wäsche trocknen?

Trocknen im Tumbler

16. Zeichnen Sie die Tumblersymbole

Normale Trocknung	Schonende Trocknung	Nicht im Tumbler trocknen

17. Wie trocknen Sie:
    a) Baumwolle?

-
-

    b) Polyester, Polyester/Baumwolle oder Nylon? Was kann bei falschem Trocknen passieren?

-
-
-
-

Kurze Trockenzeiten für hohe Produktivität bei minimalem Energieverbrauch werden erreicht durch:	**Weiß ich**	**Werde ich mir merken**
Regelmäßiges Reinigen aller Siebe.	☐	☐
Sehr gutes Schleudern nach dem Waschen.	☐	☐
Trommel nicht überladen.	☐	☐
Wartung des Tumblers nach Gebrauchsanleitung.	☐	☐

18. Machen Sie Notizen zum Vorgehen beim Tumblern.

Vorgehen

Achtung

Wäsche aufhängen

19. Machen Sie Notizen zum Vorgehen beim Aufhängen der Wäsche. Worauf achten Sie dabei?

LB 469 f.

Material

Vorgehen

Achtung

20. Was passiert mit der trockenen Wäsche?

Wäsche bügeln/falten

LB 470 f.

Reflexion

- Haben Sie auch schon gebügelt?
- Wenn ja, was haben Sie gebügelt?
- Wie sind Sie dabei vorgegangen?
- Wie haben Sie das Kleidungsstück zum Bügeln vorbereitet?
- Waren Sie mit dem Resultat zufrieden?
- Was haben Sie getan, wenn Sie aus Versehen Falten eingebügelt haben?

Hemd bügeln

21. Machen Sie Notizen zum Vorbereiten und Vorgehen.

Material

-
-

Vorbereitung

Vorgehen

LB 464

22. Beschriften Sie die Symbole.

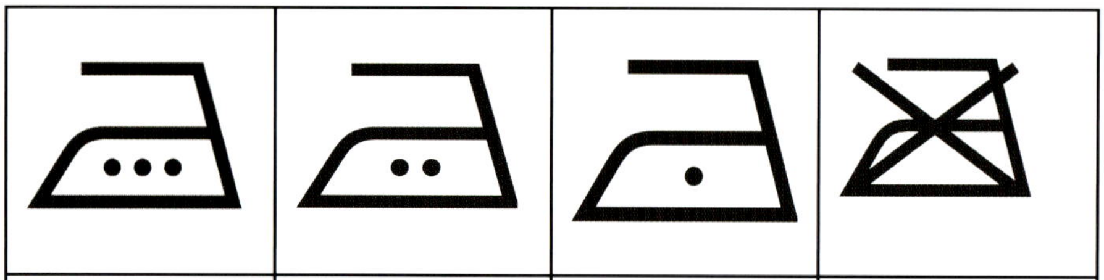

Abb.: ARBEITSGEMEINSCHAFT PFLEGEKENNZEICHEN FÜR TEXTILIEN IN DER BUNDESREPUBLIK DEUTSCHLAND, Berlin

23. Schauen Sie im Internet unter «Hemd bügeln», «Hemd falten»; es gibt einige Anleitungsvideos. Bügeln Sie ein Herrenhemd nach dieser Anleitung.

Wäsche versorgen

LB 471

24. Wie versorgen Sie die Wäsche zu Hause?

25. Wie in Ihrer Institution?

Überbetrieblicher Kurs (ÜK)

Arbeitsaufträge für den ÜK

- **Handwäsche ausführen**
- **Wäsche aufhängen**
- **Wäsche bügeln, ggfs. falten und in den Schrank räumen**

Aufgabe

- Bilden Sie Gruppen.
- Richten Sie verschiedene Arbeitsplätze (Posten) ein und erfüllen Sie die untenstehenden Aufträge.
- Richten Sie jeweils das Material.
- Arbeiten Sie nach Ihrer Planung.
- Jede Gruppe und jede Lernende muss jeden Arbeitsauftrag ausgeführt haben.

Auftrag 1

Handwäsche ausführen

- Bringen Sie Ihre Handwäsche mit (oder waschen Sie die Wäsche Ihrer Klientin an Ihrem Arbeitsort).
- Sortieren Sie die Wäsche nach den Angaben auf dem Waschetikett, der Farbe und dem Waschsymbol.
- Legen Sie die Wäsche so bereit, wie Sie sie der Reihe nach waschen werden.
- Bereiten Sie die Lauge vor (Wasser, Waschmittel).
- Waschen Sie die Wäsche.

Auftrag 2

Wäsche aufhängen

- Hängen Sie die Wäsche auf oder legen Sie sie in den Tumbler.

- Stellen Sie den Tumbler ein.
- Legen Sie Wollsachen zum Trocknen hin.

Auftrag 3

Wäsche bügeln, ggfs. falten und in den Schrank räumen

- Bügeln und falten Sie das Hemd, z. B. nach Ihren Notizen oder mit Hilfe eines Videos aus dem Internet.
- Falten Sie die Wäsche.
- Räumen Sie die Wäsche in den Schrank.

Auswertung

1. Tauschen Sie Ihre Eindrücke und Empfindungen aus.

Was ist Ihnen gut gelungen?	Was weniger?

- Was werden Sie zukünftig bei der Kleiderpflege beachten?

- Gab es Schwierigkeiten oder Störungen im Ablauf?

2. Halten Sie Fragen und Unklarheiten schriftlich fest.

Was ich noch wissen wollte:

Fragen an die Praxis	Antworten

Fragen für den ÜK	Antworten

Fragen für den Unterricht	Antworten

Fragen für den ABU	Antworten

4

Einhalten und Umsetzen von Hygiene und Sicherheit

4.1

Hält die Vorschriften der Arbeitssicherheit und des Gesundheitsschutzes ein

Typische Situation

Herr Dubois lebt in der Institution, in der Paul Blanc, Assistent Gesundheit und Soziales EBA, arbeitet. Seine größte Freude ist das Pfeifenrauchen, das jedoch in der Institution nicht gestattet ist.
Beim Betreten des Zimmers von Herrn Dubois stellt Paul Blanc fest, dass es nach Rauch riecht und dass Herr Dubois im Bett liegt und raucht.
Paul Blanc erklärt Herrn Dubois, dass das Rauchen in den Zimmern nicht gestattet ist, weil Brandgefahr besteht und das Rauchen der Gesundheit schadet. Da ihm klar ist, dass das Rauchen eine der wenigen Freuden von Herrn Dubois ist, schlägt er ihm vor, ihm beim Aufstehen und Ankleiden behilflich zu sein und ihn im Rollstuhl auf die Terrasse zu fahren, damit er dort seine Pfeife rauchen kann.

Situationskreis

Situationen, in denen Gesundheits- oder Unfallrisiken bestehen

Berufskunde

- Unfälle am Arbeitsplatz, Risikosituationen und Vorbeugung
- Die drei Präventionsebenen
- Suchtprävention (Tabak, Alkohol, Drogen)

Fähigkeiten in der Praxis

- Beugt Berufsunfällen vor
- Beugt Infektionsrisiken vor

■ Aufzählung ➧ Maßnahmen ➲ Vorgehen ❑ Material ▼ Achtung, Gefahr

Die typische Situation

AB 395

Lesen Sie die typische Situation.

- Haben Sie alles verstanden? den Inhalt? die einzelne Wörter?
- Notieren Sie, was Sie nicht verstanden haben, fragen Sie oder schauen Sie Wörter usw. z. B. im Glossar nach, schreiben Sie die Erklärung auf.

Fragen zum Inhalt	Erklärung

Einzelne Wörter	Erklärung

Gesetzliche Grundlagen

LB 476–479

Reflexion

- Haben Sie schon Situationen erlebt, in denen ein Gesundheits- oder ein Unfallrisiko bestanden hat?
- Konnten Sie das Risiko abwenden? oder wurden Sie krank? oder hatten Sie einen Unfall?
- Wenn nicht, was haben Sie getan, um das Risiko abzuwenden?
- Was würden Sie jetzt tun, um weniger in Gefahr zu geraten krank zu werden oder einen Unfall zu haben?

Unfallversicherungsgesetz

LB 476 f.

1. Wer ist in der Schweiz gegen Unfälle und Berufskrankheiten obligatorisch versichert?

____

2. Welche Dienstleistungen erbringt die Suva?

- _______________
- _______________
- _______________

Obligatorische Versicherung

3. Sind Sie vom Arbeitgeber für Folgen von Unfällen versichert? und zwar:
   a) Unfälle, die sich während der Arbeit ereignen (Berufsunfälle)? _______________
   b) Unfälle, die sich nicht während der Arbeit ereignen (Nichtberufsunfälle)? _______________

4. Erklären Sie stichwortartig die Begriffe; schreiben Sie je ein Beispiel dazu.

Berufsunfälle

LB 476 f.

Ein Berufsunfall ist

Beispiel

Nichtberufsunfälle

LB 477

Ein Nichtberufsunfall ist

Beispiel

Berufskrankheiten

LB 477

Eine Berufskrankheit ist

Beispiel

Arbeitsgesetz

LB 477

Rechte und Pflichten

1. Lesen Sie das Kapitel Rechte und Pflichten und beantworten Sie folgende Fragen stichwortartig:

   b) Was muss der Arbeitgeber tun, damit Unfälle und Berufskrankheiten verhütet werden?

   c) Was muss der Arbeitnehmer tun, damit Unfälle und Berufskrankheiten verhütet werden?

Unfallverhütung in der Institution

2. Was können Sie in Ihrem Betrieb und zu Hause dazu beitragen, Unfälle und Berufskrankheiten zu verhüten (s. auch Kap. 4.3)? Nennen Sie 5 Beispiele aus unterschiedlichen Bereichen.

Schutz vor blutübertragbaren Infektionskrankheiten

LB 479 f.

1. Haben Sie sich auch schon in die Finger geschnitten? Wenn ja, was haben Sie getan?

2. Was müssten Sie tun, wenn Sie sich mit kontaminiertem Material verletzen würden?

   a) Nennen Sie Sofortmassnahmen.

   b) Wem müssten Sie die Verletzung melden?

   c) Welche Maßnahmen würde der Arzt anordnen?

Gesundheitsförderung und Krankheitsprävention

LB 481 f.

1. Was heißt für Sie «Gesundheit»?

2. Lesen Sie im Buch, wie die Weltgesundheitsorganisation (WHO) Gesundheit definiert. Stimmt diese Definition mit Ihrer Definition überein? Was würden Sie anders schreiben?

3. Was sind für Sie «Ressourcen»?

4. Wofür brauchen Sie «Ressourcen»?

5. Was heißt «Prävention»?

Betriebliche Gesundheitsförderung (BGF)

LB 482

6. Tauschen Sie sich mit Ihren Kolleginnen aus.
   a) Wie wird in Ihrem Betrieb/in Ihrer Berufsschule die Gesundheit gefördert?
   b) Gibt es z. B. Projekte, besonderen Unterricht oder Vorträge zum Thema Gesundheitsförderung?
   c) Wenn nein, schauen Sie im Buch oder unter der angegeben Internetadresse nach, was ein Betrieb/eine Schule usw. zur Gesundheitsförderung tun könnte.

7. Erstellen Sie pro Gruppe einen Flipchart: **Maßnahmen zur Gesundheitsförderung**. Wählen Sie verschiedene Themen; z. B. Gesundheitsförderung durch Sport, durch gesundes Essen usw. Stellen Sie das Ergebnis der Klasse vor.

Brandverhütung/Brandbekämpfung

LB 483–485

Mittel zur Brandbekämpfung

1. Schreiben Sie in die Tabelle, wo bei Ihnen zu Hause und in Ihrem Betrieb Mittel zur Brandbekämpfung sind und welche.

Mittel zur Brandbekämpfung	Zu Hause: wo?	In der Institution: wo?

Brandverhütung

LB 483

Checkliste Prävention

Das Amt für Feuerschutz des Kantons St. Gallen AFS und die Beratungsstelle für Brandverhütung BfB empfehlen, jeden Haushalt mindestens einmal jährlich mit der folgenden Checkliste zu überprüfen.

2. Überprüfen Sie mit der Checkliste, welche Maßnahmen zur Brandverhütung Sie kennen und beachten und welche nicht. Bei den Punkten, die i. O. sind, machen Sie ein ✔, bei denen, die nicht i. O. sind, eine 0.

Weiß und beachte ich	✓	**Wusste ich nicht**	**0**

☐	Ordnung halten, auch in Nebenräumen (Garage, Estrich, Heizung, Keller usw.).
☐	Treppenhäuser müssen jederzeit frei passierbar sein – sie sind Fluchtwege für die Bewohner und Zugangswege für Rettungsdienste und Feuerwehr.
☐	Ausgänge, Vorplätze und Zwischenpodeste dürfen nicht mit Möbeln, Hausrat, Kinderwagen, Mofas usw. verstellt sein.
☐	Altpapier, Brennholz, Gasflaschen usw. nicht im Treppenhaus lagern.
☐	Alle Türen stets geschlossen halten.
☐	Keine brennbaren Wand- und Deckenverkleidungen anbringen.
☐	Daran denken, dass viele Haushaltsgeräte Wärme erzeugen und deshalb brandgefährlich sind (Kochherd, Strahler, Rechaud, Bügeleisen usw.).
☐	Wissen, dass Kinder den Umgang mit Feuer unter Aufsicht Erwachsener lernen müssen.
☐	Kerzen nie unbeaufsichtigt brennen lassen.
☐	Bei Arbeiten mit brennbaren Flüssigkeiten (z. B. basteln: Lösungsmittel, Farbe, Leim, Sprays usw.) die Fenster öffnen und alle Zündquellen fernhalten.
☐	Raucherwaren niemals achtlos wegwerfen und nicht im Bett rauchen.
☐	Asche in nicht brennbaren Behältern mit nicht brennbarem, abschließendem Deckel (Aschenkübel) entsorgen.
☐	Defekte Installationen unverzüglich vom Fachmann reparieren lassen.
☐	Den Grundsatz für das Verhalten im Brandfall beachten: «Alarmieren (Feuerwehr, Telefon 118) – Retten – Löschen».

Quelle: Amt für Feuerschutz des Kantons St.Gallen · Davidstrasse 37 · 9001 St.Gallen Telefon 071 226 70 30 · Fax 071 226 70 29 · www.gvasg.ch

Weitere Unterlagen und Broschüren zur Brandverhütung findet man unter: www.bfb-cipi.ch oder bei den Gebäudeversicherungen der Wohnkantone.

3. Notieren Sie stichwortartig, was Sie in Zukunft besser beachten wollen.

Brandschutzplan in der Institution

LB 484 f.

4. Bilden Sie Gruppen.
   a) Schauen Sie, wo in Ihren Institutionen/in der Berufsschule Notfall- und Fluchtpläne angebracht sind.

   b) Erstellen Sie einen Notfall- und Fluchtplan mit allen wichtigen Daten/Nummern für den Standort, an dem Sie sich im Moment befinden oder für Ihre Abteilung in der Institution.

LB
173–183

Es brennt – was tun?

c) Erstellen Sie eine Anweisungen für den Brandfall: Schreiben (und zeichnen) Sie der Reihe nach, was Sie im Brandfall tun müssen.

1.	
2.	
3.	
4.	
5.	

5. Was müssen Sie der Feuerwehr bei einem Brand genau melden?

Abhängigkeit/Sucht und Drogen

Robert Ammann

LB 486–493

Reflexion

- Wie stellen Sie sich einen Süchtigen vor?
- Kennen Sie jemanden, der süchtig/abhängig ist?
- Wie sind Sie in Ihrem Arbeitsalltag mit dem Thema Sucht konfrontiert?
- Was sind Ihre Erfahrungen mit süchtigen Klienten?
- Wie geht man in Ihrer Institution mit Sucht um: Wird der Konsum von Suchtmitteln zugelassen, kontrolliert oder verboten?
- Was heißt für Sie Abhängigkeit/Sucht?

1. Lesen Sie im Lehrbuch die Definition der WHO und überlegen Sie, ob die eine oder andere Aussage bzgl. Genuss oder Abhängigkeit auf einen Ihrer Bekannten zutrifft. Machen Sie Kreuze, wo Sie denken, dass es zutrifft:

LB 486

Zustand ist charakterisiert durch:	Zigaretten	Alkohol	Drogen	Süßigkeiten	Medikamente	anderes
Genuss						
Dringendes Verlangen						
Unbezwingbares Bedürfnis						
Fortgesetzt in regelmäßigen Abständen						
Tendenz, die Dosis zu steigern						

2. Ihre Freundin raucht jeden Tag 1 Schachtel Zigaretten; als was würden Sie ihr Verhalten einschätzen (rot):

☐ als Genuss
☐ als Gewöhnung
☐ als Missbrauch
☐ als Sucht/Abhängigkeit

3. Herr Dubois raucht jeden Tag 1 Zigarre; als was würden Sie sein Verhalten einschätzen (blau)?
4. Kreuzen Sie die Merkmale einer Sucht an.

LB 487

☐	Kontrollverlust: Ein willentlicher Einfluss auf das Suchtverhalten geht mehr und mehr verloren
☐	Freiwilligkeit des Konsums oder Tuns
☐	Gelegentliche (nicht regelmäßige) Handlung
☐	Übermaß, Maßlosigkeit
☐	Dosissteigerung
☐	körperliche und/oder seelische Entzugserscheinungen (Unwohlsein, innere Unruhe, Zittern, Schmerzen, Erbrechen, Schlaflosigkeit)
☐	Angenehme Wirkung ist im Vordergrund: Sinneslust, Freude, Erleichterung, Behaglichkeit, Wohlgefühl, rauschhaftes Erlebnis usw.
☐	Zerstörerische Auswirkungen: körperliche und/oder seelische und/oder soziale

☐	In der Regel sind es maßvolle Handlungen (Qualität vor Quantität)
☐	Wiederholungszwang
☐	Zentrierung: das Leben dreht sich zunehmend um das Suchtmittel oder Suchtverhalten

LB 489

5. Was sind Verhaltenssüchte?

6. Was ist eine körperliche Abhängigkeit?

7. Was eine psychische?

LB 490

8. Überlegen Sie, welche Risikofaktoren (z. B. familiäre Gründe) die Entstehung einer Abhängigkeit beeinflussen können? Schreiben Sie sie auf.

Suchtprävention

LB 490 ff.

1. Was heißt «Suchtprävention»?

2. Wenn Sie GesundheitsministerIn wären; was würden Sie tun, dass v. a. junge Menschen nicht süchtig werden? Diskutieren Sie mit Ihren Kolleginnen. Notieren Sie Ihre Gedanken.

3. Wie erkennt man Suchtmittelmissbrauch bei :

LB 492

	Kolleginnen/Kollegen?	Klientinnen/Klienten?
Psychische Anzeichen		
Körperliche Anzeichen		
Anzeichen in der Umgebung		

Umgang mit Suchtmitteln

4. Diskutieren Sie aus Ihrer Sicht Vor- und Nachteile folgender Strategien:

LB 492 f.

Strategie	Mögliche Vorteile:	Mögliche Nachteile:
1. Konsum frei ermöglichen/ Konsum nicht einzuschränken suchen		
2. Suchtmittel bei den Betroffenen lassen; mit ihnen darüber reden, versuchen sie zu motivieren, weniger einzunehmen		
3. Suchtmittel wegnehmen und verwalten (kontrollierte Abgabe)		
4. Suchtmittelkonsum verunmöglichen		

Weitere Strategien:

Placebo geben (das heißt eine Tablette, die keinen Wirkstoff enthält) oder weniger Tropfen geben als verordnet		
Ersetzen (substituieren) z. B. Methadon für Heroin z. B. Distraneurin und alkoholfreies Bier für Alkohol z. B. Nikotin-Pflaster		

Sucht im Alter – Besonderheiten

LB 493

1. Kennen Sie ältere Menschen, die süchtig sind, z. B. zu viel Alkohol trinken?
2. Können Sie sich Gründe dafür vorstellen?

3. Welche Faktoren begünstigen eine Sucht im Alter?

4. Wie geht man auf der Abteilung damit um?

5. Was tut evtl. der Hausarzt?

Quellen

Stadt Zürich: Suchtpräventionsstelle, Artikel: «Was ist Suchtprävention?», Martin Küng, 21. September 2009
Website Sucht Info Schweiz: www.sucht-info.ch, September 2011
Vom Straucheln, Strudeln und Sprudeln – Baukasten zur Suchtprävention für die Oberstufe; SFA Verlag, Lausanne (Schweiz. Fachstelle für Alkohol- und andere Drogenprobleme; heute: Sucht Info Schweiz), 1994
Vortrag/Präsentation Suchthilfe Olten

Was ich noch wissen wollte:

Fragen an die Praxis	Antworten

Fragen für den ÜK	Antworten

Fragen für den Unterricht	Antworten

Fragen für den ABU	Antworten

4.2

Wendet die Hygienerichtlinien an
Desinfiziert Instrumente und Arbeitsflächen

Typische Situation

Herr Dupuis wurde wegen einer infektiösen Krankheit isoliert. Ursula Stauffer, Assistentin Gesundheit und Soziales EBA, hat den Auftrag, ihm das Essen zu servieren. Für den Transport stellt sie das Essenstablett auf einen Wagen, den sie zuvor dekontaminiert hat. Sie zieht eine Maske an, um sich zu schützen, und desinfiziert die Hände; danach klopft sie an.

Mit dem Tablett betritt Ursula Stauffer das Zimmer und begrüßt Herrn Dupuis. Sie nennt ihren Namen und stellt das Tablett auf den Tisch. Sie informiert Herrn Dupuis, dass sie ihn bequem lagern wird, damit er selbstständig essen kann. Sie desinfiziert ihre Hände, lagert Herrn Dupuis, desinfiziert erneut die Hände, bereitet das Tablett vor, überprüft, ob Herr Dupuis alles hat, was er benötigt, und wünscht ihm einen guten Appetit. Bevor sie das Zimmer verlässt, desinfiziert sie sich die Hände. Vor der Tür nimmt sie die Maske ab, entsorgt sie und desinfiziert nochmals die Hände.

Als sie das Tablett abholt, zieht sie erneut eine Maske an. Sie klopft an und tritt ein. Im Zimmer desinfiziert sie sich zuerst die Hände und kontrolliert dann das Tablett. Sie erkundigt sich bei Herrn Dupuis, ob es geschmeckt hat. Sie öffnet die Türe, stellt das Tablett auf den Wagen, nimmt die Maske ab und entsorgt sie. Dann desinfiziert sie nochmals die Hände, räumt das Tablett weg und dekontaminiert den Wagen.

Situationskreis

- Arbeitssituationen mit Kontaminationsrisiko
- Vorbereitung von Sterilgut

Berufskunde

- Spitalhygiene
- Isolation
- Häusliche Hygiene
- Sensibilisierung für die Mikrobiologie (Bakterien, Viren, Pilze)
- Die verschiedenen Antiseptika und Desinfektionsmittel
- Grundsätze der Sterilisation
- Übertragung von Infektionen
- Häufige Infektionskrankheiten (Grippe, Norovirus)
- Körpertemperatur, Pflege von Fieberkranken
- Impfungen

ÜK

- Hände waschen, desinfizieren
- Flächendesinfektion
- Vorbereitung von Sterilgut
- Besuch einer Zentralsterilisation

Fähigkeiten in der Praxis

- Hält die Hygienerichtlinien ein
- Beachtet die Vorsichtsmaßnahmen
- Beherrscht die Desinfektions- und Dekontaminationstechniken
- Beherrscht die Vorbereitung von Sterilgut
- Fordert die Klientinnen und Klienten zur Mitwirkung auf
- Informiert Klientinnen und Klienten

Die typische Situation

AB 409

Lesen Sie die typische Situation.

- Haben Sie alles verstanden? den Inhalt? die einzelne Wörter?
- Notieren Sie, was Sie nicht verstanden haben, fragen Sie oder schauen Sie Wörter usw. z. B. im Glossar nach, schreiben Sie die Erklärung auf.

Fragen zum Inhalt	Erklärung

Einzelne Wörter	Erklärung

Hygiene und Hygienemaßnahmen

LB 496–500

Reflexion

Diskutieren Sie mit Ihren Kolleginnen folgende Fragen:

- Was verstehen Sie unter «Hygiene»?
- Finden Sie Hygiene wichtig?
- Wenn ja, warum?, in welchen Bereichen?
- Wenn nein, warum nicht?
- Wie und wo wenden Sie Hygiene an?
- Was kann passieren, wenn man die Hygiene (z. B. in der Küche, nach dem Toilettenbesuch) nicht beachtet?

Hygiene im Spital/Heim

LB 496

1. Welches sind die Aufgaben der Hygiene im Spital/Heim?

____

2. Man kann Bereiche der Hygiene einteilen in:

- ______________________________
- ______________________________
- ______________________________
- ______________________________

Individual- oder persönliche Hygiene

LB 496 ff.

3. «Ziehen Sie die Figur hygienisch so perfekt an» (zeichnen, malen aufkleben), dass sie nachher auf der Abteilung als AGS arbeiten könnte (bzgl. Kleidung, Haare usw.).
4. Beschreiben Sie und zeichnen Sie ein, was man aus hygienischen Gründen nicht darf (z. B. bzgl. Schmuck, Fingernägel).

5. Beschreiben und begründen Sie Ihre Darstellungen.

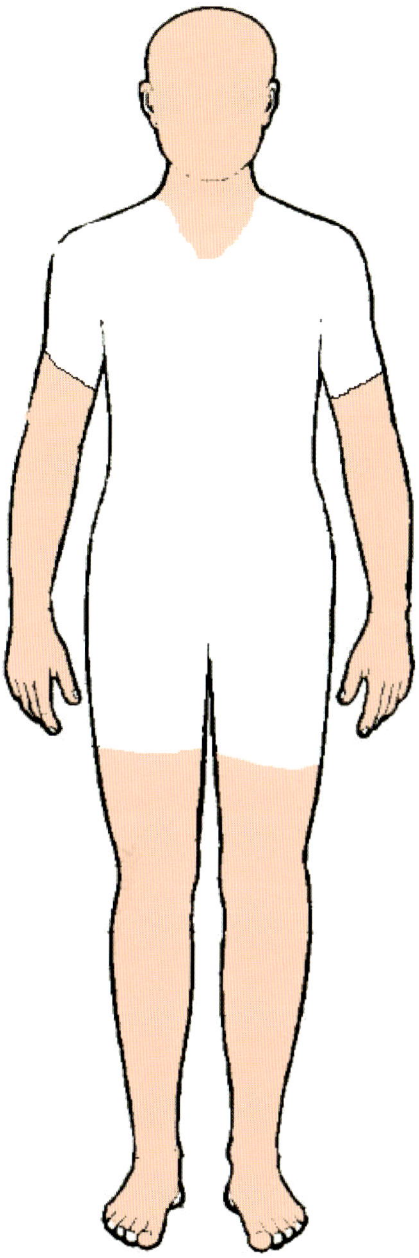

Persönliche Arbeitshygiene

6. Schreiben Sie die folgenden Wörter an die richtige Stelle im Text:
Bereichskleidung, bequem, kurzärmelig, 60 °C, Spital-/Heimareal, täglich, Bereichen, sichtbarer Verschmutzung, kontaminieren, Schutzfunktion, Keime, Schutz vor Chemikalien, gewaschen.

LB 497

Dienstkleidung hat eine ______________________: Sie darf nur im ______________________

______________________ getragen werden, da sonst ______________________ in den privaten Bereich

gebracht werden können. ______________________ darf nur innerhalb von bestimmten ______________________ getragen werden (OP-Bereich, Überwachung, Gebärsaal). In den meisten Spitälern/Heimen wird die Dienstkleidung zur Verfügung gestellt und ________________;

wenn eigene Kleidung gekauft wird, darauf achten, dass sie ____________________ und bei mindestens ______________ waschbar ist. Dienstkleidung muss _________________________ sein (lange Ärmel __________________________________ Unterarme kann man waschen). Ausnahme: z. B. im Labor müssen zum ____________________________________ lange Ärmel getragen werden.

Dienstkleidung täglich und nach ____ wechseln.

Händehygiene

LB 497 ff.

7. Erklären Sie den folgenden Satz: «Die Hände sind somit die Hauptüberträger für Infektionen im Spital/Heim.».

____

8. Zählen Sie auf, was zur Händepflege gehört:

- ____________________________
- ____________________________
- ____________________________
- ____________________________
- ____________________________

	Hygienische Händedesinfektion	Händewaschen	Handschuhe tragen	Händepflege
Grundsatz				
Wann?			Einweghandschuhe Gummihandschuhe	
Wie?				

Besonderes				

Händedesinfektion

LB 500

1. Schritt	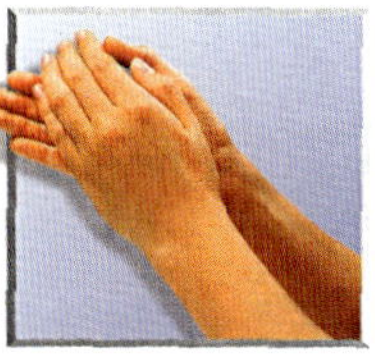 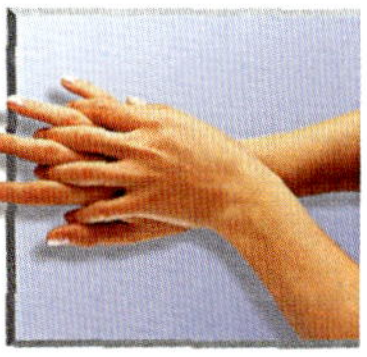	**2. Schritt**
3. Schritt	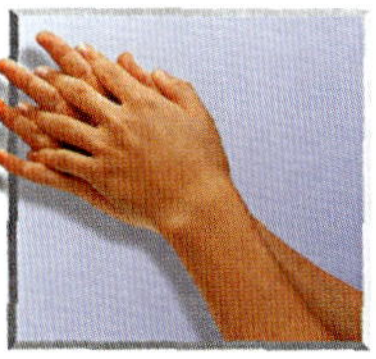 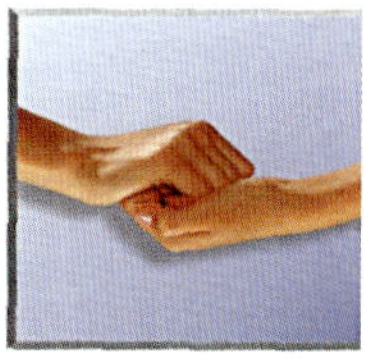	**4. Schritt**
5. Schritt	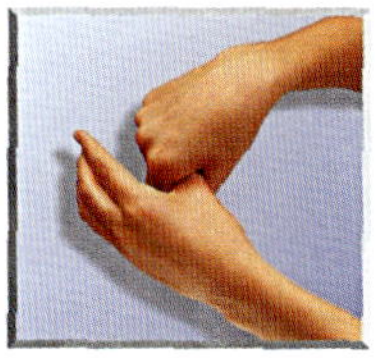 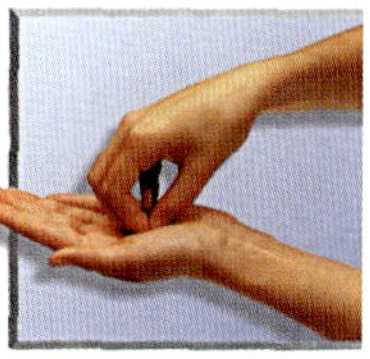	**6. Schritt**

Vorgehen

Isolierung / Isolation

AB 409

1. Lesen Sie noch einmal die typische Situation und beantworten Sie folgende Fragen:
   a) Was heißt Isolation?

   b) Warum wurde Herr Dupois isoliert?

   c) Es gibt noch einen andern Grund, warum Menschen isoliert werden. Nennen Sie ihn.

Schutzmaßnahmen

LB 511 f.

2. Schreiben Sie alle Maßnahmen auf, die Frau Stauffer ergreift, um sich vor einer Ansteckung zu schützen oder um nicht selbst Erreger zu übertragen:
   a) wenn sie Herrn Dupuis das Essen bringt:

   b) wenn sie das Tablett abholt:

Transfer für die Praxis

- Lassen Sie sich von Ihrer Vorgesetzten die Anweisungen bzw. das Merkblatt für Infektionskrankheiten allgemein oder speziell (z. B. Norovirus) geben.
- Lesen Sie, was Sie vor dem Betreten des Zimmers und im Zimmer von Klienten mit einer Infektionskrankheit tun müssen; vergleichen Sie, ob die Handlungen mit denen der typischen Situation übereinstimmen.

3. Notieren Sie, was Sie auf Ihrer Abteilung anders machen müssen, wenn die Handlungen nicht übereinstimmen.

Patientenzimmer

LB 511 f.

4. Wie soll es eingerichtet werden?

5. Welches Material wird vor dem Zimmer auf einem Tisch gelagert?

6. Was wir an die Zimmertür gehängt?

7. Das Zimmer muss laufend desinfiziert werden. Was muss desinfiziert werden?

Umkehrisolation

LB 512 f.

1. Schreiben Sie in eigenen Worten, was mit «Umkehrisolation» gemeint ist.

2. Wie wird das Klientenzimmer gereinigt/desinfiziert?

3. Was wird vor dem Zimmer vorbereitet?

Hygiene zu Hause

LB 500 f.

1. Was muss in einem Haushalt mit gesunden Bewohnern desinfiziert werden?

Fallbeispiel
Hygiene bei Infektionskrankheiten zuhause (Beispiel Norovirus)
Sie helfen bei der Pflege von Frau Kramer zu Hause mit. Frau Kramer lebt bei ihrer Tochter. Letzte Nacht litt die Klientin an starkem Erbrechen und Durchfall. Man vermutet eine Ansteckung mit dem Norovirus.

LB 510 f.

2. Wie wird das Norovirus übertragen?

- ______
- ______
- ______
- ______
- ______

3. Was tun Sie vor dem Betreten des Wohnbereichs der Klientin?

➲ ______
➲ ______
➲ ______
➲ ______

4. Welche Maßnahmen gelten bei der Klientin?

5. Welche nach dem Verlassen des Wohnbereichs der Klientin?

1. ______
2. ______
3. ______
4. ______
5. ______

Infektionslehre

LB 501 f.

1. Was heißt «Infektion»?

2. Warum sind längst nicht alle Infektionen für den Menschen pathologisch?

3. Wovon hängt das Zustandekommen einer Infektionskrankheit ab?

4. Erklären Sie die Wörter in der Tabelle auf deutsch; zuerst die, die Sie schon kennen, dann schauen Sie die anderen im Buch nach.

Antisepsis	
apathogene Mikroorganismen	
Asepsis	
Desinfektion	
endogene Infektion	
Epidemie	
exogene Infektion	
immun	
Infektion	
Infektionsweg	
Inkubationszeit	
Kontamination	
Mikrobizid	
Mikrobizidie	
Mikroorganismen (Mikroben)	
nosokomiale Infektionen (Nosokomeion = Krankenhaus)	
Pandemie	
pathogene Mikroorganismen	
Präventivmedizin	
Schmierinfektion	
Sepsis	
Sterilisation	
Tröpfcheninfektion	

Verursacher von Infektionen

LB 503

5. Lesen Sie im Lehrbuch. Nennen Sie die vier Gruppen und zwei Untergruppen von Krankheitserregern, die für den Menschen von Bedeutung sind, deren Eigenschaften und je 2 (-7) Erkrankungen dazu.

Erreger	Eigenschaften	Erkrankungen
-		
-		
-		
-		
•		
•		

Nosokomiale Infektionen

LB 502

6. Was verstehen Sie unter «nosokomiale Infektionen»?

7. Sie können helfen, untenstehende Infektionen zu verhüten, indem Sie:

Harnwegsinfekte	• •
Wundinfektionen	• •
Atemwegs-infektionen	• • •
Infektionen der Haut	•

Sterilisation und Sterilgut

Sterilisation

LB 513–515

1. Was heißt Sterilisation?

2. Was wird sterilisiert?

Vorbereitung zur Sterilisation

3. Wie werden auf Ihrer Abteilung gebrauchte Instrumente entsorgt/wieder aufbereitet?

4. Wie bereitet man z. B. Instrumente zur Sterilisation vor? Worauf achten Sie besonders?

Sterilisationsverfahren

LB 514

5. Füllen Sie die Tabelle aus.

Verfahren	Wirkung	Anwendungsbeispiele
Dampfsterilisation	**Besonderes:** -	- - - - - -
Heißluftsterilisation	**Besonderes:** -	- - - - -
Gassterilisation	**Besonderes:** - - -	- - -

LB 513

Verpackung von Sterilgut

Da das Sterilgut bis zum Gebrauch steril bleiben soll, muss es so verpackt werden, dass es nach der Sterilisation nicht wieder mit Mikroorganismen in Berührung kommt. Zudem muss die Verpackung für Dampf, heiße Luft durchlässig sein, damit diese bis zum Sterilgut dringen können.

6. Nennen Sie 3 Verpackungsarten von Sterilgut.

- ______
- ______
- ______

LB 514 f.

Lagerung von Sterilgut

7. Wie und wo werden sterile Materialien auf Ihrer Abteilung gelagert? Kreuzen Sie an, ob die folgenden Aussagen für Ihre Abteilung gelten.

❒ Sterilgut wird trocken und vor Staub geschützt aufbewahrt.

❒ Wenn Verpackungen beschädigt oder feucht sind, gilt der Inhalt nicht mehr als steril und muss resterilisiert werden.

❒ Sterile Materialien werden vor Gebrauch auf Sterilisations- bzw. Verfalldatum geprüft.

❒ Neue Packungen werden immer zuhinterst gelagert, alte nach vorne geschoben.

❒ Das Sterilgut wird regelmäßig einmal pro Woche kontrolliert und fehlendes nachbestellt.

LB 515–518

Desinfektion

1. Was heißt Desinfektion?

______

Physikalische Desinfektionsverfahren

2. Wie werden Mikroorganismen bei physikalischen Desinfektionsverfahren abgetötet?

______

______

3. Nennen Sie Vorteile von physikalischen Desinfektionsverfahren im Gegensatz zu chemischen.

______

4. Füllen Sie die Tabelle fertig aus.

Verfahren	Wirkung durch	Anwendungsbereiche
Thermische Methoden	Verbrennen **Besonderes** -	-
	Kochendes Wasser, mindestens 75–95 °C, für mindestens 3 Minuten	- - -

	Strömenden Wasserdampf bei 100 °C für 15 Minuten Steckbeckenautomat bei 80–90 °C für 1 Minute	- - - -
Strahlung	Ultraviolettes Licht **Besonderes** - -	-
Filtration	Porengröße der Filter < als 5 µm	-

Chemische Desinfektionsverfahren

5. Chemische Desinfektionsverfahren werden da angewendet, wo physikalische nicht möglich sind, nennen Sie welche.

LB 516

- ______________________ • ______________________
- ______________________ • ______________________
- ______________________ • ______________________
- ______________________ • ______________________

6. Was muss man tun, damit die Desinfektion wirksam ist?

____

7. Füllen Sie die Tabelle aus.

Wirkstoff	Anwendungsbeispiele	Besonderes
Alkohole z. B. Ethanol, Isopropanol	- - -	- - -
Aldehydderivate z. B. Formaldehyd (Formalin)	- -	- -
Halogene (Salzbildner) z. B. Chlor, Brom, Jod	Chlor - - - Jod -	- - - -
Oberflächenaktive Verbindungen z. B. quaternäre Ammoniumverbindungen (Quats)	-	- -

LB
517

Richtige Dosierung

8. Warum ist eine richtige, genaue Dosierung wichtig?

______

______

______

9. Wie hochprozentige Lösungen werden für Flächendesinfektion und -reinigung verwendet?

______ %ige

10. Wie hochprozentige Lösungen für Instrumenten-Desinfektion?

______ %ige

11. Nennen Sie 4 Beispiele, wie Sie die geforderte Konzentration herstellen können.

- ______
- ______
- ______
- ______

12. Berechnen Sie die Mengen; füllen Sie die Dosier-Tabelle aus.

Gewünschte Menge der Desinfektionslösung	0.25 %	0.5 %	1 %
1 Liter	2.5 ml		
2 Liter			
5 Liter			
8 Liter			
10 Liter			
20 Liter			
50 Liter			

Einwirkungszeit

13. Wie lange müssen Sie Desinfektionsmittel einwirken lassen?

a) Auf den Händen: ______

b) Bei anderen Desinfektionsarten:

______

______

14. Empfehlungen zum Umgang mit Desinfektionsmittel.

LB 517

Empfehlung	Wusste ich	Werde ich mir merken
Haushaltshandschuhe und Gesichtsmaske tragen.	☐	☐
Wenn Lösungen selbst angesetzt werden: Kaltes Wasser benutzen. Es können Dämpfe entstehen, die die Schleimhäute reizen. Zuerst das Wasser, dann die Lösung einfüllen (verhindert Schaumbildung).	☐	☐
Keine Sprühdesinfektion durchführen: Sprühnebel wird inhaliert und Sprühdesinfektion ohne Wischen ist wirkungslos.	☐	☐
Zimmer während/nach der Flächen- und Fußbodendesinfektion gut lüften.	☐	☐
Desinfektionsmittel nur für angegebene Zwecke benutzen.	☐	☐

Flächenreinigung, -desinfektion (als Scheuer-Wischdesinfektion)

15. Was sind Flächen?

LB 517

____

____

16. Welche Flächen reinigen Sie in Ihrer Institution?

____

____

17. Welche desinfizieren Sie?

____

____

18. Woher wissen Sie, was Sie desinfizieren müssen?

____

Vorbereitung überbetrieblicher Kurs

Planungen für den ÜK vorbereiten

- Arbeiten sie möglichst in Dreier- bis Vierergruppen.
- Lesen Sie die jeweiligen Abschnitte im Lehrbuch.
- Bearbeiten Sie die Kapitel im Arbeitsbuch.
- Machen Sie **für jeden Arbeitsauftrag eine Planung**: Vorbereitung, Durchführung, Nachbereitung, Auswertung, Besonderes (s. Beispiele in den Kap. 1.3, 3.2 und 5.1 oder eine eigene Kreation), die Sie bei der praktischen Arbeit (im ÜK oder auf Ihrer Abteilung) als «Spickzettel» benutzen können.

Arbeitsaufträge für den ÜK

- **Hände desinfizieren, waschen**
- **Flächendesinfektion**
- **Vorbereitung von Sterilgut**
- **Besuch einer Zentralsterilisation**

ÜK

Überbetrieblicher Kurs (ÜK)

Aufgabe

- Bereiten Sie das Material vor.
- Richten Sie jeweils Ihren Arbeitsplatz ein.
- Arbeiten Sie nach Ihrer Planung.
- Jede Gruppe und jede Lernende muss jeden Arbeitsauftrag ausgeführt haben.
- Reinigen und versorgen Sie das Material.

Auftrag 1

Hände desinfizieren, waschen

- Desinfizieren Sie Ihre Hände Schritt für Schritt nach Anleitung.
- Halten Sie Anweisungen (Menge Desinfektionsmittel, Dauer der Desinfektion) genau ein.
- Waschen und trocknen Sie Ihre Hände nach Vorschrift.

Auftrag 2

Flächendesinfektion

- Desinfizieren Sie die Beistelltische und die Nachttische Ihrer Klienten.

Auftrag 3

Vorbereitung von Sterilgut

- Bereiten Sie das Sterilgut Ihrer Abteilung zur Sterilisation vor.

Auftrag 4

Besuch einer Zentralsterilisation

Tipp: Schauen Sie, wenn möglich, eine Zentralsterilisation in einem Spital o. ä. an; lassen Sie sich Abläufe usw. von einer Fachperson erklären.

Auswertung

1. Tauschen Sie Ihre Eindrücke und Empfindungen aus.

Was hat gut geklappt?	Was weniger?

Immunität und Immunisierung

LB 480

1. Was heißt Immunität?

2. Wie ist/wird man immun?
   a)
   b)

3. Wie lange dauert die Immunität?

4. Was ist der Unterschied zwischen aktiver und passiver Immunisierung?

5. Gegen welche Krankheiten sind Sie geimpft?

6. Wogegen sollte sich Pflegepersonal impfen lassen?

7. Warum gegen diese Krankheiten?

Was ich noch wissen wollte:

Fragen an die Praxis	Antworten

Fragen für den ÜK	Antworten

Fragen für den Unterricht	Antworten

Fragen für den ABU	Antworten

Hilft mit, Wohn- und Lebenssituation der Klientensituation angepasst und sicher zu halten

4.3

Typische Situation

Die Assistentin Gesundheit und Soziales EBA Danielle Burnier soll Frau Samine helfen, ihre Wohnung in Ordnung zu bringen. Frau Samine fällt das Gehen schwer; sie ist auf einen Stock angewiesen und sieht schlecht.
Danielle Burnier stellt sich vor und erklärt Frau Samine, dass sie ihr heute behilflich sein wird. Sie beginnt mit der Reinigung der Wohnung und beachtet dabei die Regeln für die Verwendung der Reinigungsprodukte.
Beim Staubsaugen stellt Danielle Burnier fest, dass der Teppich am Boden rutscht. Sie schlägt Frau Samine vor, ihn zu entfernen, damit sie nicht darüber stolpert und stürzt. Frau Samine weigert sich. Sie liebt den Teppich und sie ist noch nie deswegen gestürzt. Danielle Burnier schlägt vor, möglichst bald eine rutschhemmende Matte zu kaufen und den Teppich bis dahin zu entfernen. Damit ist Frau Samine einverstanden.
Als Danielle Burnier die Wohnung geputzt hat, wäscht sie sich die Hände und begleitet Frau Samine in die Küche. Gemeinsam kontrollieren sie die Lebensmittel in den Schränken und im Kühlschrank. Sie überprüfen die Ablaufdaten, sortieren abgelaufene Produkte aus, packen rohe Lebensmittel ein und trennen sie von den zubereiteten Speisen. Danach bittet Danielle Burnier Frau Samine, sich die Hände zu waschen und hilft ihr anschließend, sich bequem in den Lehnstuhl zu setzen.
Danielle Burnier reinigt die Küche zu Ende und wäscht sich die Hände. Bevor sie geht, misst sie den Teppich und trägt die Masse in ihr Notizbuch ein. Dann fragt sie Frau Samine, ob alles ihren Wünschen entspreche. Sie vergewissert sich noch, dass die Pantoffeln weggeräumt, aber gut erreichbar sind. Beim Schliessen der Türe beachtet sie die Sicherheitsvorschriften.

Situationskreis

Alle klientenbezogenen Arbeitssituationen zu Hause und/oder am Lebensort

Berufskunde

- Wohn- und Lebensräume der Klientinnen und Klienten (Lüften, Heizung, Licht usw.)
- Bewirtschaftung von Lebensmittelvorräten
- Pflegemittel (Umgang, Lagerung usw.)
- Grundsätze der Ergonomie, der rückenschonenden und der sicheren Arbeitsweise
- Grundsätze der Körperhaltung
- Haushaltunfälle und ihre Verhütung
- Sturzprävention
- Erste Hilfe

Fähigkeiten in der Praxis

- Beobachtet ganzheitlich und gezielt
- Beachtet die Wünsche und Gewohnheiten der Klientinnen und Klienten
- Informiert die Klientinnen und Klienten
- Fordert die Klientinnen und Klienten zur Mitwirkung auf
- Geht sorgfältig mit den Sachen anderer um
- Arbeitet mit dem Team zusammen
- Wendet die Grundsätze der Ergonomie, der rückenschonenden und der sicheren Arbeitsweise an
- Beugt Unfallrisiken vor

Die typische Situation

AB 433

Lesen Sie die typische Situation.

- Haben Sie alles verstanden? den Inhalt? die einzelne Wörter?
- Notieren Sie, was Sie nicht verstanden haben, fragen Sie oder schauen Sie Wörter usw. z. B. im Glossar nach, schreiben Sie die Erklärung auf.

Fragen zum Inhalt	Erklärung

Einzelne Wörter	Erklärung

Wohn- und Lebensräume

LB 520

Reflexion

Diskutieren Sie mit Ihrer Kollegin.

- Die meisten Menschen verbringen ca. 80 % ihrer Zeit in geschlossenen Räumen. Sie auch?
- Was ist Ihnen wichtig bzgl. Raumluft, lüften, Temperatur (heizen, kühlen), Luftfeuchtigkeit, Licht:
  a) zu Hause
  b) an Ihrem Arbeitsplatz

Raumluft, lüften, heizen, Licht

1. Was können Sie tun, damit die Raumluft nicht zu sehr belastet wird?

2. Wie lüften Sie richtig?

3. Wie hoch sollte die Temperatur in Gebäuden sein:

   a) in neueren? ______

   b) in älteren? ______

   c) in Schlafräumen? ______

4. Was sind Folgen, wenn die Temperatur zu hoch ist = zu viel geheizt wird?

5. Warum ist gutes Licht wichtig?

Energieverbrauch

LB 521 f.

1. Wo finden Sie überall Energieetiketten?

2. Suchen Sie eine Energieetikette aus oder laden Sie eine vom Internet herunter.
   a) Welche Energieeffizienzklasse weist das dazugehörige Gerät aus?

   b) Ist das günstig oder wird damit zu viel Strom verbraucht?

   c) Was können Sie sonst noch auf der Etikette sehen?

1	
2	
3	Energieeffizienzklasse
4	
5	
6	
7	
8	

3. Diskutieren Sie mit 3 Kolleginnen, wie Sie zur Zeit Strom und Wasser sparen.
4. Lesen Sie anschließend im Lehrbuch nach, welche Sparmöglichkeiten Sie noch nicht berücksichtigt haben. Schreiben Sie auf, welche Sie in Zukunft berücksichtigen wollen.

Ich spare zur Zeit Strom:

Ich spare zur Zeit Wasser:

Ich werde in Zukunft noch mehr Strom sparen:

Ich werde in Zukunft noch mehr Wasser sparen:

Das Zimmer im Spital, Heim

LB 522 f.

Reflexion

1. Zeichnen (möblieren, schmücken) Sie ein Zimmer, in dem Sie gerne wohnen würden.

2. Bilden Sie fünfer Gruppen. Sie haben 40 Min. Zeit. Jede Gruppe bastelt aus dem bereit gelegten Material entweder:

- ein Krankenzimmer in einem Spital.
- ein Klientenzimmer in einem Alters- und Pflegeheim.
- ein Klientenzimmer in einer Behinderten-Institution.
- ein Klientenzimmer einer Seniorin zu Hause.

Am besten stellen Sie ein Zimmer aus Ihrer Institution dar.

3. Überlegen Sie, was in den einzelnen Zimmer vorhanden sein muss und bringen Sie es auf das Papier.

4. Stellen Sie Ihre Werke aus und erklären Sie Ihren Kolleginnen, was es jeweils in den einzelnen Zimmern gibt und braucht. Notieren Sie das wichtigste.

LB 523

a) Jeder Klient hat:

-
-
-
-

b) Zur Grundausstattung des Zimmers gehören:

-
-
-
-
-
-
-
-
-
-

Regeln, die im Krankenzimmer gelten

LB 523

5. Das Krankenzimmer ist (vorübergehend) das «Zuhause» des Patienten. Im Heim ist es der letzte Wohnort des Klienten. Er verbringt oft lange Zeit im gleichen Raum. Deshalb gilt:

Regeln	Weiß ich	Werde ich mir merken
Ruhe: Türe und Fenster (leise) schließen, rücksichtsvoll gehen (keine klappernden Schuhe, v. a. in der Nacht), sich in angemessener Lautstärke unterhalten, während der Anwesenheit im Zimmer nicht ungefragt Radio oder Fernsehen (zur eigenen Unterhaltung) anstellen.	☐	☐
Ordnung: Aufräumen, schmutzige Wäsche, streng riechende Einlagen, Töpfe und Urinflaschen schnellstmöglich aus dem Zimmer entfernen.	☐	☐
Alte Zeitschriften, verblühte Schnittblumen und Topfpflanzen mit Erlaubnis des Klienten entsorgen.	☐	☐
Zimmer und Mobiliar sauber halten, nicht während der Arztvisite, Besuch, Essenszeit aufräumen und reinigen.	☐	☐
Während dem Lüften und der Anwesenheit des Klienten im Zimmer Durchzug vermeiden.	☐	☐

Grundsätze der Ergonomie

LB 524–527

1. Womit beschäftigt sich die Ergonomie?

Gestalten des Arbeitsplatzes

LB 524

2. Nennen Sie 5 Punkte, die beim Gestalten des Arbeitsplatzes berücksichtigt werden müssen.

-
-
-

Arbeitsbewegungen

3. Nennen Sie 3 ergonomische Arbeitsbewegungen.

LB 524

Rückenschonende Arbeitsweise

LB 524 f.

Reflexion

1. Besprechen Sie in der Gruppe und notieren Sie, wie Sie Ihre Rücken schonen können, damit es durch falsches Heben usw. später nicht zu Rückenschäden kommt.

2. Was kann zu Rückenschmerzen und Bandscheibenschäden führen?

LB 173–183

3. Erklären Sie mit Hilfe des Bildes, was die Rückenschmerzen verursacht.

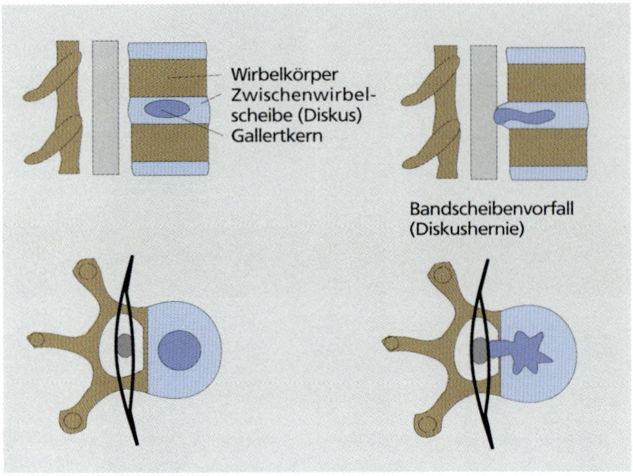

4. Was ist die größte Gefahr/Komplikationen bei dieser Erkrankung?

LB 525 f.

Gewichte heben

5. Bilden Sie Gruppen (1 Ausführender, 2 Beobachter). Heben Sie z. B. eine Kiste mit gefüllten Mineralwasser-Flaschen vom Boy auf den Boden.

6. Welche der Grundsätze zum Heben von Gewichten haben Sie berücksichtigt?

☐	Breite Beinstellung (bessere Stabilität, Gewichtsverlagerung von rechts nach links).
☐	Den Rücken gerade halten, nicht beugen.
☐	Parallel zum «Objekt» arbeiten = Wirbelsäule nicht verdrehen.
☐	Knie und Hüfte beugen.
☐	Last möglich nahe am Körper halten, nicht ruckartig anheben.

Ursache von Stürzen, Stürzen vorbeugen, Rücken schonen

LB 526–527

1. Besprechen Sie in der Gruppe:
   a) Ursachen für Stürze
   b) Wie man Stürzen (eigenen, denen von Klienten) vorbeugen kann

2. Schreiben und zeichnen Sie die Ergebnisse auf Flip-Charts, hängen Sie diese im Schulzimmer auf und stellen Sie die Ergebnisse Ihren Kolleginnen vor.

LB 527

Schutz beim Stürzen

3. Welche Mittel zur Linderung von Sturzschäden kennen Sie?

-
-
-

Unfallverhütung

LB 528 f.

- Erstellen Sie auf Flipcharts Collagen oder Zeichnungen zu folgenden Themen: Verhüten von

1. Schnittverletzungen
2. Verbrennungen und Verbrühungen
3. Vergiftungen und Verätzungen
4. Stromunfälle
5. Brände/Explosionen

Hausapotheke

LB 529 f.

1. Wo befindet sich die Hausapotheke

in meinem Betrieb:

in der Berufsschule:

im ÜK:

zu Hause:

2. Wo ist eine (Haus-)Apotheke vom Gesetzgeber vorgeschrieben?

3. Wie soll die Hausapotheke aufbewahrt werden?

4. Notieren Sie, was alles in die Hausapotheke gehört.

Medikamente

-
-
-
-
-
-
-
-
-
-
-
-
-

Verbandsmaterial

Individuelle Arzneimittel

Krankenpflegeartikel

Listen

Was ich noch wissen wollte:

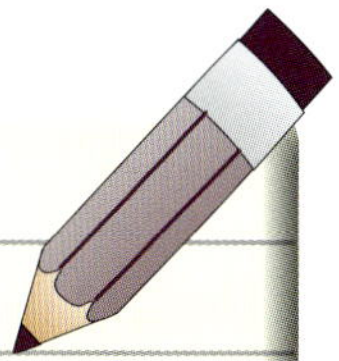

Fragen an die Praxis	Antworten

Fragen für den ÜK	Antworten

Fragen für den Unterricht	Antworten

Fragen für den ABU	Antworten

5

Mitwirken bei Administration, Logistik, Arbeits-organisation

5.1

Führt einfache administrative Arbeiten durch und nutzt dabei auch Informatik-Hilfsmittel

Typische Situation

Sonja Suter, Assistentin Gesundheit und Soziales EBA, hat für Herrn Kappeler die wöchentlichen Einkäufe besorgt.
Nach dem Einkauf räumt sie die Produkte in die entsprechenden Ablagen. Sie trägt gemäß den Kassabons die Auslagen ins Haushaltsbuch von Herrn Kappeler ein. Dieser besteht auf einer eigenständigen Kontrolle seiner Einnahmen und Ausgaben.
Herr Kappeler lässt sich von Sonja Suter die Einträge und die dazugehörigen Quittungen erklären. Sonja Suter klebt die Quittungen auf ein Blatt Papier. Herr Kappeler legt dieses in einem Belegmäppchen seines Haushaltsbuches ab.
Sonja Suter führt die Vorratslisten nach, damit Herr Kappeler einen Überblick über die vorhandenen Artikel in seinem Haushalt hat.
Sonja Suter trägt ihre Tätigkeiten und ihren Zeitaufwand mit Datum in ihrer Leistungserfassungstabelle ein. Im Büro trägt Sonja Suter ihre eigenen Leistungen als Verlaufseintrag in der elektronischen Klientendokumentation ein.

Situationskreis

Leistungserfassung, Kassabuch führen, Listen führen, Mutationen eintragen, Dokumente ablegen und archivieren

Berufskunde

- Textprogramm anwenden
- Tabellenkalkulationsprogramm anwenden
- Einfache Kassabuchführung (elektronisch und physisch)
- Weitergabe von Informationen (bürotechnische Hilfsmittel)
- Listen, Kassabuch und Dokumentenablagen
- Materialbewirtschaftung, s. auch Kap. 5.4

Fähigkeiten in der Praxis

- Nutzt elektronische Dokumentations- und Tabellenprogramme
- Führt Geldbewegungen korrekt durch, hält diese buchhalterisch fest und dokumentiert sie mit Belegen

■ Aufzählung ⏩ Maßnahmen ➲ Vorgehen ❑ Material ▼ Achtung, Gefahr

Die typische Situation

AB 447

Lesen Sie die typische Situation.

- Haben Sie alles verstanden? den Inhalt? die einzelne Wörter?
- Notieren Sie, was Sie nicht verstanden haben, fragen Sie oder schauen Sie Wörter usw. z. B. im Glossar nach, schreiben Sie die Erklärung auf.

Fragen zum Inhalt	Erklärung

Einzelne Wörter	Erklärung

Reflexion

Beantworten Sie folgende Fragen:

	Textverarbeitungsprogramm	Tabellenkalkulationsprogramm
Wozu dient das Programm?		
Haben Sie persönlich auf Ihrem PC/Mac solche Programme eingerichtet? Wenn ja, welche?		
Wenn ja, für welche Aufgaben/Arbeiten verwenden Sie diese?		
Welche Listen/Tabellen, die Sie auch brauchen/einsehen dürfen, gibt es auf Ihrer Abteilung?		
Gibt es Arbeiten, für die Sie eines der Programme verwenden möchten, es aber noch nicht können?		

Textverarbeitung

Aufgabe 1 (Einzelarbeit)

LB 534–538

Schreiben Sie einen Bericht für Ihre Lerndokumentation in Ihrem Textverarbeitungsprogramm.

1. Öffnen Sie Ihr Textverarbeitungsprogramm.
2. Erstellen Sie eine neue Datei.
3. Schreiben Sie für die Datei einen Titel und das Datum.
4. Speichern Sie Ihre Datei auf Ihrem Laufwerk und/oder in dem dafür vorgesehenen Ordner.
5. Schreiben Sie den nötigen Text.
6. Wählen Sie eine neue Schrift.
7. Formatieren Sie den Titel «fett».
8. Korrigieren Sie den Text mit dem Korrekturprogramm.

LB 534 ff.

Aufgabe 2 (Gruppenarbeit)

Bereiten Sie (handschriftlich oder auf dem PC/Mac) Formulare vor, auf die Sie Ihre Planungen eintragen können, z. B. Planung für Tätigkeiten im ÜK und in der Praxis (z. B. Körperpflege, Reinigung, Blumenpflege usw.).
Es sollen folgende Punkte vorhanden sein:

Vorarbeit/Vorbereitungen
Arbeitsplatz einrichten
Material
Hauptarbeit
Nacharbeit
(Wartung)
Besonderes/Fragen
evtl. Auswertung

Aufgabe 3 (Gruppenarbeit)

Erstellen Sie eine Liste, auf der die AGS Frau Suter die Vorräte von Herrn Kappeler einträgt, damit er einen Überblick über die vorhandenen Artikel (und die Länge ihrer Haltbarkeit) in seinem Haushalt hat. (Sie können Ihren eigenen Haushalt als Beispiel nehmen.)

Erstellen Sie die Liste:
- a) handschriftlich
- b) mit dem Textverarbeitungsprogramm (z. B. Word)

LB 538

Tabellenkalkulation

Aufgabe 1

LB 539–544

- Erstellen Sie ein Kassenbuch für sich selbst während eines Monats.
- Sammeln Sie dazu alle Ihre Kassenbons und Quittungen.
- Tragen Sie Ihre Einnahmen und Ausgaben in die dafür vorgesehenen Spalten ein.
- Berechnen Sie nach jedem Eintrag den Saldo.

1. Erstellen Sie das Kassenbuch:
   - a) handschriftlich
   - b) mit dem Tabellenkalkulationsprogramm (z. B. Excel)
2. Legen Sie Ihre Belege (Kassenbons, Quittungen usw.) in einem Ordner (aus Papier) ab. Kleben Sie die Belege z. B. auf A4-Blätter wie S. Suter in der typischen Situation.

LB 539 ff.

Aufgabe 2

1. Erstellen Sie eine Liste des Pflegematerials, das auf Ihrer Abteilung vorhanden ist.
2. Richten Sie die Tabelle so ein, dass die Aus- und Eingänge der Produkte (nach Eingabe der Anzahl) automatisch berechnet werden.

3. Lesen und beachten Sie die Tipps.

LB 544

Tipp	Werde ich mir merken
Achten Sie bei einem PC mit Windows-Betriebssystem darauf, Franken und Rappen immer durch einen Punkt zu trennen; wenn Sie mit einem Komma trennen, rechnet der Computer nicht und schreibt eine Null. Beim Mac müssen Sie Franken und Rappen durch ein Komma trennen.	☐
Wenn Sie in einer Zelle etwas berechnen lassen wollen, müssen Sie die Zelle anklicken und das «=» an den Anfang schreiben.	☐
Speichern Sie Ihre Dateien immer wieder ab; so kann nichts verloren gehen, wenn Sie z. B. einen falschen Knopf drücken oder ein Stromausfall ist.	☐

Dokumentenablage

LB 545–546

1. Wo befinden sich zu Hause Ihre wichtigen Dokumente (z. B. Geburtsurkunde)?

2. Welche Ablagesysteme (allgemein) kennen Sie?

3. Wie, nach welchem System legen Sie Ihre schriftlichen Unterlagen für den Unterricht, den ÜK und die praktische Abteilung ab? Machen Sie eine Übersicht.

Dokument/Papier/Datei	Ort

4. Nennen Sie Ablagen (Ordner), die auf Ihrer Abteilung stehen, die Sie auch einsehen dürfen, weil sie allgemein wichtige Unterlagen enthalten.

5. Wie lange muss man wichtige Dokumente aufbewahren?

6. Was passiert mit Dokumenten, die man nicht mehr braucht, die aber noch aufbewahrt werden müssen?

LB 545

7. Welche Ordner auf Ihrer Abteilung dürfen Sie nicht ansehen? Begründen Sie Ihre Antwort.

Zeiterfassung

LB 546–547

1. Was heißt Zeiterfassung?

2. Wie werden Ihre Arbeits- und Freizeit, Krankheitstage und Ferien, Schulungen usw. von Ihrem Arbeitgeber erfasst?

3. Was müssen Sie selbst dafür tun?

4. Was müssen Sie besonders aufschreiben, melden?

5. Wie wird Ihre Überzeit erfasst?

Was ich noch wissen wollte:

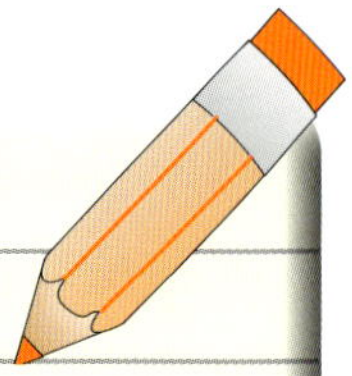

Fragen an die Praxis	Antworten

Fragen für den ÜK	Antworten

Fragen für den Unterricht	Antworten

Fragen für den ABU	Antworten

5.2

Nimmt Informationen entgegen und leitet sie weiter

Typische Situation

Herr Martin wurde ins Spital eingewiesen, nachdem er in der Stadt gestürzt ist. Er hat sich vermutlich das Handgelenk gebrochen und muss untersucht und behandelt werden.
Jules Praz, Assistent Gesundheit und Soziales EBA, hat den Auftrag, Herrn Martin zur Radiologie-Abteilung zu begleiten. Er stellt fest, dass Herr Martin besorgt wirkt und fragt ihn, was ihn bedrücke. Herr Martin erklärt ihm: «Mein Hund ist allein zu Hause, meine Frau ist mit den Kindern in den Ferien.» Jules Praz antwortet: «Ich verstehe, dass Sie sich Sorgen machen. Ich leite Ihr Anliegen weiter, jemand wird sich um Ihren Hund kümmern. Hat ein Nachbar oder ein Angehöriger einen Schlüssel zu Ihrer Wohnung?»
Zurück auf der Station informiert Jules Praz die verantwortliche Pflegefachfrau über die Situation. Diese dankt ihm und sagt, sie werde die Sozialarbeiterin anrufen, die den Fall prüfen und sich bei Bedarf darum kümmern werde.

Situationskreis

Kommunikation am Telefon und Weiterleitung von Informationen

Berufskunde

- Berufsgeheimnis
- Patientenrechte
- Informationen weiterleiten
- Regeln bei der Führung der Klientendokumentation (Formulierung der Beobachtungen)
- Informationssammlung

Fähigkeiten in der Praxis

- Hört aktiv zu
- Beobachtet
- Kommuniziert professionell
- Ist initiativ
- Beschafft Informationen
- Leitet die Informationen professionell weiter: knapp, sachgerecht, angemessen und rechtzeitig

AB
453

Die typische Situation

Lesen Sie die typische Situation.

- Haben Sie alles verstanden? den Inhalt? die einzelne Wörter?
- Notieren Sie, was Sie nicht verstanden haben, fragen Sie oder schauen Sie Wörter usw. z. B. im Glossar nach, schreiben Sie die Erklärung auf.

Fragen zum Inhalt	Erklärung

Einzelne Wörter	Erklärung

LB
550–552

Das Berufsgeheimnis

Das Berufsgeheimnis wahren

1. Ein erfundenes Gespräch vor dem Kino (Lernender AGS mit einem Kollegen).
   «Hey, wie geht's bei der Arbeit?»
   «Ganz ok. Weißt du, wen ich diese Woche an der Arbeit gesehen habe? Den Fußballnationalspieler xy, seine Mutter ist nämlich anfangs Monat bei uns ins Pflegeheim eingetreten.»

   a) Was hat der Lernende AGS seinem Kollegen gesagt, was er nicht hätte sagen dürfen?

   b) Warum hätte er das nicht sagen dürfen?

   c) Gegen welche Pflicht hat der Lernende AGS verstoßen?

2. Lesen Sie in Ihrem Arbeitsvertrag was zu dem Thema Schweigepflicht steht und was Sie unterschrieben haben. Halten Sie den Text stichwortartig fest.

Umfang des Berufsgeheimnisses

Robert Ammann

3. Diskutieren Sie in der Gruppe folgende Fragen und machen Sie sich Notizen.
   a) Was soll durch die Schweigepflicht geschützt werden?
   b) Darf man Familienmitgliedern eines Klienten – beispielsweise seiner Schwester oder seinem Sohn – ohne Einwilligung des Klienten Auskunft über deren gesundheitliche Situation erteilen?
   c) Welche Bedingungen müssen Sie absolut einhalten, wenn Sie in der Freizeit einer Person von Erfahrungen aus der Arbeit erzählen möchten?
   d) Wenn Sie selber krank und im Spital wären und gefragt würden: Wem aus Ihrem Familien- und Bekanntenkreis dürften Ärzte und Pflegepersonen Auskunft über Ihre gesundheitliche Situation geben, wem nicht?

LB 550 f.

Notizen:

a)

b)

c)

d)

LB 550 ff.

4. Beantworten Sie folgende Fragen.
   a) Wer ist dem Berufsgeheimnis unterstellt?

   b) Was gilt als Berufsgeheimnis/Schweigepflicht, was gehört dazu?

   c) Was dürfen Sie allgemein erzählen?

   d) Wem gegenüber gilt die Schweigepflicht?

   e) Wie lange müssen Sie sich an die Schweigepflicht halten?

   f) Welches sind die gesetzlichen Folgen bei der Verletzung der Schweigepflicht?

   g) Kennen Sie Ausnahmen, bei denen Sie sich nicht an die Schweigepflicht halten müssen?

Rechte und Pflichten von Klientinnen/Klienten

LB 553–554

1. Klienten und Klientinnen haben Rechte und Pflichten, die meist in kantonalen Gesetzen und Verordnungen festgehalten sind.
   a) Lesen Sie schriftliche Informationen über Rechte und Pflichten von Klienten und Klientinnen, die es in Ihrer Institution gibt, oder ein Exemplar des kantonalen Patientengesetzes durch, und nennen Sie fünf Rechte, welche Klienten und Klientinnen haben.
   b) Überlegen Sie sich für jedes Recht ein konkretes Beispiel aus Ihren Arbeitsbereich.

Rechte von Klientinnen/Klienten	Beispiele aus Ihrem Arbeitsbereich
1.	
2.	

3.	
4.	
5.	

Anrufe entgegennehmen

Robert Ammann

1. Lesen Sie das folgende Beispiel eines Telefongesprächs. Jules Praz ist alleine im Stationsbüro als das Telefon klingelt, und nimmt den Hörer ab.

LB 568–570

Jules Praz (J. P.): «Guten Tag, hier ist Jules.»
Yvonne Baumgartner (Y. B.): «Wer ist da?»
J.P.: «Jules Praz.»
Y. B.: «Ist das die Station C?»
J.P.: «Ja.»
Y.B.: «Können Sie dafür sorgen, dass Frau Sommer heute Abend ihre Sintrom-Tablette nicht nimmt?»
J.P.: «Sicher.»
Y.B.: «Vielen Dank, auf Wiederhören.»
J.P.: «Auf Wiederhören.»

Auftrag

2. Diskutieren Sie in einer Gruppe, was in diesem Telefongespräch alles falsch gelaufen ist. Was sollte Jules Praz beachten, wenn er einen Anruf entgegennimmt?

Pflegemodelle

Elisabeth Blunier

LB 555–560

1. Was ist ein Modell?

2. Was tun Pflegemodelle?

Das Roper-Logan-Tierney-Pflegemodell

Lebensaktivitäten (LA)

LB 555

3. Notieren Sie die Lebensaktivitäten.

LEBENSAKTIVITÄTEN (LA)	ABHÄNGIGKEIT/UNABHÄNGIGKEITS-KONTINUUM

Abhängigkeit/Unabhängigkeits-Kontinuum

LB 558

4. Zeichnen Sie auf oben auf der Tabelle ein:
   a) Wie un-/abhängig Sie bei den einzelnen LA sind (mit Rot).
   b) Wie un-/abhängig Herr Martin nach seiner Handgelenkverletzung wahrscheinlich sein wird (mit Blau).

Die Lebensspanne

5. Zeichnen Sie ein:
   a) In welchem Abschnitt der Lebensspanne Sie jetzt sind (mit Rot).
   b) In welchem Abschnitt der Lebensspanne Ihre Klientinnen/Klienten jetzt sind (mit Blau).

Geburt **Tod**

Der Problemlösungsprozess

LB 558–559

Es ist Donnerstag. Sie sind am nächsten Samstag bei einer Kollegin zu deren Geburtstagsfeier eingeladen. Sie haben für das Fest nichts Geeignetes anzuziehen.

Planung

1. Überlegen Sie, wie Sie vorgehen und was Sie (der Reihe nach) tun, um am Samstag gut gekleidet auf der Party zu erscheinen.
2. Planen Sie in folgenden Schritten:

Ist-Zustand feststellen

Problem formulieren

Ziel formulieren

Maßnahmen planen

Maßnahmen durchführen

Evaluieren (kontrollieren, ob das Ziel erreicht ist). Wenn nötig, das Ziel neu setzen und/oder neue Maßnahmen planen.

3. Formulieren Sie ähnliche Beispiele aus dem Alltag.

Der Pflegeprozess

LB 559

1. Lesen Sie im Lehrbuch und notieren Sie in Stichworten, was der Pflegeprozess mit dem Problemlösungsprozess zu tun hat.

LB 559

2. Schreiben Sie die Schritte des Pflegeprozesses (zusammen mit einer kurzen Erklärung) in die Kreise und zeigen Sie den Ablauf mit Pfeilen auf.

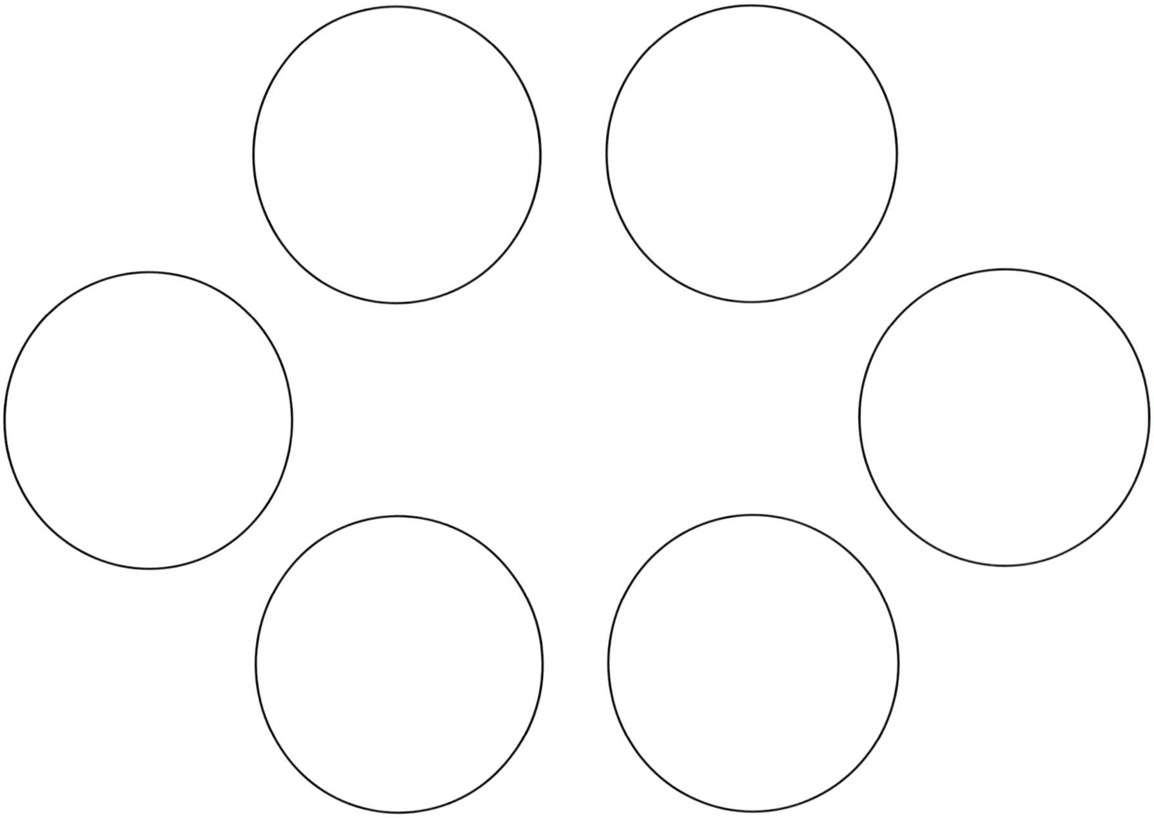

LB 560–566

Pflegeplanung

Fallbeispiel

Frau Moll ist 82 Jahre alt, 165 cm groß und 80 kg schwer. Die Pensionärin kann nach einer Schenkelhalsfraktur vor 4 Monten nur noch schlecht am Gehbock gehen. Frau Moll`s Sehvermögen hat sich in letzter Zeit verschlechtert.

Frau Moll war früher Gärtnerin und sehr viel draußen. Sie war sehr gesellig und hat im Kirchenchor in ihrem Heimatdorf mitgesungen. Sie hat viel Besuch von ihren Kindern und Enkelkindern.

Frau Moll ist es manchmal langweilig, weil sie nicht mehr gut gehen, lesen und fernsehen kann. Sie möchte unbedingt wieder im Garten spazieren und ihre Tageszeitung lesen.

Die Schritte des Pflegeprozesses

1. Bilden Sie Gruppen. Lesen Sie das Fallbeispiel (oder nehmen Sie eines aus Ihrer Praxis). Erstellen Sie eine Pflegeplanung für Frau Moll bzw. Ihre Klientin.

I. Informationssammlung = Pflegeanamnese

2. Füllen Sie die Checkliste Informationssammlung für Frau Moll oder für Ihre Klientin aus.

AB 461

Bewegung
selbstst.: ❑ im Bett ❑ im Raum ❑ im Freien
❑ Gehbock ❑ Rollator ❑ Gehstöcke
❑ Begleitung
❑ Lehnstuhl
❑ Rollstuhl
❑ Gehtraining:

Atmung
❑ problemlos
❑ Behinderung:

❑ Rauchgewohnheiten:

❑ Therapie:

Kleidung
❑ an-, auskleiden selbstständig
❑ braucht Hilfe bei:

Schlaf
❑ Schlafgewohnheiten:

❑ Schlafstörungen:

Bettgitter: ❑ links ❑ rechts
❑ Sicherungsdecke

Körperpflege
❑ selbstständig
❑ Ganzwäsche
❑ Oberkörper am Waschbecken
❑ Intimwäsche im Bett
❑ Bad ❑ Dusche

Mundhygiene
❑ selbstständig ❑ braucht Hilfe
Zahnprothese: ❑ oben ❑ unten ❑ TP
Rasieren: ❑ selbstständig ❑ nass ❑ elektrisch

Sicherheit
❑ kann selbstst. Hilfe anfordern (Rufanlage)
❑ braucht Hilfe/Überwachung:

Haut
❑ gesund/intakt
❑ gefährdete Stellen (rot eintragen)

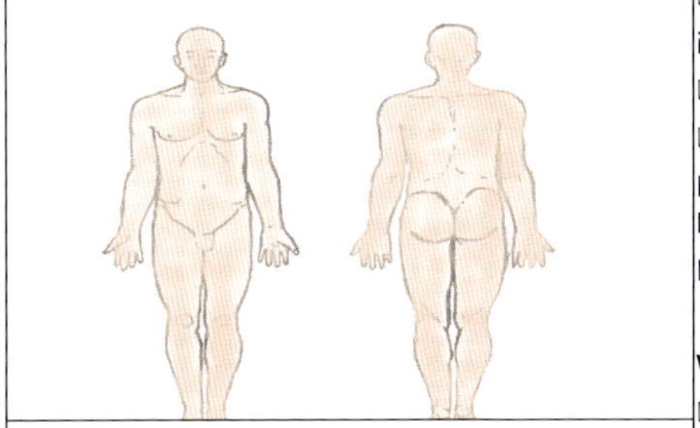

Schmerz
❑ Lokalisation des Schmerzes (blau eintragen)

Kommunikation
versteht/spricht: ❑ deutsch ❑ andere Sprache:

❑ Sprachstörung:

Gehör: ❑ intakt ❑ schwer hörend
Hörgerät: ❑ rechts ❑ links

Sehvermögen: ❑ intakt ❑ sieht schlecht
❑ Brille ❑ Lesebrille ❑ Lupe ❑ andere:

Ernährung
❑ Kost/Diät:
gewohnte Flüssigkeitsmenge:
ca. ml/Tag
ca. ml/Nacht
isst auf der Station:
❑ Morgen ❑ Mittag ❑ Abend
❑ bes. Vorlieben

❑ bes. Abneigungen:

❑ Unverträglichkeiten:

Hilfsmittel
❑ Tellerring ❑ Schnabelbecher
❑ andere:

❑ Schwierigkeiten b. d. Nahrungsaufnahme:

Ausscheidung
❑ selbstständig
❑ braucht Hilfe:
❑ WC ❑ Nachtstuhl ❑ Bettschüssel
inkontinent: ❑ Urin ❑ Stuhl
❑ Einlagen
❑ Toilettentraining
Neigung zu: ❑ Verstopfung ❑ Durchfall
Maßnahmen:

Wohnverhältnis
❑ hat eigene Wohnung
Größe/Stockwerk/Lift:

Gedächtnis
❑ Erinnerungsvermögen intakt
Gedächtnisstörung
❑ Frischgedächtnis
❑ Langzeitgedächtnis
Orientierung
❑ Intakte Orientierung
fehlende Orientierung:
❑ Ort ❑ Zeit ❑ Person

Sinnfindung/Lernen
erlernter Beruf:

❑ pensioniert

Glaube/Konfession
❑ nimmt Glaubenshilfe in Anspruch:

❑ möchte am Gottesdienst teilnehmen:

Beschäftigung/Freizeitgestaltung
❑ Basteln ❑ Turnen ❑ Spielgruppe
❑ Gedächtnistraining ❑ Lesen/Zeitung
❑ Karten spielen ❑ Kochgruppe
❑ andere Aktivitäten:

LB 564

Checkliste für die Pflegeanamnese/Informationssammlung

3. Wozu dient die Informationssammlung?

4. Welche Daten werden aufgenommen?

LB 560 f.

LB 560

5. Lesen Sie im Lehrbuch: Sie können Daten auf zwei verschiedenen Arten erheben. Schreiben Sie je drei Beispiele stichwortartig auf.

direkt	indirekt

Informationsquellen

6. Überlegen Sie, woher bzw. von wem Sie Informationen erhalten; tragen Sie Ihre Informationsquellen ein.

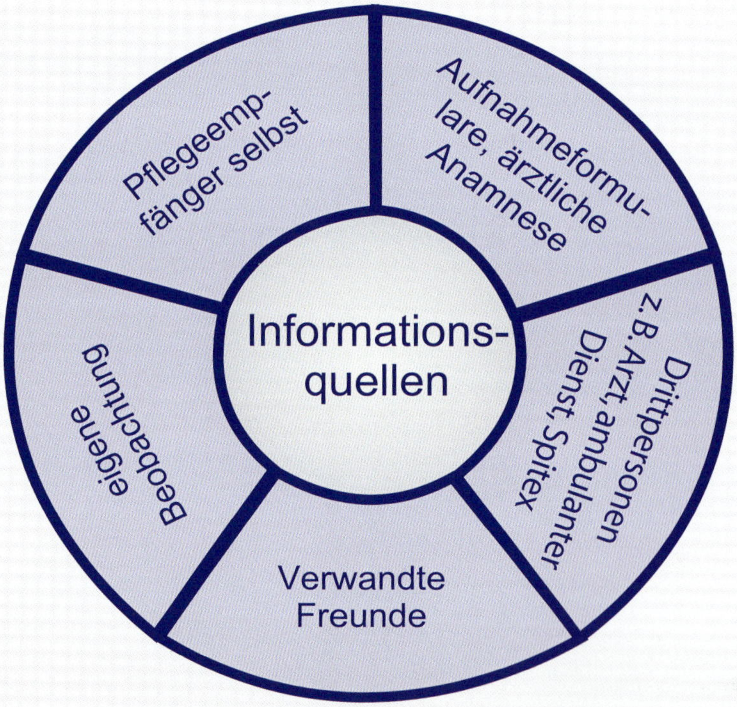

Grundsätze	Werde ich mir merken
Pflegepersonen sollen nur Daten erheben, welche für die Pflege relevant sind!	☐
Wenn immer möglich, sollen die Pflegeziele gemeinsam mit dem Betroffenen oder seinen Angehörigen formuliert werden.	☐
Der Experte für seine (subjektiven) Probleme und Ressourcen ist und bleibt der Klient selbst resp. seine nächsten Angehörigen!	☐

II. Erkennen von Problemen und Ressourcen

7. Analysieren Sie die erhobenen Daten und schreiben Sie unten in die Planung 2 Probleme auf und dazu 2 Ressourcen, mit deren Hilfe Frau Moll/Ihre Klientin die Probleme besser bewältigen kann.

LB 561

Datum	Probleme und Ressourcen	Datum	Pflegeziele	Datum	Pflegeplan	Datum Pflegezielkontrolle

III. Zielformulierung

8. Was ist der größte Wunsch von Frau Moll/Ihrer Klientin hinsichtlich der Behebung ihrer Probleme? Was soll das Ziel sein? Formulieren Sie (aus der Sicht von Frau Moll/Ihrer Klientin) zu jedem Problem ein Ziel.

LB 562

Datum	Probleme und Ressourcen	Datum	Pflegeziele	Datum	Pflegeplan	Datum Pflegezielkontrolle

9. Wie müssen Ziele sein, damit sie erreicht werden können?

10. Welchen Zweck haben **Teilziele**?

11. Wie sollen Pflegeziele formuliert werden?

LB 563

IV. Planung der Maßnahmen

12. Wann kann man die standardisierte Pflegeplanung benutzen?

13. Anhand von was werden Pflegemaßnahmen geplant?

14. Worüber gibt die Pflegeplanung Auskunft?

-
-
-

15. Wie müssen Pflegemaßnahmen formuliert sein?

-
-
-

16. Überlegen Sie sich (in der Pflegepraxis wenn möglich mit den Klienten zusammen) Pflegemaßnahmen und tragen Sie sie in die Pflegeplanung ein.

Datum	Probleme und Ressourcen	Datum	Pflegeziele	Datum	Pflegeplan	Datum Pflegezielkontrolle

LB 565

V. Durchführung der Pflegemaßnahmen (Pflegeplan)

17. Warum muss man sich bei der Durchführung der Maßnahmen an die Planung halten?

18. Was muss man bei begründeten Ausnahmen tun?

LB 173–183

VI. Beurteilung der Wirkung der Pflege - Pflegebericht

19. Dokumentieren Sie das Erreichen bzw. nicht Erreichen der Pflegeziele in der Spalte Pflegezielkontrolle.

Datum	Probleme und Ressourcen	Datum	Pflegeziele	Datum	Pflegeplan	Datum Pflegezielkontrolle

Beobachtungen im Pflegebericht festhalten

Robert Ammann

LB 566

Zu den Aufgaben von Assistentinnen Gesundheit und Soziales EBA gehört es, Informationen, die sie beispielsweise aus Beobachtungen erhalten, «knapp, sachgerecht, angemessen und rechtzeitig» (Bildungsplan Assistent/in Gesundheit und Soziales, S. 30) zu dokumentieren. Aussagen sollten dabei immer auch für Aussenstehende nachvollziehbar sein.

20. Auftrag: Überlegen Sie sich, wie Sie folgende mündlichen bzw. schriftlichen Aussagen anders formulieren könnten, damit sie knapp, sachgerecht und angemessen sind.

Mündliche Aussage am Rapport: «Herr Kernen hat mich heute genervt. Immer jammert er, wenn man ihn mobilisiert, dabei kann er im Bett ja gar nicht richtig sitzen und schlucken, also muss man ihn rausnehmen, das ist wirklich mühsam.»	
Schriftlicher Eintrag im Pflegebericht: «Frau Wegener ist gemein zu ihrer Nachbarin. Während des Frühstücks nannte sie Frau S. eine Schlampe, nur weil diese versuchte, ihren Orangensaft zu nehmen.»	

21. Was wird im Pflegebericht genau dokumentiert?

22. Auf welche Fragen sollen die Eintragungen Antwort geben?

-
-
-
-
-

Aufgrund des Pflegeberichts wird entschieden, ob die Ziele für den gesetzten Zeitpunkt erreicht worden sind.

23. Was tun Sie, wenn einige oder alle Ziele nicht erreicht sind?

Pflegedokumentation

LB 566

Transfer Praxis

Das Dokumentationssystem

- Erkundigen Sie sich, wie auf Ihrer Abteilung Pflege dokumentiert wird.
- Erbitten Sie sich je ein Blatt von denen, die Sie brauchen dürfen/müssen.
- Lassen Sie sich das Eintragen (auf Papier oder elektronisch) auf der Abteilung zeigen.
- Üben Sie Einträge zu machen.

Was ich noch wissen wollte:

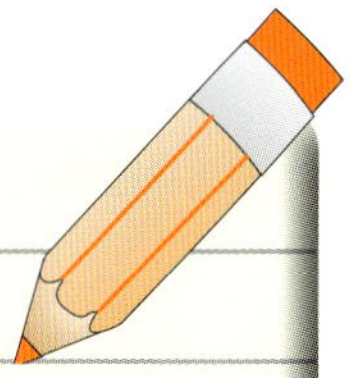

Fragen an die Praxis	Antworten
Fragen für den ÜK	**Antworten**
Fragen für den Unterricht	**Antworten**
Fragen für den ABU	**Antworten**

Reinigt Apparate und Mobiliar und sorgt für deren Betriebsbereitschaft

5.3

Typische Situation

Im Betrieb steht ein Rollator zum Reinigen. Laura Mathis, Assistentin Gesundheit und Soziales EBA, reinigt im Ausguss den Rollator nach den internen Weisungen und den Hygienerichtlinien. Danach prüft Laura Mathis die Bremsen des Rollators auf ihre Funktionstüchtigkeit und ob die Räder mit genügend Luft gefüllt sind. Nachdem sie alles kontrolliert hat, stellt sie den Rollator in den Mobiliarraum zurück. Zur Qualitätssicherung visiert Laura Mathis auf der Liste ihren Namen und das Datum.

Situationskreis

Alle Situationen im Zusammenhang mit Reinigung, Wartung und Reparatur von Gegenständen

Berufskunde

- Apparate betriebsbereit halten gemäß Bedienungs- und Wartungsanleitung
- Grundlagen (Grobschmutz, Reinigungs- und Desinfektionsmittel) der Materialreinigung
- Sinn und Bedeutung des Nachführens der verschiedenen Listen in Bezug auf die Qualitätssicherung
- Reparaturen veranlassen und Rücklauf kontrollieren

ÜK

- Kennt den Umgang und die Einstellungen der verschiedenen Hilfsmittel wie Rollator, Gehstöcke, Rollstuhl usw.
- Reinigt und desinfiziert Mobiliar

Fähigkeiten in der Praxis

- Reinigt und wartet Apparate nach den betrieblichen Vorschriften
- Überprüft Apparate, Mobiliar und Hilfsmittel auf ihr Funktionstüchtigkeit
- Erkennt defekte Apparate, Mobiliar und Hilfsmittel und leitet die Feststellung der zuständigen Stelle weiter
- Erstellt und führt Reinigungs- und Gerätekontrolllisten
- Geht sorgfältig und ressourcenschonend mit Material und Geräten um

Die typische Situation

AB 469

1. Lesen Sie die typische Situation.
   a) Haben Sie alles verstanden? den Inhalt? die einzelne Wörter?
   b) Notieren Sie, was Sie nicht verstanden haben, fragen Sie oder schauen Sie Wörter usw. z. B. im Glossar nach, schreiben Sie die Erklärung auf.

Fragen zum Inhalt	Erklärung

Einzelne Wörter	Erklärung

2. Notieren Sie, was Laura Mathis mit dem Rollator gemacht hat.

3. Wird die Reinigung von Geräten auf Ihrer Abteilung gleich gehandhabt?

4. Schauen Sie in den internen Weisungen und den Hygienerichtlinien Ihres Betriebs nach. Gibt es Unterschiede? Wenn ja, welche?

ÜK

Überbetrieblicher Kurs (ÜK) 1a

Auftrag 1

Geräte und Hilfsmittel kennenlernen

Sie werden eine Ausstellung von Geräten und Hilfsmitteln vorbereiten.

- Sie werden die Geräte und Hilfsmittel kennen lernen und Ihren Kolleginnen und Kollegen vorstellen.
- Sie werden Ihren Kolleginnen und Kollegen die Bedienung Ihres Geräts/Hilfsmittels vorzeigen.

Im Zimmer sind folgende Geräte und Hilfsmittel vorhanden:
Rollator
Gehstützen
Gehwagen
Rollstühle

Patientenheber (s. auch Kap. 1.5) (oder Waage)
Badelift

Vorgehen

- Bilden Sie Gruppen.
- Jede Gruppe sucht sich ein Hilfsmittel oder ein Gerät aus.

Sie lernen das Gerät/Hilfsmittel kennen

- Schauen Sie mit Hilfe der Gebrauchsanweisung (wenn keine vorhanden ist, eine aus dem Internet herunterladen), aus welchen Teilen Ihr Gerät besteht und wie die verschiedenen Teile heißen.
- Schreiben Sie Etiketten für die Beschriftung der einzelnen Teile des Geräts.

Sie lernen das Gerät/Hilfsmittel bedienen

- Falten Sie das Gerät wo möglich zusammen und wieder auseinander.
- Nehmen Sie wo möglich abnehmbare Teile ab und hängen Sie sie wieder an.
- Stellen Sie das Gerät richtig ein (z. B. Höhe).
- Pumpen Sie wo nötig die Reifen auf.

Tragen Sie die Anweisungen zum Gebrauch der Geräte in Stichworten ein.

LB 572–574

	Gerät einstellen/ vorbereiten	Grundsätze/Achtung/Besonderes
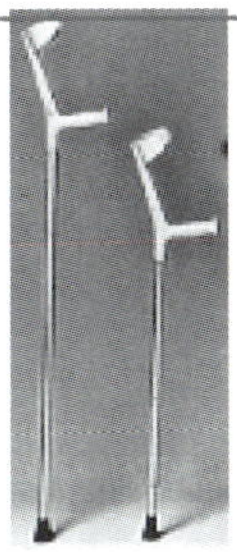 1		
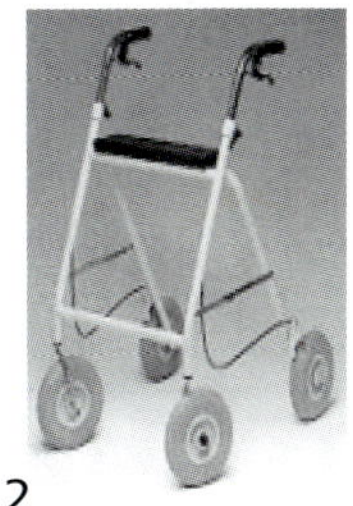 2		
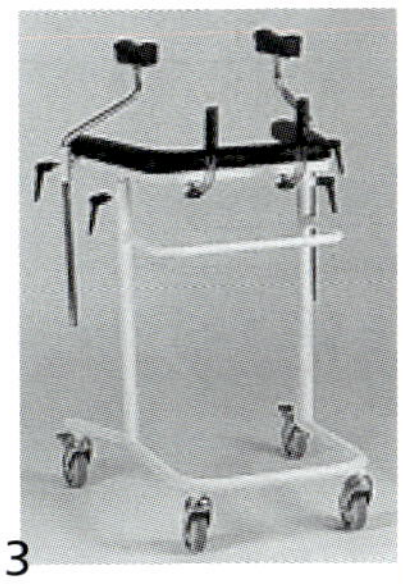 3		

	Gerät einstellen/ vorbereiten	Grundsätze/ Achtung/ Besonderes
LB 153 f.+574 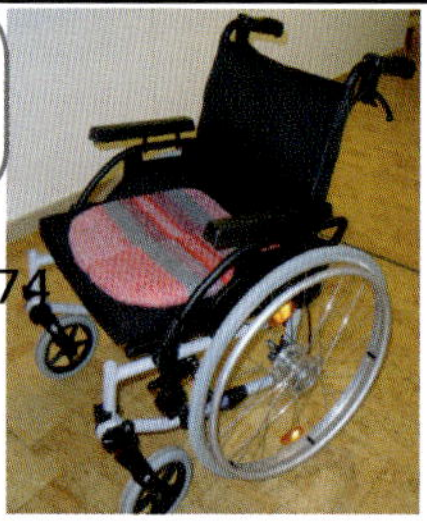 4		
LB 154 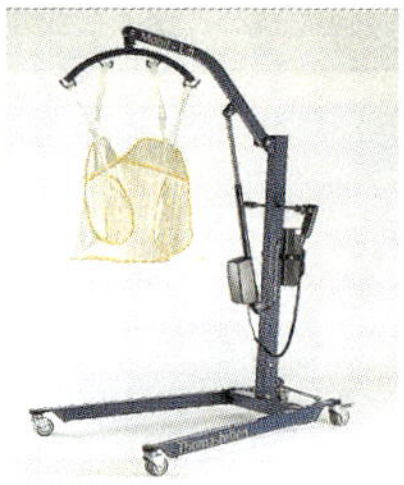 5		
LB 155 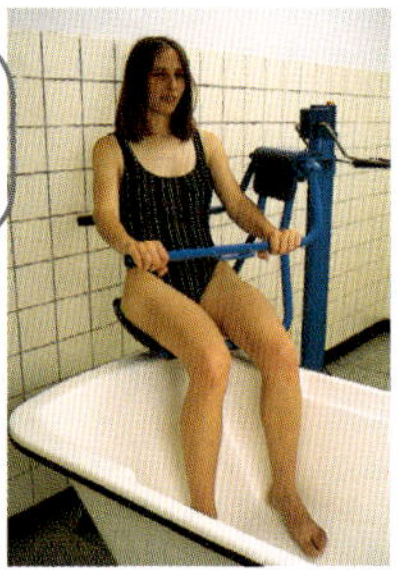 6		

Abb. 1, 2, 3 und 5: Thomashilfen, Bremervörde; 4 und 6: E. Blunier

ÜK

Überbetrieblicher Kurs (ÜK) 1b

Auftrag 2

Geräte und Hilfsmittel reinigen und wenn nötig desinfizieren

Geräte, Apparate, Mobiliar und Hilfsmittel reinigen/desinfizieren

- Schauen Sie auf den Reinigungs- und Desinfektionsplan, wann, womit und wie Ihr Gerät gereinigt werden muss.

Planung für die Reinigung

AB 50, 354 ff., 449

- Erstellen Sie für Ihr ausgewähltes Gerät/Hilfsmittel die Planung für die Reinigung (Mindmap, Tabelle usw.) Vorarbeit/Vorbereitungen, Arbeitsplatz, Material, Hauptarbeit, Nacharbeit, Wartung, Besonderes.
- Reinigen und desinfizieren Sie (wenn nötig) Ihre Geräte.
- Jede Gruppe führt den anderen Gruppen die Reinigung und Handhabung der Geräte vor.

1. Beachten Sie die Grundsätze bei der Arbeitsplanung und bei der Arbeit.

Grundsätze bei der Reinigung	Weiß ich	Werde ich mir merken
Immer mit Handschuhen arbeiten.	☐	☐
Bei Reinigung mit Desinfektionsmittel (z. B. Sitzfläche des Nachtstuhls) immer Handschuhe tragen.	☐	☐
Bei Hautirritation immer Handschuhe tragen!	☐	☐
Beim Reinigen mit Mikrofaserlappen immer Handschuhe tragen (entfettet die Haut)	☐	☐
Gegenstand von oben nach unten/von hinten nach vorne reinigen.	☐	☐
Immer auch von unten reinigen: z. B. Rollstuhlsitz, Infusionsständer (auf einen Boy stellen, damit man die untere Seite und die Räder gut sehen und reinigen kann).	☐	☐
Rillen reinigen; z. B. beim Rollstuhl zwischen Sitz und Lehne.	☐	☐
Das, was man auseinander nehmen kann, auseinander nehmen (z. B. Tablett vom Rollator, Lehnen vom Badelift) und einzeln reinigen.	☐	☐
Reinigung von Rädern (Infusionsständer, Rollator, Rollstuhl, Boy usw.): Rollen/Räder bei der gründlichen Reinigung abwischen und auf das Laufen überprüfen. Schwer zugängliche, enge Stellen kann man gut mit Wattestäbchen reinigen, eingeklemmte Haare und Schmutz mit einer Pinzette entfernen.	☐	☐

LB 575

2. Beachten Sie die Grundsätze bei der Arbeitsplanung und bei der Arbeit.

Grundsätze bei der Desinfektion	Weiß ich	Werde ich mir merken
Die vorgegebene Konzentration des Desinfektionsmittels, die Einwirkungszeit und die Häufigkeit der Anwendung unbedingt einhalten.	☐	☐
Desinfektionsmittel und Reinigungsmittel nie mischen.	☐	☐
Nie zwei Desinfektionsmittel gleichzeitig verwenden.	☐	☐
Beim Arbeiten mit Desinfektionsmitteln immer Handschuhe tragen (sind aggressiv).	☐	☐
Bei Flächendesinfektion das Mittel großzügig gleichmäßig verteilen, nicht verdünnen, nicht nachspülen, nicht trocknen sondern trocknen lassen.	☐	☐
Desinfektionsspray nur gezielt anwenden, wenn möglich mit Lappen verteilen (Gründe: gefährliche Dämpfe, die Sprüh-Tröpfchen erreichen nicht alle Mikroorganismen).	☐	☐

LB 576

3. Beachten Sie die Grundsätze bei der Arbeitsplanung und bei der Arbeit.

Grundsatz bei der Wartung	Weiß ich	Werde ich mir merken
Wenn Rollen/Räder nicht gut laufen und/oder Geräte defekt sind, muss ein Reparaturschein ausgefüllt werden; dieser wird mit dem Gerät zusammen zu der zuständigen Stelle (z. B. Technischer Dienst, Hausmeister) zur Wartung und Reparatur gebracht.	☐	☐

LB 577

LB 678

AB 475

Kontrollliste

1. Tragen Sie Ihre Tätigkeit ordnungsgemäß in die Kontrollliste ein und beantworten Sie folgende Fragen:
   a) Wozu dient die Kontrollliste?

   b) Wie lange muss die Kontrollliste aufbewahrt werden?

   c) Warum?

2. Sie haben an Ihrem Gerät einen Schaden entdeckt; tragen Sie ihn und ggfs. Maßnahmen zur Behebung des Schadens auch in die Kontrollliste ein.

ÜK

Überbetrieblicher Kurs (ÜK) 1c

Auftrag 3

Kontrollisten führen, Reparaturen veranlassen und Rücklauf kontrollieren

- Führen Sie die Kontrolllisten nach: Tragen Sie nach Ausführung der Reinigung Datum, Unterschrift und evtl. Bemerkungen ein.
- Füllen Sie Reparaturscheine aus.
- Veranlassen Sie die nötigen Reparaturen.
- Kontrollieren Sie den Rücklauf.

Auftrag 4

Mobiliar reinigen und desinfizieren

AB 50, 354 ff., 449

Vorbereitung für die Praxis

- Bereiten Sie für die Praxis Anleitungen («Rezepte») zum Reinigen und Desinfizieren von Mobiliar vor.
- Nehmen Sie auch den Reinigungs- und Desinfektionsplan Ihrer Abteilung zu Hilfe.
- Stellen Sie dafür z. B. einen Mindmap oder eine Planung für die Reinigung (s. o.) her und schreiben Sie Vorbereitung, Hauptarbeit, Schlussarbeit, Grundsätze für jedes einzelne Möbelstück auf eine Karte oder einen Notizzettel.

LB 580–583

Gereinigt werden:
Schrank, Nachttisch, Pflegebett, Gegenstände im Krankenzimmer mit und ohne Desinfektion, Austrittsreinigung bei Infektion.

ischimatt
ALTERS- UND PFLEGEHEIM

LB
579

Reinigung : .... Monat: .... Jahr: ....

Reinigungshäufigkeit: 1 x monatlich
Reinigungsarbeiten: Sämtliche Teile (und Räder) feucht abreiben und nachtrocknen
Reinigungsprodukte: Taski Sprint 200 (Interieur-Reiniger), blauer Lappen, Baumwoll-Lappen

Nach Ausführung der Reinigung, Datum, Unterschrift und ev. Bemerkungen eintragen.

Inventar Nr.	Gereinigt am	Unter-schrift	Bemerkungen für allfällige Massnahmen	Inventar Nr.	Gereinigt am	Unter-schrift	Bemerkungen für allfällige Massnahmen

Sobald das Formular vollständig ausgefüllt ist, bitte der/dem Prozessverantwortlichen „Reinigung" abgeben. Danke.

Version: 1.1/22.09.2008 Nr. 3210-K01-F29 Archivierungsdauer: 10 Jahre
Archivierungsort: Ordner Nachweis 1 in jew. Stationsbüro Seite 1 von 1
Vorversion: 1.0/25.03.2008

Reparaturschein

LB 580

1. Nehmen Sie den Schein im Buch oder bringen Sie einen von Ihrer Abteilung mit und füllen Sie ihn aus.

Certified System swiss TS ISO 9001 ischimatt ALTERS- UND PFLEGEHEIM

Interner Auftrag

wird in blau gedruckt

Auftrag an ……………………………………………………………..

Auftrag gegeben von

☐ Heimleitung	☐ Teamleitung 1. Stock	☐ Personal Küche
☐ Sekretariat	☐ Teamleitung 2. Stock	☐ Personal Café
☐ Leitung Pflege	☐ Teamleitung 3. Stock	☐ Personal Hausdienst
☐ Leitung Küche	☐ Teamleitung Nachtwache	☐ Personal Wäscherei
☐ Leitung Hauswirtschaft	☐ Pflege 1. Stock	☐ Aktivierung
☐ Leitung Aktivierung	☐ Pflege 2. Stock	☐ Hauswart
	☐ Pflege 3. Stock	

……

(Auftragsbezeichnung und –beschrieb)

……

……

……

……

……

……

……

……

Auftrag erteilt am ……………………………………………………………………

Name, Vorname, Unterschrift ……………………………………………………………………

Dringend ☐ Für die folgenden Tage ☐

Auftrag ausgeführt am ……………………………………………………………………

Name, Vorname, Unterschrift ……………………………………………………………………

Version: 1.6/31.01.2011 Nr. 3300-A01-F01 Archivierungsdauer: 2 Jahre
Vorversion: 1.5/15.09.2010 Archivierungsort: Ordner Interner Auftrag Seite 1 von 1

Mobiliar reinigen, desinfizieren

LB 580–584

LB 583

Dusche, Badewanne und Lavabo reinigen

1. Notieren Sie stichwortartig, wie Sie die:

Dusche zwischen 2 Klienten reinigen:

Badewanne (ohne Tank, Schlauch und Düse für Desinfektionsmittel) reinigen:

Badewanne (mit Tank, Schlauch und Düse für Desinfektionsmittel) reinigen:

Auswertung

1. Tauschen Sie Ihre Eindrücke und Empfindungen aus zu Ihrem ÜK aus.

Was hat gut geklappt?	Was weniger?

- Was werden Sie zukünftig beachten?

- Gab es Schwierigkeiten oder Störungen im Ablauf?

2. Halten Sie Fragen und Unklarheiten schriftlich fest.

Quellen

Haushalten mit Pfiff, Interkantonales Lehrmittel für den Hauswirtschaftsunterricht Kt: ZH1994
Schlieper, Cornelia A.: Lernfeld Hauswirtschaft, Verlag Handwerk und Technik, 7. überarbeitete und erweiterte Auflage, Hamburg 2009
Skripten BZ-GS Solothurn, Pflegeassistenz (M. Schwab-Wälti)
Unterlagen: Ischimatt, Forst

Was ich noch wissen wollte:

Fragen an die Praxis	Antworten

Fragen für den ÜK	Antworten

Fragen für den Unterricht	Antworten

Fragen für den ABU	Antworten

5.4

Wirkt bei der Bewirtschaftung von Material mit

Typische Situation

Zweimal pro Woche hat Barbara Zürcher, Assistentin Gesundheit und Soziales EBA, den Auftrag, das gelieferte Pflegematerial im Betrieb am richtigen Ort zu verteilen und zu verräumen. Dabei achtet sie darauf, dass die neuen Produkte hinten im Schrank stehen, damit man die älteren Pflegematerialien zuerst brauchen kann.
Mit Hilfe der Bestellliste überprüft Barbara Zürcher, ob die Lieferung vollständig war, und visiert diese zur Bestätigung. Den Lieferschein legt sie im Ordner ab und entsorgt die Kartonschachteln.

Situationskreis

Lagerung und Bewirtschaftung von Büromaterial, Pflegematerial, Lebensmitteln, Haushaltswaren und Sterilgut

Berufskunde

- Lagersysteme
- Lagerbestände bewirtschaften
- Verschiedene Bestellsysteme kennen
- Sinn und Bedeutung des Nachführens der verschiedenen Listen in Bezug auf die Qualitätssicherung

Fähigkeiten in der Praxis

- Lagert und bewirtschaftet Materialien nach den betrieblichen Richtlinien und den hygienischen Grundsätzen
- Geht sorgfältig und ressourcenschonend mit Material und Geräten um

Die typische Situation

AB 481

Lesen Sie die typische Situation.

- Haben Sie alles verstanden? den Inhalt? die einzelne Wörter?
- Notieren Sie, was Sie nicht verstanden haben, fragen Sie oder schauen Sie Wörter usw. z. B. im Glossar nach, schreiben Sie die Erklärung auf.

Fragen zum Inhalt	Erklärung

Einzelne Wörter	Erklärung

Warenlagerung

LB 586–590

Reflexion

1. Was kaufen Sie zu Hause als Vorrat ein, das Sie nicht innerhalb eines Tages brauchen?

2. Wo wird was bei Ihnen auf der Abteilung als Vorrat gelagert, damit man sich immer bedienen kann?

Ware	Lagerort

Warenanlieferung

LB 586 ff.

3. Sie haben Pflegematerial bestellt und nehmen es in Empfang. Was müssen Sie kontrollieren bezüglich?
   a) Bestell-, Liefermenge:

b) Produktekontrolle:

4. Was tun Sie mit dem Lieferschein?

-
-
-
-
-

Lagerung von Lebensmitteln

LB 588

Grundsätze	Weiß ich	Werde ich mir merken
Alle Lebensmittel werden, mit Eingangsdatum versehen, in den entsprechend richtigen Behältern gelagert.	☐	☐
Neue Ware muss immer hinter die alte gelagert werden, damit die alte zuerst aufgebraucht wird («first in – first out» = FiFo-Prinzip).	☐	☐
Alle Lebensmittel, die gelagert werden, müssen mit einem Deckel oder einer Folie zugedeckt werden.	☐	☐
Gekochte Lebensmittel werden, um eine Kontamination durch Schmutz oder Keime zu vermeiden, nach Möglichkeit von rohen Lebensmitteln getrennt gelagert oder gut abgepackt (in Vakuumsäcken) aufbewahrt.	☐	☐
Die Kühltemperaturen müssen täglich überwacht und auf der Liste Kühlraum-, Kühlschranktemperaturen notiert werden.	☐	☐
Bei einer Überschreitung der festgelegten Kühltemperaturen ist umgehend der Vorgesetzte oder der technische Dienst zu informieren.	☐	☐
Die Lagerbewirtschaftung (Datumkontrolle) der Lebensmittel muss regelmäßig durchgeführt und auf dem Formular «Bewirtschaftungskontrolle Warenlager» dokumentiert werden.	☐	☐

Material bestellen

LB 589 f.

1. Welches Material dürfen Sie auf Ihrer Abteilung selbst bestellen?

2. Sie werden morgen Abend die Bestellliste (s. unten, bzw. die Ihrer Abteilung) für die Küche ausfüllen und mit dem Essenwagen in die Küche schicken. Was tun Sie vorher?

LB 587

3. Sie werden folgende Grundsätze beachten:

Grundsätze	Werde ich beachten
Bestellungen müssen pünktlich geschrieben, Bestellformulare vollständig und gut lesbar ausgefüllt werden.	☐
Der Erhalt des bestellten Materials muss anhand der Bestellliste geprüft werden.	☐
Defekte Verpackungen müssen gemeldet, evtl. zurückgeschickt werden.	☐
Bei der Lagerung von Lebensmitteln müssen alle Anordnungen befolgt werden, die oben bei «Lagerung» beschrieben sind.	☐
Die Lagerräume, Regale, Schränke usw., in denen das Material gelagert wird, müssen aufgeräumt sein und sauber gehalten werden.	☐

LB 173–183

Küchenbestellung

Station und Gruppe:	Datum:

Artikel	Menge	Anz.	Artikel	Menge	Anz.
Hagebuttentee	Schachtel		Himbeersirup normal	Flasche	
Lindenblütentee	Schachtel		Orangensirup mit Fruchtzucker	Beutel	
Pfefferminztee	Schachtel		Apfelsirup mit Fruchtzucker	Beutel	
Kamillentee	Schachtel		Himbeer mit Fruchtzucker	Flasche	
Schwarztee	Schachtel		Ovomaltine Portionen	Stück	
Orange-Zimttee	Schachtel		Ovomaltine	Dose	
Apfel-Zimttee	Schachtel		Caotina	Packung	
Lindenblüten-Zitronentee	Schachtel		Joghurt	Stück	
Green tea mit Lemon	Schachtel		Diätjoghurt	Stück	
Energie- und Vitalitättee	Schachtel		Milch	Liter	
Verdauungs- und Balancetee	Schachtel		Orangejus	Liter	
Eisenkraut	Schachtel		Nescafé	Beutel	
Früchtetee	Schachtel		Zwieback	Pack	
Süßstoff flüssig	Flasche		Kaffeerahm	Schachtel	
Süßstoff Tabletten	Sachets		Trinkhalme	Beutel	
Zucker (Kristallzucker)	Dose		Haushaltfolie	Rolle	
Zitronensaft	Flasche				
Sets: rot, gelb, blau, bordeaux, grün	Pack pro Sorte		Servietten: weiß, rot, blau, grün, rosa, gelb	Pack pro Sorte	
Salzgebäck, Stängeli, Chips	Pack pro Sorte		Essig für Reinigung des Wasserkochers	Liter	

Bestellung durch die Pflege:
Mo + Do Abend mit dem Esswagen in die Küche geben

Auslieferung durch die Küche
Di + Fr Morgen

Unterschrift:____________________________

Was ich noch wissen wollte:

Fragen an die Praxis	Antworten

Fragen für den ÜK	Antworten

Fragen für den Unterricht	Antworten

Fragen für den ABU	Antworten

6

Entwickeln und Beachten der Berufsrolle und der Zusammenarbeit

6.1 Prüft, ob ihre/seine Ressourcen für die Ausführung eines Auftrags genügen, und holt ggfs. Hilfe bei Fachpersonen

Typische Situation

Der verantwortliche Pflegefachmann bittet Charles Dutoit, Assistent Gesundheit und Soziales EBA, Frau Desjardin am Lavabo die Haare zu waschen.
Charles Dutoit geht zu Frau Desjardin und informiert sie, dass er ihr unter Aufsicht der Berufsbildnerin am Lavabo die Haare waschen werde. Er erkundigt sich nach dem Shampoo, das sie benutzt und nach ihren Gewohnheiten.
Er legt das Material bereit, bittet die Berufsbildnerin, es zu kontrollieren und vergewissert sich über das Vorgehen.
Er führt die Haarwäsche durch, trocknet die Haare mit dem Fön und frisiert Frau Desjardin. Danach reicht er Frau Desjardin den Spiegel und fragt sie, ob sie zufrieden sei.
Er räumt das Material weg und bespricht anschließend mit der Berufsbildnerin sein Vorgehen. Die Berufsbildnerin lobt Charles Dutoit, der auf die Bedürfnisse von Frau Desjardin eingegangen ist und den vorgesehenen Ablauf eingehalten hat.

Situationskreis

Alle neuen Arbeitssituationen

Berufskunde

- Lernmethoden
- Rolle und Identität der Assistentin/des Assistenten Gesundheit und Soziales EBA
- Verantwortung: Neue Handlungen durchführen
- Selbstbeurteilung als Fachperson: Kompetenzen kennen und einhalten
- Umgang mit Fehlern

ÜK

- Einführung in die Ausbildung
- Ausbildungsprogramm
- KoRe-Methode

Fähigkeiten in der Praxis

- Akzeptiert und beachtet die Grenzen des eigenen Kompetenzbereichs
- Informiert sich
- Weiß Unterstützung und Beratung anzufordern
- Kommuniziert den Stand des eigenen Lernens und kennt die eigenen aktuellen Kompetenzen
- Übernimmt Verantwortung für den eigenen Lernprozess

Die typische Situation

AB 489

Lesen Sie die typische Situation.

- Haben Sie alles verstanden? den Inhalt? die einzelne Wörter?
- Notieren Sie, was Sie nicht verstanden haben, fragen Sie oder schauen Sie Wörter usw. z. B. im Glossar nach, schreiben Sie die Erklärung auf.

Fragen zum Inhalt	Erklärung

Einzelne Wörter	Erklärung

Lernmethoden

LB 594–595

Robert Ammann

Verschiedene Lernmethoden

1. Diskutieren Sie mit der Kollegin über die besten Lernmethoden, die Sie kennen. Erklären Sie sich gegenseitig, wie Sie ganz konkret vorgehen.
2. Schauen Sie sich die sechs Lerntipps aus dem Buch an oder suchen Sie in den aufgeführten Internetseiten eine Lernmethode aus, die Sie noch nicht kennen und welche Sie interessiert; probieren Sie diese in der folgenden Woche aus.
3. Reflektieren Sie anschließend Ihre Erfahrungen damit.

Reflexion

4. Beschreiben Sie, wie Charles Dutoit vorgegangen ist, um das Haarewaschen zu erlernen.

5. Wie verlief die Auswertung?

6. Haben Sie auch schon auf diese Art gelernt?

a) Wenn ja, fanden Sie es gut? Begründen Sie Ihre Antwort.

b) Wenn nein, möchten Sie so lernen? Begründen Sie Ihre Antwort.

Rollen

LB 604–605

1. Sammeln Sie in der Gruppe Beispiele für Muss-Erwartungen, Soll-Erwartungen und Kann-Erwartungen aus Ihrer Institution.

Muss-Erwartungen	Soll-Erwartungen	Kann-Erwartungen

2. Diskutieren Sie, wenn Sie sich nicht einig sind, ob eine Erwartung beispielsweise eine Muss-Erwartung oder eine Soll-Erwartung ist.
3. Wenn Sie sich nicht einig werden, notieren Sie sich diese Erwartung für die Auswertung.

LB 605–607

Neue Handlungen durchführen

Frage: Was ist das richtige Vorgehen in einer Situation, in der Sie aufgefordert werden etwas zu tun, was Sie noch nie gemacht haben?

1. Lesen Sie die folgenden Aussagen, diskutieren Sie in der Gruppe und kreuzen Sie alle Aussagen an, die aus Ihrer Sicht korrekt sind (mehrere Antworten können richtig sein).

☐	Wenn ich aufgefordert werde etwas zu tun mache ich es auch, wenn ich es noch nie gemacht habe – man kann ja immer dazulernen.
☐	Ich gehe ins Zimmer und versuche mein Bestes. Wenn es mir nicht gelingt, kann ich immer noch Hilfe holen.
☐	Bei einer Handlung die ich noch nie gemacht habe und von der ich in der Berufsschule noch nicht gehört habe ist es mir wichtig zu wissen, ob ich dazu die Kompetenz habe. Ich schaue daher in der Kompetenzliste/dem Kompetenzenhandbuch meiner Institution nach oder in meinem Ausbildungsordner. Wenn ich die Kompetenz nicht habe, teile ich dies der zuständigen Person mit.
☐	Für eine gute Zusammenarbeit ist es wichtig alles zu machen was einem gesagt wird, auch wenn man die Kompetenz dazu nicht hat.
☐	Wenn ich aufgefordert werde etwas zu tun das ich noch nie gemacht habe, teile ich das der zuständigen Person mit und bitte sie, mir diese Handlung das erste Mal vorzuzeigen, so dass ich beobachten kann, was ein korrektes Vorgehen ist.
☐	Bei Personalmangel kann auf die Kompetenzliste keine Rücksicht genommen werden. Dann muss jede Person alles machen.

2. Welche weiteren Punkte sind zu beachten, wenn sie eine Handlung erstmals durchführen?

Kompetenzen kennen und einhalten

LB
596–598

Kompetenzlisten

1. Gibt es in Ihrer Institution Kompetenzlisten für verschiedene Funktionen?
2. Sind die Kompetenzen klar formuliert – wissen Sie genau, was Sie machen dürfen, was nicht; sind Sie manchmal unsicher?

Beispiele

3. Was darf eine Fachfrau/Fachmann Gesundheit im 2. Ausbildungsjahr für Handlungen ausführen, welche Sie als Assistentin/Assistent Gesundheit und Soziales EBA im 2. Ausbildungsjahr nicht ausführen dürfen?

- Diskutieren Sie Ihr Wissen in der Gruppe und machen Sie mindestens vier Beispiele.

Beispiel 1

Beispiel 2

Beispiel 3

Beispiel 4

4. Welche Tätigkeiten darf eine Praktikantin/ein Praktikant ohne Ausbildung nicht ausführen, welche Sie als Assistentin/Assistent Gesundheit und Soziales ausführen dürfen?

- Machen Sie mehrere Beispiele.

Beispiel 1

Beispiel 2

Beispiel 3

Beispiel 4

Beispiel 5

Umgang mit Fehlern

LB 608–609

1. Haben Sie selbst schon Fehler gemacht bei der Arbeit, oder von Fehlern gehört, die andere an Ihrem Arbeitsplatz gemacht haben? Tauschen Sie Beispiele aus.
2. Überlegen Sie sich bei jedem Beispiel, was möglicherweise die Ursache für den Fehler war.

Beispiele für Fehler	**Mögliche Ursachen**

3. Was soll eine Assistentin Gesundheit und Soziales machen, wenn Sie den Rollstuhl bei einer Klientin nicht gebremst hat, so dass der Rollstuhl wegrollte und die Klientin auf den Boden gefallen ist? (Kreuzen Sie die richtige Antwort an.)

☐	Niemandem etwas sagen und hoffen, dass niemand etwas merkt und die Klientin sich nichts gebrochen hat.
☐	Niemandem etwas sagen, aber auf jeden Fall fragen, ob die Klientin irgendwo Schmerzen hat. Falls ja, auf diese Stelle eine Salbe einreiben.
☐	Fragen, ob es der Klientin irgendwo weh tut; die Stelle anschauen und die Beobachtung sowie die Information über den Sturz sofort an die zuständige Pflegefachperson weiterleiten.

Was ich noch wissen wollte:

Fragen an die Praxis	Antworten

Fragen für den ÜK	Antworten

Fragen für den Unterricht	Antworten

Fragen für den ABU	Antworten

6.2 Beschreibt das eigene Verhalten, beurteilt dieses und zieht daraus Folgerungen für das künftige Verhalten

Typische Situation

Nach dem Tod seiner Frau ist Herr Perrin vor drei Tagen ins Heim eingetreten. Als ihm Julie Maire, Assistentin Gesundheit und Soziales EBA, das Essen bringt, wirft er das Tablett absichtlich um und beschimpft sie. Sie ist überrascht und hebt die Stimme, was Herrn Perrin noch aggressiver und nervöser macht.

Julie Maire wird sich bewusst, dass sie in der Situation überfordert ist und sucht Unterstützung im Team.

Nachdem sich die Situation beruhigt hat, analysiert die Bezugspflegeperson von Herrn Perrin mit Julie Maire die Situation. Julie Maire erklärt, sie habe zu impulsiv reagiert. Sie hätte ruhig bleiben, für die Situation von Herrn Perrin Verständnis aufbringen und Unterstützung holen sollen.

Die Bezugspflegeperson fragt sie, weshalb sie so reagiert habe und was sie tun könne, um zu verhindern, dass diese erneut vorkomme. Julie Maire wird sich bewusst, dass sie Angst hatte, da sie sich angegriffen fühlte und erkennt, dass Herr Perrin dünnhäutig ist, weil er um seine Frau trauert.

Situationskreis

- Alle klienten- und teambezogenen Situationen
- Unvorhersehbare zwischenmenschliche Situationen
- Verlust- und Trauersituationen

Berufskunde

- Das Sicherheitsbedürfnis
- Eintritt des Klienten ins Spital/Heim
- Verlust
- Krisen
- Aggressivität als Reaktion auf Krisen
- Eigene Grenzen, Stress
- *Ursachen und Äußerungen von Gewalt (s. Kap. 2.1)*
- *Angemessener Umgang mit Klientinnen und Klienten und Misshandlung (s. Kap. 2.1)*

Fähigkeiten in der Praxis

- Ist fähig, sich selbst zu beurteilen
- Nimmt Kritik auf und verarbeitet diese
- Bringt Vorschläge ein
- Ist fähig, sich in Frage zu stellen
- Ist fähig, eine Krisen- oder Gewaltsituation zu erkennen und Unterstützung anzufordern
- Kann mit Stress umgehen
- Kann mit den eigenen Gefühlen umgehen

Die typische Situation

AB 497

Lesen Sie die typische Situation.

- Haben Sie alles verstanden? den Inhalt? die einzelne Wörter?
- Notieren Sie, was Sie nicht verstanden haben, fragen Sie oder schauen Sie Wörter usw. z. B. im Glossar nach, schreiben Sie die Erklärung auf.

Fragen zum Inhalt	Erklärung
Einzelne Wörter	**Erklärung**

Eintritt in die Institution

LB 612–614

Elisabeth Blunier

- Was gehört zum Eintritt einer Klientin/eines Klienten in Ihre Institution alles dazu? Was muss vorbereitet werden, wie läuft der Eintritt selbst ab? Tauschen Sie sich in der Gruppe dazu aus und erstellen Sie eine möglichst vollständige Liste.

Was passiert in der Klientenaufnahme

Aufgaben der AGS beim Eintritt eines Klienten

Vorbereitung des Zimmers

Material, das der Klient braucht

Abholen und Begrüßen des Klienten

Informationen, die der Klient braucht

Anzeichen von Trauer

Robert Ammann

LB 614

1. Haben Sie schon Menschen kennengelernt, die wie Herr Perrin in einem Trauerprozess waren?
2. Wie (an welchen Äußerungen/Verhaltensweisen) haben Sie gemerkt, dass diese Person in Trauer war? Tauschen Sie sich mit Ihren Kolleginnen/Kollegen aus und tragen Sie möglichst viele Beobachtungen zusammen.

Krisen

LB
615–618

Reflexion

1. Haben Sie auch schon Krisen erlebt?
2. Wenn ja:
   a) In welcher Situation?

   b) Wie war das für Sie?

   c) Wer hat Ihnen bei der Bewältigung der Krise geholfen?

   d) Was hat Ihnen am besten geholfen, die Krise zu bewältigen?

Krisen bei Klientinnen/Klienten

3. Was waren Gründe/Auslöser für Krisen bei Klientinnen oder Klienten von Ihnen?

4. Was für Möglichkeiten kennen Sie, Klientinnen und Klienten in einer Krise eine kleine Freude zu machen und ihnen so zu zeigen, dass Sie an sie denken?

LB 617

Umgang mit Aggressivität

LB 618–620

1. Haben Sie selbst schon erlebt, dass eine Klientin/ein Klient sehr aggressiv war Ihnen gegenüber? Wie haben Sie reagiert? Haben Sie mit Ihrer Berufsbildnerin/Ihrem Berufsbildner gesprochen und haben diese Ihnen Tipps geben können, was Sie beim nächsten Mal tun könnten? Klar ist, dass es sehr unangenehm ist, wenn so etwas geschieht. Diskutieren Sie in der Gruppe, wie Sie klar und höflich auf einen Vorwurf reagieren könnten. Machen Sie sich Notizen.

2. Tauschen Sie sich mit einer Kollegin/einem Kollegen über Situationen aus, in denen Sie an Ihre Grenzen gekommen sind (da die Situation schwierig, belastend, hektisch oder sonst anspruchsvoll war). Wie ist es Ihnen ergangen? Haben Sie signalisieren können, dass Sie an einer Grenze angelangt sind? Würden Sie sich in einer ähnlichen Situation wieder genau gleich verhalten, oder haben Sie sich vorgenommen, beim nächsten Mal etwas zu ändern? Was konkret? Machen Sie sich Notizen.

Stress

LB 620–622

1. Diskutieren Sie, was Sie einer Kollegin raten würden, die sich durch die Arbeit als Assistentin Gesundheit und Soziales EBA sehr gestresst fühlt, die sagt, dass Sie am Abend und an ihren freien Tagen immer über eine Klientin nachdenkt, der es im Moment sehr schlecht geht.

2. Schreiben Sie für sich die fünf Aktivitäten auf die Ihnen am besten helfen, sich zu entspannen oder abzuschalten, wenn Sie gestresst sind. Tauschen Sie sich anschließend mit einer Kollegin/einem Kollegen aus und überlegen Sie zusammen, was sonst noch helfen könnte abzuschalten und sich zu entspannen.

Das eigene Verhalten kennen und verändern

LB 622

- Überlegen Sie bezüglich der 29 Handlungskompetenzen, wo Sie Ihre eigenen Stärken sehen, und bei welchen Handlungskompetenzen Sie eher Schwächen vermuten. Zusammen mit der Berufsbildnerin/dem Berufsbildner können Sie dann überlegen, wie Sie vorgehen könnten um die Dinge, die Ihnen eher schwer fallen, besser ausführen zu lernen.

Was ich gut kann, ist …	Was mir eher schwer fällt, ist …

Was ich noch wissen wollte:

Fragen an die Praxis	Antworten
Fragen für den ÜK	Antworten
Fragen für den Unterricht	Antworten
Fragen für den ABU	Antworten

6.3

Arbeitet im Team, kennt die Rollen und Verantwortlichkeiten der Teammitglieder

Typische Situation

Der körperlich geschwächte Herr Rougemont ist zusätzlich an einer akuten Lungenentzündung erkrankt. Er ist bettlägerig. Mit einer Infusion werden ihm Medikamente und Flüssigkeit verabreicht.

Als er sich im Bett umdreht, löst sich die Infusionsnadel, die Wunde blutet und die Infusion tropft auf das Bett. Florence Collin, Assistentin Gesundheit und Soziales EBA, stellt dies fest, als sie den Tee ins Zimmer bringt. Sie ruft die Pflegefachfrau. Diese kümmert sich um Herrn Rougemont und bittet Florence Collin, unterdessen das Wechseln des Bettzeugs vorzubereiten.

Nachdem Herr Rougemont beruhigt und seine Wunde verbunden ist, wechseln Florence Collin und die Pflegefachfrau gemeinsam das Bettzeug. Florence Collin verabschiedet sich von Herrn Rougemont, während die Pflegefachfrau eine neue Infusion vorbereitet.

Situationskreis

Alle Arbeitssituationen und Situationen der Teamarbeit

Berufskunde

- Rechte und Pflichten der/des Lernenden
- Rollenwechsel Schüler/in – Lernende/r
- Individuen, Gruppen, Zusammenarbeit
- Bedeutung des betrieblichen Dokumentationssystems
- Delegieren von Tätigkeiten
- Pflichtenhefte und Tagesabläufe
- Umgang mit Konflikten

Fähigkeiten in der Praxis

- Teamarbeit und Zusammenarbeit
- Gruppendynamik
- Umgang mit Konflikten
- Pflichtenheft EBA und andere Fachpersonen
- Fähigkeiten
- Plant ihre/seine Arbeit
- Akzeptiert und beachtet die Grenzen des eigenen Kompetenzbereichs
- Weiß Unterstützung und Beratung anzufordern
- Arbeitet mit dem Team zusammen

AB 505

Typische Situation

Lesen Sie die typische Situation.

- Haben Sie alles verstanden? den Inhalt? die einzelne Wörter?
- Notieren Sie, was Sie nicht verstanden haben, fragen Sie oder schauen Sie Wörter usw. z. B. im Glossar nach, schreiben Sie die Erklärung auf.

Fragen zum Inhalt	Erklärung

Einzelne Wörter	Erklärung

LB 624–625

Rechte und Pflichten

Robert Ammann

- Tragen Sie Rechte und Pflichten zusammen, die Sie als Lernende/r im Betrieb, in der Berufsschule oder im überbetrieblichen Kurs haben. Suchen Sie zu jedem Recht und zu jeder Pflicht eine Quelle (Betriebliches Merkblatt, Schulreglement, Internet-Seite des zuständigen Berufsbildungsamtes).

Recht/Pflicht	Quelle

Gruppen

LB 626–629

1. Frage: Zu was für Gruppen gehören Sie dazu? Schreiben Sie möglichst viele Gruppen auf, zu denen Sie gehören.

-
-
-
-
-
-
-
-

Entwicklung (Phasen) von Gruppen

LB 626 f.

2. Frage: Überlegen Sie sich, welche Entwicklungsphasen in Ihrer Klasse in der Oberstufe hätten beobachtet werden können. Tauschen Sie sich mit einer Kollegin/einem Kollegen aus und überprüfen Sie die Einstufung Ihrer Klasse. Sind Ihnen die fünf Phasen klar? Wenn nicht, dann klären Sie Ihre offenen Fragen mit der Lehrperson.

Rollen in Gruppen

3. Frage: Wie verhalten Sie sich in verschiedenen Gruppen, welche Rollen übernehmen Sie oder bekommen Sie? Wie verhalten Sie sich, wenn Sie neu in eine Gruppe kommen? Sind Sie still oder sprechen Sie schnell mit anderen Personen?
4. Verhalten Sie sich in den verschiedenen Gruppen ähnlich, oder gibt es Unterschiede (z. B. je nachdem, wie gut Sie die anderen Personen in der Gruppe kennen)?

Notizen, Beispiele:

Zusammenarbeit

LB 629

- Was macht eine gute Zusammenarbeit aus? Was macht die Zusammenarbeit schwierig? Diskutieren Sie aufgrund Ihrer Erfahrungen mit verschiedenen Teams und tragen Sie möglichst viele Beispiele zusammen.

Was eine gute Zusammenarbeit fördert	Was die Zusammenarbeit schwierig machen kann

Regeln für das Delegieren von Tätigkeiten

LB 633

- Lesen Sie den dazu gehörenden Text im Kapitel 6.3 des Buches durch und formulieren Sie ein konkretes Beispiel dazu: Ihre Aufgabe ist es, einer neuen Praktikantin zu delegieren, einer Klientin das Frühstück ins Zimmer zu bringen. Die Klientin isst das Frühstück immer im Bett. Was sagen Sie der Praktikantin, wie gehen Sie vor?

Beispiel

Konflikte

LB 634–637

1. Wählen Sie einen Konflikt, von dem Sie in den letzten zwei Wochen gelesen haben (Internationaler Konflikt, Streit eines bekannten Paares o. ä.) und diskutieren Sie in der Gruppe, in welcher Konfliktphase nach Glasl der Konflikt abläuft. Überlegen Sie sich, ob die beteiligten Parteien ihn Ihrer Meinung nach ohne Hilfe von außen noch lösen können, oder ob dazu eine übergeordnete Instanz notwendig ist. Glauben Sie, dass der Konflikt noch so gelöst werden kann, dass es keine Verlierer/innen gibt?

2. Bringen Sie die Phasen der Gruppenentwicklung in die richtige Reihenfolge, indem Sie diese von 1 bis 5 nummerieren.

☐ Harmoniephase
☐ Ablösephase
☐ Wachstumsphase
☐ Konfrontationsphase
☐ Orientierungsphase

3. Formulieren Sie folgende Aussage so um, dass aus der möglicherweise verletzenden Du-Aussage eine nicht verletzende Ich-Aussage wird.

Du-Aussage: «Immer muss ich in den Zimmern, in denen du gearbeitet hast, leere Schachteln mit Handschuhen ersetzen. Du arbeitest echt schlampig!»

Ich-Aussage: ____________________

Was ich noch wissen wollte:

Fragen an die Praxis	Antworten

Fragen für den ÜK	Antworten

Fragen für den Unterricht	Antworten

Fragen für den ABU	Antworten

Literaturverzeichnis

Affolter, U.; Jaun Urech, M.; Keller, M.; Schmid, U.; Emmenegger Mayr von Baldegg, G. (2009). Tiptopf – essen, trinken, sich wohlfühlen. 20. Auflage. Zürich: Schulverlag plus.

Alters- u. Pflegeheim Ischimatt, Langendorf und Demenz-Pflegezentrum Forst, Solothurn (o. J.). Entsorgungskonzepte.

Bandelow, B.; Gruber, O.; Falkai, P. (2008). Kurzlehrbuch Psychiatrie. Darmstadt: Steinkopf.

Barrick, A. L. et al. (2011). Körperpflege ohne Kampf. Bern: Verlag Hans Huber.

Bartels, H.; Bartels, R. (1987). Physiologie – Lehrbuch und Atlas. 3. Auflage. München: Urban & Schwarzenbeck.

Bienstein, C. et al.: Dekubitus (1996). Die Herausforderung für Pflegende. Stuttgart: Thieme. [vergr.]

Bienstein, C.; Fröhlich, A. (2003). Basale Stimulation. Seelze: Kallmeyer.

Bienstein, C.; Zegelin A. (1995). Handbuch Pflege. Düsseldorf: Verlag selbstbestimmtes lernen.

Blunier, E. (2011). Lehrbuch Pflegeassistenz. 5., überarb. u. erw. Auflage. Bern: Verlag Hans Huber.

Blunier, E. (2007): Körperflege. In: Lehrmittel Fachangestellte Gesundheit. Zürich: Verlag Careum.

Bobath, B. (1985). Die Hemiplegie Erwachsener. Stuttgart: Thieme.

Bowlby Sifton, C. (2010). Das Demenz-Buch. Bern: Verlag Hans Huber.

Brockhaus (2004). Mannheim: Bibliographisches Institut & F. A. Brockhaus AG.

Budnil, B. (2002). Pflegeplanung, 3. Auflage. München: Urban & Fischer.

Bund Schweizerischer Schwerhörigen-Vereine (o. J.): Der schwerhörende Patient, Merkblatt für Pflegepersonal. Schaffhauserstr. 7, 8042 Zürich

Bürgerspital Solothurn (1995). Hygiene-Handbuch. Solothurn.

Christiansen, B. et al. (1995). Arbeitsbuch Hygiene. Stuttgart: Gustav Fischer.

Clauss, V.; Mecky, I. (1997). Kursbuch Pflege. Stuttgart: Gustav Fischer.

Corr, D.; Corr, Ch. (Hrsg.) (1992). Gerontologische Pflege. Bern: Verlag Hans Huber.

Dethlefsen, Th.; Dahlke, R. (1986). Krankheit als Weg. München: Bertelsmann.

Dialog Ethik: Züricher Patientinnen- und Patientengesetz. Thema im Fokus, Ausgabe 59, Januar 2005.

Dreyfuß, H. (2010). Lehrmittel Fachfrau/Fachmann Betreuung. Spezifische Berufskunde Behindertenbetreuung, Erwachsenenpsychologie: Mensch und Entwicklung. Zürich: Careum-Verlag.

Eidgenössisches Büro für die Gleichstellung von Frau und Mann (Hrsg.) (1998). Genug ist genug: Ein Ratgeber gegen sexuelle Belästigung am Arbeitsplatz. Bern.

Faller, A. (1988). Der Körper des Menschen, 11. Auflage. Stuttgart: Thieme.

Feil, N. (2002). Validation. München: Reinhardt.

FHA Fachhochschule Aargau Nordwestschweiz (2005). Wörter, Begriffe, Bedeutungen. Ein Glossar zur Sozialen Arbeit der Fachhochschule Aargau Nordwestschweiz. Brugg: FHA.

Fiechter, V.; Meier, M. (1998). Pflegeplanung, 10. Auflage. Basel: Recom.

Flückiger, S. (o. J.). Vortrag/Präsentation Suchthilfe Olten

Frey, I.; Lübke-Schmid, L.; Wenzel, W. (1996). Krankenpflegehilfe, 10. Auflage. Stuttgart: Thieme.

Gemeinde Selzach, SO und Theo Fluri Team, Hubersdorf: Entsorgungsblatt 2012/13.

Glasl, F. (2011). Konfliktmanagement. Ein Handbuch für Führungskräfte, Beraterinnen und Berater. Bern: Haupt.

Gordon T. (2011): Lehrer-Schüler-Konferenz. Wie man Konflikte in der Schule löst. München: Heyne.

Greving, H.; Niehoff, D. (Hrsg.) (2009). Praxisorientierte Heilerziehungspflege. Bausteine der Erziehungswissenschaften, Psychologie und Soziologie. Troisdorf: Bildungsverlag Eins.

Grond, E.: Pflege Inkontinenter (1993). Hagen: Brigitte Kunz.

Grond, E. (1991). Praxis der psychischen Altenpflege. 9. Auflage. München-Gräfeling: Werk-Verlag Dr. Edmund Banaschewski.

Groothuis, R. (2000). Soziale und kommunikative Fertigkeiten. Praxishandbuch für Pflege- und Gesundheitsberufe. Bern: Verlag Hans Huber.

Haaf, L.; Engelmann, E.; Heyn, M. (1990). Krankenpflegehilfe. 8. Auflage. Stuttgart: Thieme.

Hagemann, C. (Hrsg.) (2009). Pädagogik/Psychologie. Troisdorf: Bildungsverlag Eins.

Hedderich, I. (2006). Einführung in die Körperbehindertenpädagogik. München: Reinhardt.

Henke, F. (2000/2003). Pflegeplanung nach dem Pflegeprozess. 2. Auflage. Stuttgart: Kohlhammer.

Henke, F. (2006). Pflegeplanung nach dem Pflegeprozess. 3. Auflage. Stuttgart: Kohlhammer.

Henninger, J. (1997). Pflegen helfen. Stuttgart: Schattauer.

Hobmair, H. (Hrsg.) (2008). Psychologie. Troisdorf: Bildungsverlag Eins.

Hornung, R.; Lächler, J. (2011). Psychologisches und soziologisches Grundwissen für Gesundheits- und Krankenpflegeberufe. Weinheim: Beltz.

Huisken, J. (2008). Gesprächsführung und Kommunikation. Methoden in der Heilerziehungspädagogik und Heilerziehungspflege. Troisdorf: Bildungsverlag Eins.

Jecklin, E. (1988). Arbeitsbuch Anatomie und Physiologie. 5. Auflage. Stuttgart: Fischer.

Juchli, L. (1997). Pflege. 8. Auflage. Stuttgart: Thieme.

Käppeli, S. (1999). Inkontinenz. In: Pflegekonzepte, Band 2.. Bern: Verlag Hans Huber, S. 138.

Kirschnick, O. (1996). Pflegeleitfaden, 2. Auflage. München: Urban und Schwarzenbeck.

Koch-Straube, U. (2002). Fremde Welt Pflegeheim. Bern: Verlag Hans Huber.

Köther, I.; Gnamm, E. (1990). Altenpflege in Ausbildung und Praxis. 2. Auflage. Stuttgart: Thieme Verlag.

Köther, I. (2011). Altenpflege. 3. Auflage. Stuttgart: Thieme.

Krückels, J. (1992). Anatomie – Physiologie. Arbeitsbuch für Pflegeberufe. 2. Auflage. Hagen: Brigitte Kunz.

Küng, M. (2009, September). «Was ist Suchtprävention?». Stadt Zürich: Suchtpräventionsstelle.

Landolt, H. (2004). Rechtskunde für Gesundheits- und Pflegeberufe. Bern: Verlag Hans Huber.

Lehrmittelverlag des Kantons Zürich (2005). Haushalten mit Pfiff, 6. Ausgabe. Zürich: Lehrmittelverlag des Kantons Zürich.

Lippert, H. (1989). Anatomie (Text und Atlas). 5. Auflage. München: Urban & Schwarzenbeck.

Maletzki, W. (1998). Klinikleitfaden Pflege. Stuttgart: Gustav Fischer.
Marmet, O. (2011). Ich und du und so weiter. Kleine Einführung in die Sozialpsychologie. Weinheim: Beltz.
Mäurer, H.-Ch. (1989). Schlaganfall. Stuttgart: Thieme.
Morgan, S. (2007). Wenn das Unfassbare geschieht – vom Umgang mit seelischen Traumatisierungen. Stuttgart: Kohlhammer.
Mötzing, G. (1998). Klinikleitfaden Altenpflege. Stuttgart: Gustav Fischer.
Müller, U. (1987): Der Krankenpflegeprozess. 3., überarbeitete Auflage. Basel: Recom.
N. N. (o. J.): Unterlagen Alters- u. Pflegeheim Ischimatt, Langendorf, Demenz-Pflegezentrum Forst, Solothurn, Läbesgarte Bleichematt, Biberist.
N. N. (1994). Vom Straucheln, Strudeln und Sprudeln – Baukasten zur Suchtprävention für die Oberstufe. Lausanne: SFA Verlag (Schweiz. Fachstelle für Alkohol- und andere Drogenprobleme, heute: Sucht Info Schweiz).
Neuberger, J. (2009). Sterbende unterschiedlicher Glaubensrichtungen pflegen. Bern: Verlag Hans Huber.
Nirje, B. (1994). Das Normalisierungsprinzip – 25 Jahre danach. In: Vierteljahresschrift für Heilpädagogik und ihre Nachbargebiete, 1: 12–32.
Orell Füssli (1998). Taschenkommentare zum ZGB, OR, St.GB und SchkG. Zürich: Orell Füssli Verlag.
Pfluger-Jakob, M. (2007). Kinder mit Wahrnehmungsstörungen erkennen, verstehen, fördern. Freiburg: Herder.
Pörtner, M. (2001). Ernstnehmen – Zutrauen – Verstehen. Personzentrierte Haltung im Umgang mit geistig behinderten und pflegebedürftigen Menschen. 3. Auflage. Stuttgart: Klett-Cotta.
Pschyrembel, W. (1990). Klinisches Wörterbuch. Berlin: de Gruyter.
Roper, N. et al. (1989). Die Elemente der Krankenpflege. Basel: Recom.
Roper, N.; Logan, W. W.; Tierney, A. J. (1993). Die Elemente der Krankenpflege. 4. überarbeitete Auflage. Basel/Eberswalde: Recom-Verlag.
Roper, N.; Logan, W. W.; Tierney, A. J. (2009). Das Roper-Logan-Tierney-Modell. Basierend auf den Lebensaktivitäten (LA). 2. A. Bern: Verlag Hans Huber.
Schäffler, A. et al. (1998). Biologie, Anatomie, Physiologie. 3. Auflage. Stuttgart: Gustav Fischer.
Schäffler, A. et al. (1998). Pflege heute. Stuttgart: Gustav Fischer.
Scharf, K.-H.; Jungbauer, W. (1996). Folienatlas Mensch und Gesundheit. 2. Auflage. Baierbrunn: Wort-und-Bild-Verlag, Konradshöhe.
Schell, W. (1995). Die Grundzüge der Hygiene und Gesundheitsförderung von A-Z. Hagen: Brigitte Kunz.
Schewior-Popp, S.; Sitzmann, F.; Ullrich, L. (2012): Thiemes Pflege. Stuttgart: Thieme.
Schlieper, C. A. (2009). Lernfeld Hauswirtschaft. 7. Auflage. Hamburg: Verlag Handwerk.
Schmid, B.; Hartmeier, C.; Bannert, C. (1992). Arzneimittellehre für Krankenpflegeberufe. 4. Auflage. Stuttgart: WVG.
Schulthess Maschinen AG (o. J.). Wäschehandbuch. CH-8633 Wolfhausen.
Schwab-Wälti, M. (o. J.). Skripten zur Pflegeassistenz. Solothurn: BZ-GS.
Schweizerische Zahnärztegesellschaft SSO (1993). Die zahnmedizinische Grundversorgung von Kranken und Behinderten. 2. Auflage. Bern.
Schweizerische Zahnärztegesellschaft SSO (2000). Handbuch der Mundhygiene. Bern.
Seel, M.; Hurling, E. (2005). Die Pflege des Menschen im Alter. Hannover: Schlütersche.
Seel, M. (1992). Die Pflege des Menschen. Hagen: Brigitte Kunz.
Seidel, M. (2005). Zwänge, Tics und Stereotypien bei Menschen mit geistiger Behinderung – Einführung in das Thema und Begriffsklärung. In: Seidel, M. (Hrsg.). Zwänge, Tics und Stereotypien bei Menschen mit geistiger Behinderung. Berlin: dgsgb.
Sittler, E. (1998). Pflegeleitfaden Altenpflege. Stuttgart: Gustav Fischer.
Snozzi, N.; Leitner, N. (o. J.): Lehrmittel Fachfrau/Fachmann Gesundheit, Band F, Kompetenzbereich 5, Krise und Notfall. Zürich: Verlag Careum.
Sowinski, Ch. (2002): Ekel in der Pflege. Nova, 9.
Sporken, P. (Hrsg.) (1974): Geistig Behinderte, Erotik und Sexualität. Düsseldorf: Patmos.
StGB (2012). Strafgesetzbuch (StGB). München: dtv.
SUVA: Verhütung von blutübertragbaren Infektionen. SUVA, Postfach, 6002 Luzern.
Swoboda, B. (2002). Pflegeplanung. Hannover: Vincentz Verlag.
Theunissen, G. (1995): Selbstbestimmt leben. Annäherungen an ein Empowermentkonzept für Menschen mit geistiger Behinderung. In: VHN, 64: 166–181.
Thüler, M. (1990). Wohltuende Wickel. 3. Auflage. Worb: Eigenverlag.
Tideiksaar, R. (2008). Stürze und Sturzprävention für Pflegeassistenten. Bern: Verlag Hans Huber.
Tschan Brändli, E. (1991). Aktivierung im Heim. Sinn, Ziele und praktische Anregungen. Zürich: Edition Agere.
Tschan, E. (2010). Integrative aktivierende Alltagsgestaltung. Konzept und Anwendung. Bern: Verlag Hans Huber.
Vielbrock, H.; Forst, B. (2007). Bobath. Stuttgart: Thieme.
Von Arx, P.; Walser, B. (2007). Erste Hilfe. Verhalten in Notfallsituationen. Solothurn: Rettungsdienst Bürgerspital.
Von Tessin, P. (1983). Der Heilungsprozess in der psychotherapeutischen Beziehung. Zürich: ADAG.
Walder, P. (1989). Bau und Funktion unseres Körpers. Zürich: Lehrmittelverlag des Kantons Zürich.
Watzlawick, P.; Beavin, J.; Jackson, D. (2007). Menschliche Kommunikation. Bern: Verlag Hans Huber.
Wittensöldner, C. (Hrsg.) (1988). Pflege und Begleitung älter werdender Menschen. Basel: Recom.

Linkverzeichnis

Aktionbildung (undatiert). Lernmaterial B1 Modul C06. Allgemeine Kommunikationsregeln. http://www.aktionbildung.de/jobwards/C/06de/link_C06_B1.pdf [Zugriff 3.7.2011].

Amt für Feuerschutz des Kantons St. Gallen. www.gvasg.ch: Brandverhütung leichtgemacht

Arbeitsgemeinschaft Pflegekennzeichen. Kurzfassung der Richtlinie für die Pflegekennzeichnung von Textilien, Stand: Juli 2008, D-Eschborn. http://www.sartex.ch/files/images/pflegesymbole/buegeln/gin_sym_iro_not.gif

Beobachter. www.beobachter.ch/justiz-behoerde/strassenverkehr/artikel/Verkehrsunfälle. Wenns kracht, ist Ihre Hilfe

gefragt. Text: Daniel Leiser/Ausgabe: 5/11
Blumenhaus. www.blumenhaus-buchegg.ch/kommunikation.phtml [Zugriff 4.7.2011]
Borderline. www.borderline.ch/de/borderline/borderline-info/was-ist-borderline.aspx [Zugriff 4.7.2011]
Brandverhütung. www.bfb-cipi.ch: Helft Brände verhüten
Bundesamt für Gesundheit (BAG). www.bag.admin.ch
Bundesamt für Umwelt BAFU. www.bafu.admin.ch
Bundesamt für wirtschaftliche Landesversorgung [BWL]. Notvorrat. www.bwl.admin.ch
Bundesverband evangelische Behindertenhilfe e. V. (Hrsg.) (2004). GBM Gestaltung der Betreuung von Menschen mit Behinderungen. Berlin. http://www.gbm.info/files/pdf/2007/2007-08-27gbm_broschure_final_2004.pdf [Zugriff 30.6.2011]
Coop-Schweiz. www.coop.ch
Demenz-Pflegezentrum Forst, Solothurn: Wäsche-Aufbereitung. www.forst-solothurn.ch
Dialog Ethik.: Positionspapier zum Thema Sterbehilfe (2005). www.dialog-ethik.ch
Dienststelle Lebensmittelkontrolle und Verbraucherschutz, Luzern 2009. www.lu.ch
Döring, A.. Sozialpsychologie im Internet. Göttingen: Hogrefe, 2003. Zitiert in Eberhardt, A. (2004, S. 7): Sozialbeziehungen, Stuttgart (Diplomarbeit) Hochschule der Medien. opus.bsz-bw.de/hdms/volltexte/2005/508/pdf/eberhart.pdf [Zugriff 3.7.2011]
Energie Wasser Bern (ewb). Energie sparen, www.ewb.ch
EnergieSchweiz, Bundesamt für Energie BFE. www.energieschweiz.ch
Europäisches Netzwerk für betriebliche Gesundheitsförderung ENWHP. www.enwhp.org
GINETEX Schweiz, Zürich. Textilkennzeichnung. www.sartex.ch/ginetex-switzerland
Görgen, Th. (undatiert): Gewalt gegen ältere Menschen im stationären Bereich. Universität Giessen: Institut für Kriminologie. www.bibb.de/redaktion/altenpflege_saarland/literatur/gewalt_03.htm [Zugriff 27.6.2011]
Hafner, M. (2005) Über den höflichen Umgang. http://www.dieuniversitaet-online.at/dossiers/beitrag/news/uber-den-hoflichen-umgang-mit-menschen/367.html [Zugriff 3.7.2011].
http://de.wikipedia.org/wiki/Lerntechnik
http://dialog-ethik.ch
http://gappisch.ch/de/rettung/rettungskette.html
http://nrw.vhs-bildungsnetz.de/servlet/is/21406/UmgGrupp.pdf?command=downloadContent&filename=UmgGrupp.pdf [Zugriff am 12. 12. 2011]
http://schule.lerntipp.at/
http://www.astra2.admin.ch/media/pdfpub/2005-03-23_2373_d.pdf
http://www.bauknecht.ch. Bauknecht: Gebrauchsanweisung Kühlschrank
http://www.gesundheitsprechstunde.ch/atemnot
http://www.helles-koepfchen.de/ratgeber/lerntipps-fuer-die-schule.html
http://www.peraugym.at/links/lernen.htm
http://www.seco.admin.ch/dokumentation/publikation/00035/00036/02343/index.html?lang=de [Zugriff am 25. 01. 12]
http://www.stangl-taller.at/ARBEITSBLAETTER/LERNTECHNIK/default.shtml
http://www.steinberg-mediation-hannover.de/Mediation-Glossar/mediation-glossar.html#Mediationstechniken
Humanocare. http://humanocare-mci.blogspot.com/2007/11/5-unterschiedliche-konzepte-von-alter.html [Zugriff 16.12.2012]
Informationsstelle AHV/IV in Zusammenarbeit mit dem Bundesamt für Sozialversicherungen. www.ahv-iv.info
Internet: © 2002 bis 2004 Informationsplattform Religion/REMID e. V. http://www.religion-online.info/
Internetseiten zum Lernen/Lernmethoden
IVR Interverband für Rettungswesen. http://www.ivr-ias.ch/
Köbler, G.: Etymologisches Wörterbuch (1995). http://www.koeblergerhard.de/der/DERA.pdf [Zugriff 19.6.2011]
Michel Fl, Bochud Y.: Haus und Freizeit. Unfall-, Risiko- und Interventionsanalyse. Bern: bfu – Beratungsstelle für Unfallverhütung; 2012. bfu-Sicherheitsdossier Nr. 09. 978-3-908192-54-1 (Print), 978-3-908192-55-8 (PDF). www.bfu.ch
notfallTraining schweiz nTs GmbH, Biberist. www.notfalltraining.ch
People first: Mensch zuerst. Wir sind Menschen die nicht «geistig behindert» genannt werden wollen (2008). www.people1.de/umfrage.php [Zugriff 4.7.2011]
Rheumaliga Schweiz, Josefstrasse 92, 8005 Zürich. www.rheumaliga.ch
Schweizerische Gesellschaft für Ernährung SGE: Hygienischer Umgang mit Lebensmitteln, Bern 2008. www.sge-ssn.ch
Schweizerische Gesellschaft für Ernährung SGE. www.sge-ssn.ch/
Schweizerische Gesellschaft für Ernährung: Einkauf, Transport und Aufbewahrung von Lebensmitteln, Bern 2008. www.sge-ssn.ch
Stadt Bern: Direktion für Soziale Sicherheit (2004). Leitbild Gewalt der stationären Jugendhilfe der Stadt Bern. Bern. http://www.heimverbandbern.ch/de/pdf/Gewaltleitbild0405141.pdf [Zugriff 27.6.2011]
Stangl, W. (undatiert): Lexikon für Psychologie und Pädagogik. http://lexikon.stangl.eu/648/traumatisierung/[Zugriff 4.7.2011].
Stangl, W. (undatiert). Gutes Feedback- was ist das? http://arbeitsblaetter.stangl-taller.at/KOMMUNIKATION/Feedback.shtml [Zugriff 10.7.2011]
StGB: Strafgesetzbuch (Schweiz). www.admin.ch
Suva, Arbeitssicherheit, Postfach, 6002 Luzern: Gefährliche Stoffe. www.suva.ch
Unterlagen und Broschüren zur Brandverhütung. www.bfb-cipi.ch
Verband für das Deutsche Hundewesen (VDH) e. V., Dortmund. www.vdh.de
Verkehrszulassungsverordnung vom 27.10.1976. www.admin.ch
Website Sucht Info Schweiz. www.sucht-info.ch [Zugriff: September 2011]
Weisungen NHK (Nothelferkurse) 2005-d.doc. www.smsv.ch
WHO World Health Organization (2005). ICF Internationale Klassifikation der Funktionsfähigkeit, Behinderung und Gesundheit. Genf: WHO.http://www.dimdi.de/dynamic/de/klassi/downloadcenter/icf/endfassung/icf_endfassung-2005-10-01.pdf [Zugriff 28.6.11].
WHO. ICF Internationale Klassifikation der Funktionsfähigkeit, Behinderung und Gesundheit (2005). www.dimdi.de/dynamic/de/klassi/downloadcenter/icf/endfassung/icf_endfassung-2005-10-01.pdf [Zugriff 4.7.2011]
www.admin.ch/Unfallversicherungsgesetz
www.bag.admin.ch/themen/lebensmittel/04858/04860/index.

www.bag.info.ch
www.bfb-cipi.ch oder bei den Gebäudeversicherungen der Wohnkantone
www.birkenbihl.de
www.cheminfo.ch
www.firstresponder-schweiz.ch
www.fmh.ch/Patientenverfügung
www.lernen-heute.de
www.mba.zh/berufsbildung [Zugriff am 25.01.12]
www.resuscitation.ch
www.rheumaliga.ch
www.samw.ch/ Ethik-Richtlinien
www.seco.admin.ch
www.sge-ssn.ch
www.suva.ch: Ergonomie
www.zhlex.ch/internet/zhlex/de/home.html, Ordnungsnummer 813.13, [Zugriff am 06.12.2010]

Notizen

Notizen

Notizen

Notizen

Notizen

Notizen